하루 당분 20g의 기적

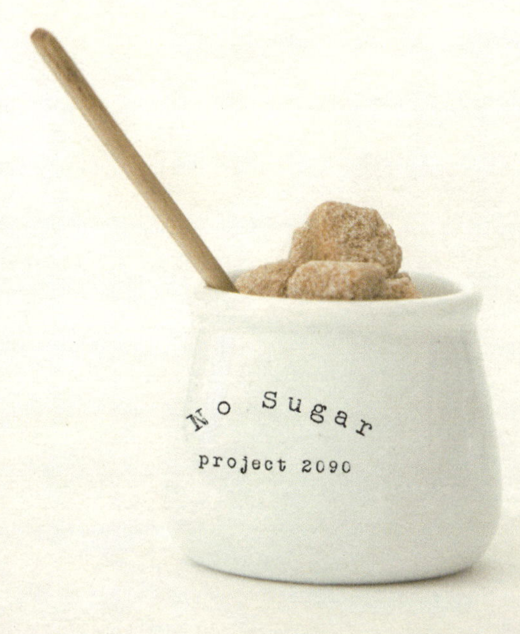

아우름

I am what I eat, so I am a pizza!
내가 먹는 음식은 바로 나
고로 나는 피자!

얼마 전 인터넷에서 본 재미난 문구다. 방송국에서 연예오락PD로 일해온 지난 20년간 나는 종류만 바뀌며 쉴새없이 불어닥치는 다이어트 열풍과 그에 대한 강박적인 행동들을 가장 가까이서 지켜봐왔다. 특히 연예인들에게 있어 다이어트란 평생 지고 가야 하는 업보처럼 여겨지곤 했다. 때때로 자신의 벗은 몸까지 내보여야 하는 그들에게 이제 지방흡입술은 대단한 성형 축에도 들지 못하는 시술이 되어버렸고, 한 유명 여가수의 경우에는 갈비뼈를 잘라내 잘록한 허리를 만들었다는 믿지 못할 이야기들도 들려오곤 한다.

이것은 비단 연예계만의 이야기가 아니다. 잠시 눈을 감고 오늘 하루 사람들과 어떤 대화를 했는지 떠올려보자. 적어도 한 번 정도는 '살'이나 '다이어트'라는 단어를 직접 사용하거나 들었을 것이다. 최근 몇 년 사이 음식 관련 방송 프로그램의 수는 폭발적으로 증가했는데, 그에 비례하여 다이어트 관련 프로그램의 증가세도 대단하다. 연예오락 프로그램을 담당하고 있는 나 또한 프로그램 기획 시 이 두 가지를 거의 매번 아이템 후보로 올려놓는다. 기본 시청률을 확보해주는 '음식'과 '다이어트'를 쉽게 외면할 수는 없기 때문이다.

미국과 유럽에서는 최대한 날씬해 보이기 위해 물에 적신 화장지를 먹어가며 배고픔을 참는다는 44사이즈의 모델들이 주류를 이뤄왔다. 기본 골격이 크기 때문에 우리 눈에는 보통 이상의 사이즈로 보이지만 보통 체격에 비해 현저히 마른 몸의 모델과 연예인은 서구인들에게도 선망의 대상이다.

얼마 전 나는 인터넷에서 폭발적인 반응을 일으켰다는 한 시리얼 회사의 광고를 보게 됐다. 'Stop Fat Talk(살 얘기 그만하세요)'라는 제목을 달고 '페이크 다큐멘터리fake documentary' 기법으로 만들어진 이 광고는 자신의 살찐 몸을 비하하는 젊은 여성들을 무작위로 선택해 옷 가게에 초대하여 옷을 고르게 하는 장면으로 시작된다. '가짜' 옷가게라는 것을 모르는 상태에서 여성들은 자신의 마음에 드는 옷을 고르며 즐거워하지만, 그들이 집어 든 옷에는 '난 절구통 몸매야' '넌 진짜 뚱돼지 같아' 등의 말이 적힌 태그가 달려 있다. 그 말은 다른 누구도 아닌 그들이 자기 자신의 몸에 대해 했던 비하적인 발언들이었다. 태그를 본 여성들은 모두 울음을 터뜨리고, '어떻게 내가 내 몸에 대해 이런 끔찍한 말을 했을까'라는 놀라움과 자괴감에 빠진다.

결국 이들은 마지막 인터뷰에서 앞으로는 있는 그대로의 자기 몸을 사랑하면서 '살' 빼는 얘기는 그만하고 영양가 높은 음식을 잘 먹으며 잘 살겠다고 다짐하고, 광고는 그렇게 훈훈히 마무리된다.

명확하고 건전한 메시지를 가진 듯한 이 광고를 보며 나는 웃어야 할지 울어야 할지 잠시 혼란스러웠다. 이 광고를 만든 회사가 시리얼을 판매하는 곳이었기 때문이었다. 다이어트 열풍으로 시리얼 소비가 위축되니 광고를 통해 다시 소비자를 유혹하는 것이 광고주의 진심이었을까. 살이 쪘다고 자신을 비하하는 심리상태를 갖는 것이 나쁘기는 하지만, 몸에 좋지 않은 음식을 먹는 것이 자신을 사랑하는 방법이라고 믿고 살아가는 것은 더 나쁘지 않을까? 이제 현대인은 적절한 다이어트 요법 없이는 식생활과 라이프스타일을 정상적으로 유지하기란 불가능한 상황이 되어버렸다. 넘쳐나는 가공식품과 업자들의 상술, 오랫동안 축적되어온 잘못된 정보, 건강을 해치는 생활 습관 등이 일상생활에서 우리의 건강을 위협하는 동반자가 되었기 때문이다. 그렇기에 진지하고 효율성 있는 다이어트 가이드를 적어도 하나쯤은 갖고 살아가는 것이 몸의 탈을 최소화하고 정신적으로도 건강한 시간을 보낼 수 있는 가장 안전하고 경제적인 길이라 할 수 있다.

대학에서 영문학을 전공하고 20년간 방송사 PD로 일해온 내가 식이요법과 건강에 대해 왈가왈부하는 것이 누군가에겐 주제넘은 일로 보일 수도 있다. 하지만 열정적인 조사와 스파르타식 실천으로 실생활에서 직접 터득해 만든 '노 슈거 프로젝트 2090' 식이요법을 보다 많은 이들에게 소개하고 싶어 큰 용기를 내게 되었다. 2011년, 식이요법 시작과 함께 나날이 바뀌는 나의 모습을 보며 주변인들의 호기심과 질문은 끊이지 않았고 그것에 대해 매번 설명하고 대답하는 것이 힘들어져서 "책으로 써서 보여드릴게요!"라고 던진 말이 씨가 되었는지도 모르겠다.

대학 졸업을 앞두고 입사하여 지난 20년간 청춘을 바쳐온 방송사에서 많은 사람과 사건을 만나고 많은 웃음과 경험을 얻게 되었지만 정신적·육체적으로 일의 강도가 높고 인간관계에서의 스트레스도 높은 곳인지라 건강하다고 자부하던 몸이 버티지 못하는가 하면 촬영중 교통사고 등으로 응급실에 실려 갔던 적도 있었다. 그럴 때마다 막연히 '그래, 일도 중요하지만 건강이 최고지'라고 생각하면서도 지속적인 지침이 되어줄 다이어트 가이드나 롤 모델은 찾을 수 없었다. 이렇게 얼렁뚱땅 20년 가까이 지나면서 '이젠 내 몸도 늙어가고 있고 나도 나이를 먹어 어쩔 수 없구나' 하며 깊은 절망에 빠지려던 2011년 6월 27일, 난생 처음 규격화된 식이요법에 첫발을 내딛으면서 내 인생은 새롭게 시작되었다!

현대 사전에서 '다이어트diet'의 의미는 크게 ①식단, ②식이요법으로 정의된다. '식이요법'이 음식의 섭생攝生을 조정함으로써 건강과 영양균형을 이루고 결국 이상적인 체중을 유지하게 되는 의미임을 생각한다면 '다이어트=살빼기'라는 개념이 완전히 틀렸다고 보기는 힘들 것이다. 하지만 이렇게 단순한 생각을 계속하다 보면 지속적이고 영양학적인 관점에서 접근하기보다는 결혼이나 바캉스 등 이벤트에 맞춰 남에게 보여주기 위한 몸매를 만들기 위해 감식, 단식, 편식 등 부자연스러운 방식으로 단기간에 승부를 보려는 경향이 강해질 수밖에 없다. 더 나아가 약물, 시술 등에 의존하는 더 위험한 상황으로 흘러가버리는 경우도 주변에서 너무나 많이 보아왔다.

'diet'는 그리스어의 'diaita'에서 유래된 말로 그 의미는 '생활방식'이다. 2011년 6월 이후 본격적인 식이요법 다이어트를 시작하면서 신체적 건강은 물론 정신적으로도 많은 도움을 얻었고, 이제는 그간의 노하우와 경험을 바탕으로 정립한 '노 슈거 프로젝트 2090' 식이요법이 나의 라이프스타일에서 가장 중요한 축으로 자리잡았다. 그렇다면 왜 '노 슈거 프로젝트 2090'이라는 이름을 붙였을까? 이 식이요법은 '노 슈거no-sugar' 즉, 당분 제한을 기반으로 한다. 매일 당분 섭취량을 20g으로 제한하면 90세까지 청년으로 살 수 있다는 의미이다.

미리 밝혀두고 싶은 것은 내가 의학이나 영양학을 전공하지 않았기 때문에 어떻게 '노 슈거 프로젝트 2090'을 통해 고지혈증, 만성피로감, 불면증, 셀룰라이트를 동반한 흉한 군살, 조울증, 변비 등이 사라졌는지 의학적으로 낱낱이 증명할 수는 없다는 것이다. 이러한 의학적 증명은 의료 전문가들의 몫이 될 것이다. 또한 이 방식이 내게 있어서는 기적의 식이요법이었음에는 의심할 여지가 없지만 모든 사람에게 100% 똑같은 효과를 낸다고는 할 수 없다.

라이프스타일 식이요법인 '노 슈거 프로젝트 2090'은 프랑스, 미국, 일본 등의 저명한 의학, 영양학 전문가들의 저서와 문헌을 리서치하고 종합해서 얻어진 하이브리드 결과물이다. 내 몸으로 직접 실험하고 시행착오를 반복하면서 가급적 다양하게, 상반되는 연구결과들을 꼼꼼히 비교하고 조사했으며, 부작용을 최소화할 수 있는 공통분모를 뽑아내기 위해 노력했다. 다만 국내 의료진과 영양 전문가들의 연구는 제외했다. 그분들의 전문성을 의심해서라기보다는 '독창성'에 보다 중점을 뒀기 때문이다.

‘노 슈거 프로젝트 2090’ 실천 이후 숙면 시간은 늘고 전체 수면 시간이 현저히 줄어든 나는 매일 아침 6시 일본 NHK의 뉴스를 챙겨보기 시작했다. 최근 몇 년 사이, 일본 뉴스에서 가장 빈번히 다루어지는 3대 핫이슈는 초고령화에 수반되는 사회복지 문제와 지진, 영토 분쟁이다. 우리에겐 건강과 장수의 이미지가 강한 일본이지만 실제로는 당뇨병, 치매 등 성인병의 증가와 치료비 부족으로 고초를 겪고 있는 노년층의 애로가 매우 심각하다. 그들을 보고 있자니 자발적 선택에 의해 자녀를 갖지 않은 우리 부부가 나이 들어 둘 다 병석에 눕는다면 죽 한 숟가락 떠먹여줄 피붙이도 없는 고독한 상황에 처할 수 있을 거라는 생각에 더더욱 암울해졌다.

‘호모 헌드레드homo hundred’라는 신조어가 나올 정도로 수명 연장이 가속화되고 있지만 건강 및 영양과 관련된 생활방식을 개선하지 않는다면 매우 고달픈 노년을 맞이하게 될 것은 분명하다.

소수이긴 하지만 용감하게 내 식이요법을 따랐던 분들은 큰돈 들이지 않고 몸으로 그 효과를 느끼며 생활을 하고 있다. ‘먹고 찌고 아프고 빼고’를 무한 반복하는 비극적인 순환 과정에서 과감히 탈출하려면 다이어트를 평생의 라이프스타일로 만드는 것이 가장 중요하다. 살빼기 행사에 그치고 마는 유행성 다이어트fad diet에 안주하지 말고, 자기에게 가장 이상적인 식이요법을 자기 스타일에 맞춰 일상생활에 잘 뿌리내리고 자랄 수 있게 해야 한다. 이를 위해 가장 중요하고 가장 필요한 것은 고대 스파르타인과 같은 정신력과 실천력이다. ‘스파르타’라는 말에 벌써 겁을 집어먹는 사람도 있을지 모르지만 인간은 정신적으로 나태해지기 매우 쉬운 존재이므로 디폴트 세팅default setting, 즉 초기 세팅을 스파르타식으로 하지 않으면 오래지 않아 금방 무너질 수밖에 없다. 인생의 대부분을 나태하고 무절제하게 살았다면 지금부터라도 스파르타식으로 박력 있게 살아 보면 어떨까? 그리스의 철학자 헤라클리투스도 "성격이 운명을 만든다"라는 말을 남기지 않았는가.

이제부터는 조PD의 스파르타 다이어트 '노 슈거 프로젝트 2090'으로 새로운 나를 만들어 보자!

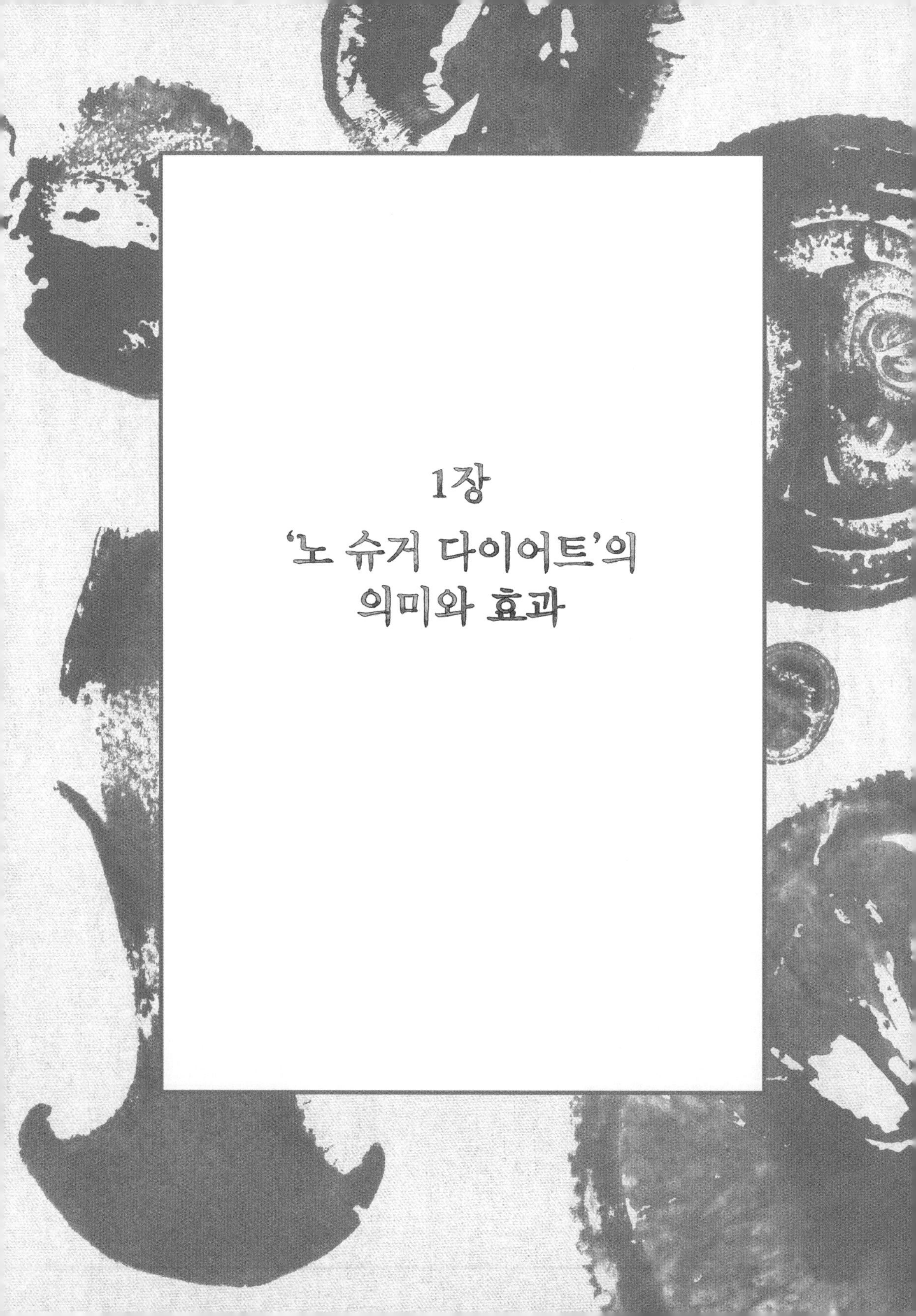

1장
'노 슈거 다이어트'의 의미와 효과

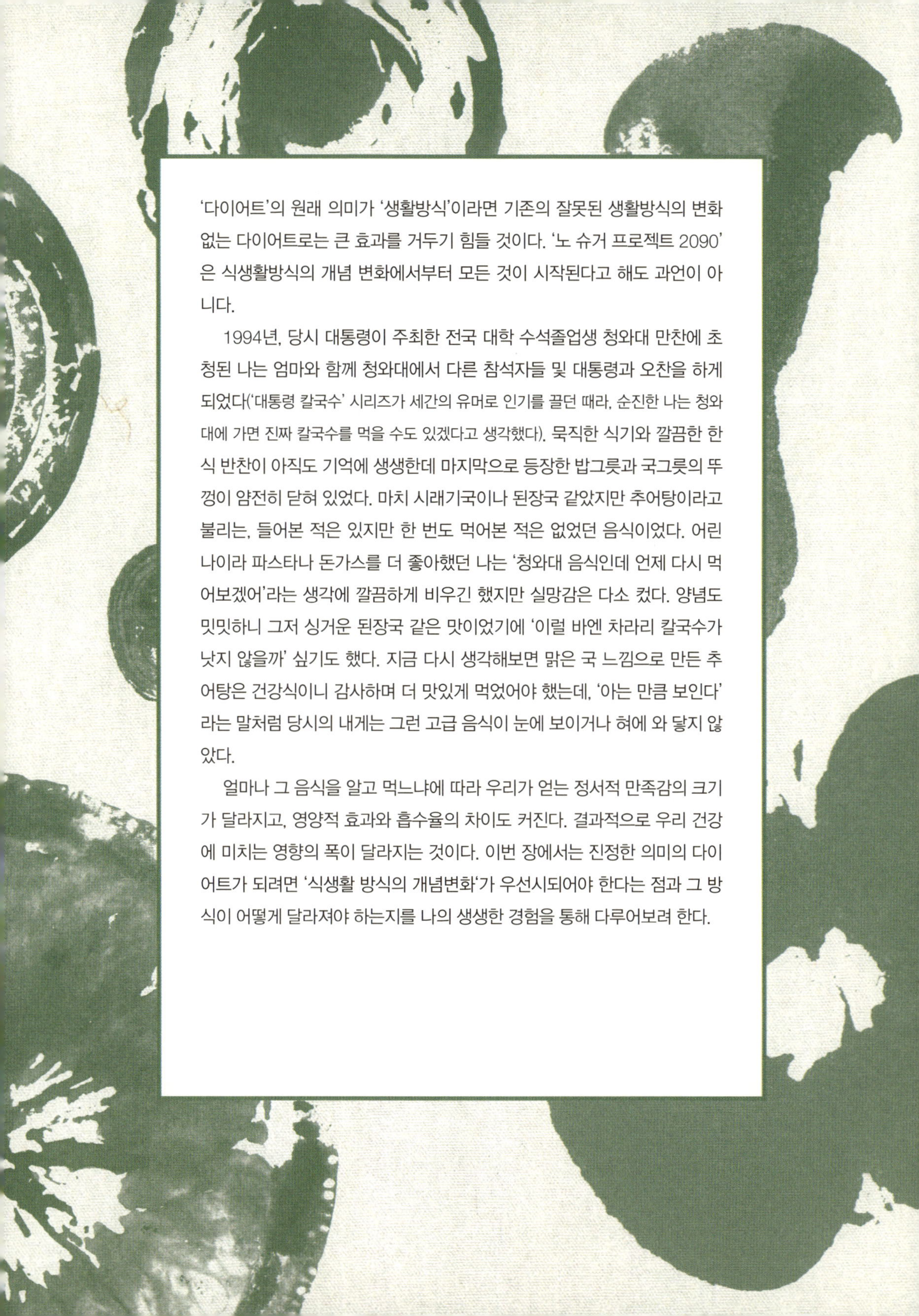

'다이어트'의 원래 의미가 '생활방식'이라면 기존의 잘못된 생활방식의 변화 없는 다이어트로는 큰 효과를 거두기 힘들 것이다. '노 슈거 프로젝트 2090' 은 식생활방식의 개념 변화에서부터 모든 것이 시작된다고 해도 과언이 아 니다.

1994년, 당시 대통령이 주최한 전국 대학 수석졸업생 청와대 만찬에 초 청된 나는 엄마와 함께 청와대에서 다른 참석자들 및 대통령과 오찬을 하게 되었다('대통령 칼국수' 시리즈가 세간의 유머로 인기를 끌던 때라, 순진한 나는 청와 대에 가면 진짜 칼국수를 먹을 수도 있겠다고 생각했다). 묵직한 식기와 깔끔한 한 식 반찬이 아직도 기억에 생생한데 마지막으로 등장한 밥그릇과 국그릇의 뚜 껑이 얌전히 닫혀 있었다. 마치 시래기국이나 된장국 같았지만 추어탕이라고 불리는, 들어본 적은 있지만 한 번도 먹어본 적은 없었던 음식이었다. 어린 나이라 파스타나 돈가스를 더 좋아했던 나는 '청와대 음식인데 언제 다시 먹 어보겠어'라는 생각에 깔끔하게 비우긴 했지만 실망감은 다소 컸다. 양념도 밋밋하니 그저 싱거운 된장국 같은 맛이었기에 '이럴 바엔 차라리 칼국수가 낫지 않을까' 싶기도 했다. 지금 다시 생각해보면 맑은 국 느낌으로 만든 추 어탕은 건강식이니 감사하며 더 맛있게 먹었어야 했는데, '아는 만큼 보인다' 라는 말처럼 당시의 내게는 그런 고급 음식이 눈에 보이거나 혀에 와 닿지 않 았다.

얼마나 그 음식을 알고 먹느냐에 따라 우리가 얻는 정서적 만족감의 크기 가 달라지고, 영양적 효과와 흡수율의 차이도 커진다. 결과적으로 우리 건강 에 미치는 영향의 폭이 달라지는 것이다. 이번 장에서는 진정한 의미의 다이 어트가 되려면 '식생활 방식의 개념변화'가 우선시되어야 한다는 점과 그 방 식이 어떻게 달라져야 하는지를 나의 생생한 경험을 통해 다루어보려 한다.

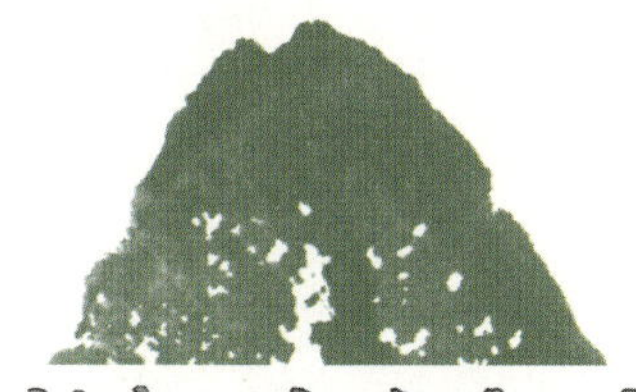

1. 왜 꼭 '밥'을 먹어야 하는 거지?

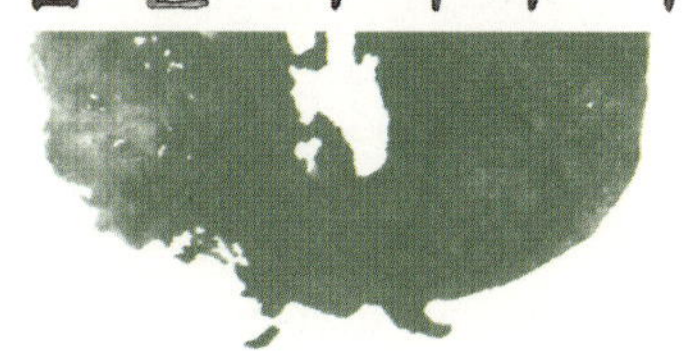

2007년, 나의 멘토이자 친구인 밀턴 셰펀 할아버지가 들려준 말이다. 모든 생명체는 태어나는 바로 그 순간부터 노화가 시작되어 죽음을 향해 다가가고, 어느 누구도 이것을 피할 수는 없다. 하지만 이 과정에서 심신을 괴롭히는 '탈(?)'을 최소화하면서 평화로운 마지막을 맞는 것이야말로 진정 우리 모두가 원하는 해피엔딩이자 웰빙이 아닐까?

'노 슈거 프로젝트 2090'이라고 이름붙인 나만의 다이어트 프로그램은 뉴욕에서 할아버지와 2년여의 시간을 함께하며 나누었던 대화에서 시작되었다. 할아버지는 내게 가장 많은 영감을 준 인물이다. 그분과의 만남이 없었다면 '노 슈거 프로젝트 2090'이나 지금의 내 웰빙도 없었을 것이라는 생각을 할 때마다, 우리 삶 속에서 이어지는 모든 인연과 만남은 정말이지 신기하고 소중하다는 생각에 마음이 숙연해지곤 한다.

2007년 8월, 뉴욕에서 PD 특파원 생활을 시작한 지 한 달 정도 지난 때였다. 자원봉사자들이 외국인에게 영어를 가르쳐주는 인터내셔널 센터가 23번가에 있다는 것을 알게 된 나는 촬영 없는 어느 주말에 그곳을 방문했다. 결혼한 지 2년이 채 안 되었지만 이해심 많은 남편 덕분에 뉴욕에서 '나 홀로 생활'을 하고 있던 나는 자유 시간을 최대한 유용하게 활용하겠다는 의지로 가득차 있었다.

넓은 공간에 한국, 일본, 중국, 터키, 이스라엘, 브라질, 스페인 등 세계 각국에서 온 다양한 연령층의 사람들로 북적이는 센터에서 등록을 하고 카페테리아에서 혼자 음료수를 마시고 있는데 "잠시 여기 앉아도 될까요?" 하는 목소리가 들렸다. 언뜻 보기에도 꽤 연세가 있어 보이는 백인 할아버지였다. 잠시 통성명을 하고 난 뒤 할아버지는 내게 함께 점심을 하겠느냐고 물으셨다. 원래 센터에서는 매주 토요일 오후 밥^{Bob}이라는 중년의 자원봉사자가 희망하는 회원들과 인근 식당에 가서 점심을 같이 먹는 것이 정례화되어 있는데, 할아버지는 그들이 먹는 메뉴가 마음에 안 들어서 다른 곳을 가려 한다며 내 의향을 물었다. 나는 개인적으로 여러 명이 우르르 무리 지어 다니는 것을 좋아하지 않는 편이라 할아버지의 제안에 흔쾌히 오케이를 했고, 할아버지가 추천하는 이스트 빌리지^{East Village}의 한 인도 음식점으로 발걸음을 옮겼다.

이스트 빌리지는 고급 명품과 고층 빌딩, 세계 각국에서 몰려든 관광객 그리고 화려한 것으로 붐비는 5번가나 어퍼 웨스트^{upper west},

미드타운mid-town과 달리 그 지역의 고유한 느낌이 많이 남아 있는 지역이다. 스케이트 보더, 이모emo족, 힙스터hipster 같은 개성 강한 젊은이들이 많이 모이는 독특한 분위기의 이곳은 이국적인 분위기의 패션숍이나 음식점이 많다.

할아버지가 걸음을 멈춘 곳은 한적한 길가에 자리잡고 있는 타지마할Taji Mahal이라는 인도 음식점이었는데 단골집인 듯했다. 종업원은 강한 억양의 영어를 쓰는 인도 이주민들이었는데 5달러라는 말도 안 되는 가격에 렌틸 콩lentil 수프와 사모사samosa(인도식 만두), 난naan과 쌀이 곁들여지는 메인 커리, 코코넛 푸딩과 라시lassi(요거트를 기반으로 만들어진 음료)로 이루어진 정식 코스 요리를 제공하고 있었다. 벽에는 가수 본 조비Bon Jovi의 사인이 자랑스럽게 걸려 있었다. 지금 생각해보면 할아버지는 이러한 '번개 식사'를 통해 내가 자신의 주말친구가 되기에 적합한 사람인지 가늠했던 것 같다.

몇 분 데우기만 하면 곧장 먹을 수 있는 카레 말고 제대로 된 인도 음식을 먹는 것은 난생 처음이었지만 쓱싹쓱싹 접시를 비우는 나를 보며 할아버지는 '이제 매주 토요일 점심을 같이 먹자'고 제안했고, 나도 즉각 동의했다. 꼿꼿한 척추, 건강한 치아, 녹슬지 않은 오감五感, 누구보다도 샤프한 정신력을 잃지 않고 있는 할아버지는 당시 87세의 고령이었지만 전형적인 뉴욕의 노년 싱글족으로 50세에 결혼했다가 57세에 이혼했으며, 식단과 건강 및 경제 활동을 자신이 직접 챙기는, 매우 독립적이고 개성 있는 라이프스타일의 소유자였다. 폴란드 출신 유태계 이민자인 부모님, 형제들과 브루클린과 맨해튼에서 평생을 살아온 100% 뉴요커 밀튼 할아버지와 많은 대화를 나누다 보니 매우 지적일 뿐만 아니라 섬세한 감수성까지 지닌 분임을 알 수 있었다.

원래는 부동산 매니저로 일하다 1960년대 이후 개인 주식 투자자로 생활해온 할아버지는 지금도 아침 7시에 일어나 NPR(미국 공영 방송) 라디오 뉴스 청취로 세상 돌아가는 소식을 들은 뒤 자신이 직접 만든 요리로 아침식사를 한다. 이어서 주중에는 매일 증시 개장 시간에 맞춰 인터넷으로 주식 거래를 하고 거래가 끝나는 오후에는 식사를 위해 외출을 하는데, 수십 년에 거쳐 검증해온 로컬 식당, 특히 터키, 인도, 태국, 중국 음식점에서 식사를 한다. 식사 후에는 현지인들에게 인기 있는 트레이더 조스Trader Joe's나 파머스 마켓Farmer's Market에 들러 유기농 육류, 치즈, 과일, 야채, 통곡물 빵 등을 사들고 돌아와 요리를 하거나 독서, 뉴스, 영화 시청으로 하루 일과를 정리한다.

뉴욕에서 할아버지와 보낸 시간의 대부분은 뉴욕 토박이만 알 수 있는 추억의 명소와 할아버지가 추천하는 현지 음식점 탐방에 쓰였다. 이미 100세 가까이 되었지만 할아버지는 직접 나를 데리고 버스나 지하철로 맨해튼은 물론이고 자신의 출생지인 브루클린, 브롱크스, 뉴워크, 롱아일랜드 등 이곳저곳에 데려가곤 했다. 브루클린의 명물인 레스토랑 주니어스Junior's와 폴란드 음식점 테레사Teresa's 등 관광객은 잘 알기 힘든 곳에 데려가 그 역사와 요리에 얽힌 이야기를 꼼꼼히 알려준 이도 모두 밀튼 할아버지였다.

이렇게 매주 토요일 함께 시간을 보내면서 알게 된 사실 중 하나는 할아버지는 인스턴트 식품을 거의 먹지 않고 생선과 기름이 적은 육류, 야채와 과일, 통곡물whole grain을 항상 골고루 먹으며 과식하지 않는다는 것이었다. 아주 드물긴 했지만 내 꼬드김에 넘어가 정제 설탕이 들어간 시판 디저트를 먹게 될 경우에는 몇 번이나 망설이신 후 "그래, 네가 정 그렇게 권한다면 한 입만 먹어봐야겠다. 오늘은 부정행위cheating를 좀 해야겠는걸"이라며 아주 조금만 먹곤 하셨다.

철저한 식단 조절과 함께 할아버지는 항상 영양과 건강에 관심을 갖고 잭이나 뉴스 능을 보며 공부하셨다. 또한 실용성을 중시하는 유태인의 특성상 불필요하다고 생각하는 곳엔 돈을 절대 쓰지 않는 반면, 영양 보충제 구입과 의료보험비 등에는 경제적, 심리적 투자를 아끼지 않으셨다. 그도 그럴 것이 알코올 중독과 더불어 개인 파산의 가장 큰 이유 중 하나가 의료비 지출로 꼽힐 만큼 미국은 우리나라에 비해 의료보험비와 의료비 부담이 매우 높은 편이다.

할아버지의 경우도 어느 정도 수준 있는 진료를 받기 위해서 매달 우리 돈으로 100만 원이 넘는 의료보험비를 지출하고 있었지만, 그럼에도 보험으로 처리되지 않는 부분들이 많기 때문에 질병에 안 걸리도록 미리 미리 알아서 관리하는 게 최선일 수밖에 없었다. 자녀도 없고 홀로 사는 초고령의 밀튼 할아버지가 평소 섭생과 식이요법에 매우 신경을 쓰는 이유는 결론적으로 병치레를 하지 않기 위해서인 듯했다.

연세가 많으신 할아버지는 같은 얘기를 몇 번이고 반복하시는 경우가 종종 있었는데 지금도 기억에 남는 것 중 하나는 자신이 어릴 적에 먹었던 음식 이야기다.

그런 가족력을 생각해보니 할아버지가 식이요법에 남다른 관심을 가지게 된 이유도 충분히 납득할 수 있었다.

할아버지는 식당을 선택할 때 스파르타식 기준을 적용했다. 첫째, 광고나 선전에 절대 넘어가지 않고 오직 경험에 근거해 선택한다. 둘째, 가격이 합리적이어야 하지만 그렇다고 질을 포기하진 않는다. 셋째, 밀가루를 듬뿍 이용하는 이태리 음식이나 정통 미국 음식보다는 육류와 야채가 조화를 이루는 터키, 인도, 중국, 지중해 음식에 높은 점수를 준다. 결국 할아버지와 함께 식사할 때면 그분의 식단에 따를 수밖에 없었는데, 그때만 해도 영양과 식단에 대한 개념이 거의 없었던 나는 최대한 '한국인'으로서 입맛에 맞는 밥, 면이 반드시 곁들여진 요리를 고르곤 했다. 그럴 때마다 할아버지는 이렇게 말씀하셨다.

쌀밥이나 국수, 최소한 수제비나 빵이라도 먹지 않으면 '밥을 먹었다'는 생각을 못하고 살아온 내겐 할아버지의 말이 굉장히 낯설게 느껴졌다. 하지만 더이상 꼬치꼬치 묻지 않고 그저 마음속에 기억해두었다.

그로부터 몇 년이 지난 2011년, 몸에 탈이 나서 괴로웠던 시기가 있었다. 병원에서도 뾰족한 원인 규명이나 설명을 해주지 않는 바람에 혼자 고통스러워하며 이런저런 궁리를 하던 어느 날, 탄수화물 운운하시던 할아버지의 말이 번개처럼 머리를 스쳤다. 여러 자료들을 뒤지고 그 내용을 종합해보며 결국 탄수화물과 당분에 대한 진실을 알게 된 후, 나는 당분의 과다섭취를 제한하는 식이요법 '노 슈거 프로젝트 2090'을 시작하게 되었다. 할아버지의 그 말이 나만의 다이어트 방식에 대한 영감이 된 셈이다.

그렇다. '노 슈거 프로젝트 2090'은 곧 '당분sugar 제한 다이어트'를 의미한다. 주변인에게 '당분'을 제한하는 식이요법을 한다고 하면 으레 되돌아오는 것이 "그럼 설탕을 안 먹는 건가요?"라는 질문이다. 당분糖分, 당질糖質, 당류糖類 등의 용어들이 혼용되는 것이 현실이고, '당糖'이라는 말을 상징적으로 가장 잘 대표하는 음식이 단맛 나는 '설탕'이기 때문일 것이다.

만일 당분 제한 식이요법이 오로지 '설탕' 한 가지만 먹지 않도록 제한하는 것이었다면 그것만큼 쉬운 일도 없을 것이다. 하지만 우리 삶이 그다지 녹록하지 않은 이유는 세상 모든 것이 그렇게 단순하지는 않기 때문이다.

'노 슈거 프로젝트 2090'을 본격적으로 소개하기에 앞서 우선 '당'이라는 용어에 대해 알아보자. 내가 비록 영양 분야의 전공자나 전문가는 아니지만 공부를 하면서 어렵지 않게 터득한 개념이니 당신도 읽다 보면 충분히 이해할 수 있을 것이다.

	용어	개념
당질(=탄수화물*)	탄수화물carbohydrate	단백질, 지질과 함께 3대 영양소 중 하나
당분	당sugar	당질에 포함된 당의 '종류'
당류	단당류monosaccharides	포도당, 과당, 젖당 등(당분의 종류)
	다당류polysaccharides	전분, 글리코겐 등(당분의 종류)
	이당류di saccharides 올리고당oligosaccharides	이당류는 설탕, 유당 등에 해당한다.

* 본래 '당질=탄수화물−식이섬유'지만, 영양 성분 표시의 경우 식이섬유는 별도로 표기하는 경우가 많기 때문에 '당질=탄수화물'의 의미로 자주 사용되곤 한다.

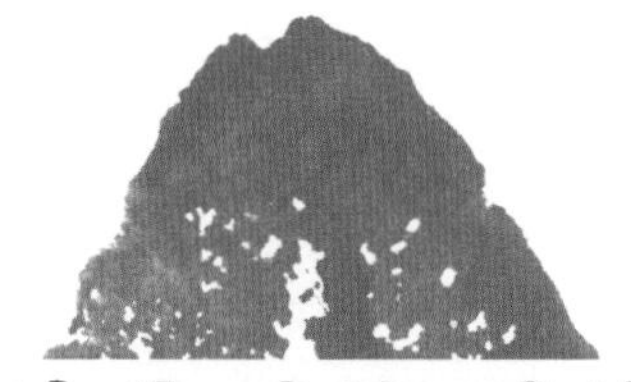

2. 음식에 관한 진실게임

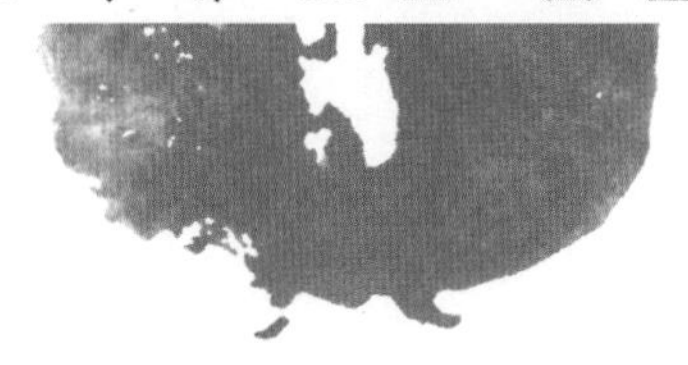

이유 모를 피로와 고지혈증 등으로 몸에 탈이 나기 시작했던 2011년 전까지, 나는 음식과 영양에 관해서는 최소한의 시간과 비용을 들이는 것을 미덕으로 삼고 지냈다. 회사 생활이 바쁜 탓에 식사도 매일의 잡무쯤으로 여겨졌고, 아무 생각 없이 입과 마음이 원하는 대로 매끼를 때우기가 일쑤였다. 하지만 육체적, 정신적 및 경제적으로 상당한 대가를 치른 후에야 매일의 식사와 영양 관리를 잘하는 것이 최소의 비용으로 내 몸과 인생을 풍요롭게 만드는 지름길이라는 중요한 진리를 깨달았다. 식이요법 관련 공부를 하면서 내가 우선적으로 타파해온 미신은 다음과 같다.

미신	진실
과일과 잡곡은 몸에 좋다.	과일과 잡곡은 종류를 엄선하여 최소량만 섭취하면 된다.
'나잇살'은 절대 안 빠진다.	적절한 식이요법과 운동으로 '나잇살'도 뺄 수 있다.
물만 먹어도 살이 찐다.	염분, 당분 섭취를 조절한다면 물을 먹어도 살을 뺄 수 있다.
'기름(지질)'을 먹으면 살이 찐다.	좋은 기름과 나쁜 기름을 구분해 적정 비율로 섭취하는 것이 중요하다.
콩은 슈퍼 푸드다.	콩은 득보다 실이 많다(일부 발효식품 제외).

미신 1. 과일과 잡곡은 몸에 좋다

내가 초등학생이었던 1970~80년대 당시 대부분의 사람들은 밥공기 가득히 둥글게 담긴, 윤기 자르르 흐르는 흰 쌀밥을 최고의 밥이라 여겼다. 하지만 40년 가까이 지난 지금, 남녀노소를 막론하고 잡곡밥이 흰 쌀밥보다 건강에 좋다는 것을 부인하는 사람은 없어 보인다. 식당에 가든 제과점에 가든 흰 쌀밥이나 흰 밀가루 제품보다는 잡곡밥, 잡곡 제품이 더 비싸거나 좋은 상품으로 포장되어 있고 TV 광고에서도 인기 연예인들이 이런 제품을 연신 소개하고 있다.

과일에 대한 절대적 믿음은 잡곡을 능가한다. 어르신들께서는 "몸에 좋으니 과일을 많이 먹어라"라는 말씀을 입에 달고 사시고, 떠먹는 요구르트 등 가공식품에서도 과일은 건강의 상징으로 미화되곤 한다.

과일은 비타민과 미네랄의 보고寶庫이지만, 과당果糖이라는 당분이 다량 함유되어 있어 필요 이상 섭취할 경우 비만으로 치닫게 될 가능성이 매우 높다. 식이요법을 시작하기 전, 나는 여름만 되면 퇴근하는 남편에게 부탁해 큰 수박 한 통을 사오게 해서 큰 칼로 반을 쭉 갈라 속을 파내어 주스를 만든 후 물 대신 마셔대곤 했다. '설탕도 안 넣었고 100% 천연 과일주스니까 몸에 좋을 거야'라는 막연한

우리가 배워왔던 영양소의 종류 및 기능과 주요 식품

영양소 종류			주요 기능 및 평균 권장 섭취량	주요 식품
3대 영양소 (Macro Nutrients)	탄수화물 4kcal/g	기능	뇌와 중추신경계를 움직이는 에너지원 신체 구조를 만드는 주성분	곡류, 과일
		섭취량	하루 소모 열량의 45~65%	
	단백질 4kcal/g	기능	근육, 뼈, 머리카락 등 신체 구조 구성 및 손상 복구에 있어 가장 중요한 성분 세포 재생산, 뇌기능과 면역력 증가에 도움	육류, 어패류, 가금류
		섭취량	0.8~1g/체중 1kg	
	지방 9kcal/g	기능	지속성이 높은 에너지원 비타민, 미네랄 제공 오메가3의 경우 심혈관계 건강에 중요한 역할을 담당	동물성/식물성 기름
		섭취량	오메가3 : 오메가6의 섭취 비율이 중요	
기타 (Micro Nutrients)	비타민, 미네랄	기능	3대 영양소의 신진대사를 도움 뼈와 적혈구 형성, 체내 수분량 조절 등 미세 기능에 필수적	야채, 해조류, 과일 등
		섭취량	필요량은 적지만 필수적인 성분임	

* 이상의 성분들을 집에 비유한다면 단백질은 집의 바닥, 탄수화물은 집의 벽체, 지방은 지붕, 비타민과 미네랄은 창문이나 선반 등 세부 인테리어에 해당한다고 할 수 있다.

행복감과 안도감에 취해서 말이다. 이후에 받았던 건강검진에서 중성지방과 저밀도 콜레스테롤LDL 수치가 상승했다는 결과를 통보받고 약까지 복용하면서도 그 범인 중 하나가 과일이라고는 꿈에도 생각지 못했다. 특히 열대 과일의 경우 당도가 매우 높은데 망고, 파인애플, 파파야, 바나나 등의 과일들이 가장 대표적인 예라 하겠다. 하지만 '노 슈거 프로젝트 2090'을 실천하고 있는 지금은 당지수가 높지 않은 딸기, 레몬, 자몽, 사과 등 섭취하는 과일의 종류를 엄격히 제한할 뿐 아니라 분량 또한 줄여서 주 2회 정도만 먹고 있다. 다이어트를 하는 여성들의 경우에도 보기 좋고 먹기 좋은 과일과 과당의 유혹에 쉽게 빠질 수 있기 때문에 과일에 대한 미신을 타파하는 것은 무엇보다 중요하다.

'노 슈거 프로젝트 2090'에서 '악의 축'이 되는 식품군 다섯 가지 중 과일과 더불어 우리의 상식을 뒤집는 것은 바로 '곡류grain'다. 이 부분에서 갑자기 '의사도 영양사도 아닌, 방송국 PD라는 사람이 이런 책을 쓴다고 할 때부터 이상하다 했어' '완전 엉터리 아냐? 곡물이 악의 축이라니 그게 말이 돼? 그럼 대체 뭘 먹고 살라는 거야?' 등의 생각이 들면서 이 책을 덮거나 던져버리고픈 사람이 있을지도 모르겠다. 실제로 이는 '노 슈거 프로젝트 2090'에 대한 설명을 들은 주위 사람들이 가장 받아들이기 힘들어 하는 부분이기도 하다. 수천 년간 '밥심'으로 살아온 한국인에게 곡물을 먹지 말고 살라는 것은 그냥 굶어 죽으라는 소리로 들릴 수도 있을 것이다. 하지만 엄밀히 따지면 이건 굳이 한국인에게만 해당되는 유별난 상황은 아니다. 대부분의 민족, 인종, 종족은 적어도 한 가지 정도의 빵과 곡물, 면을 매끼 주식으로 삼고 있다. 하지만 눈 질끈 감고 이런 미신을 한 번

깨보면 어떨까? 지난 3년간 쌀밥과 면을 거의 한 번도 안 먹고 살아온 나는 물론 이 프로젝트에 동참한 분들의 경험을 보건대 한국인은 쌀밥을 먹지 않아도 살 수 있기 때문이다.

그런데 왜 곡물이 '노 슈거 프로젝트 2090'에서 악의 축이라는 것일까? 답은 간단하다. 이 프로젝트의 기본 원칙은 '당분 제한'인데 이것에 가장 큰 위협 요소가 되는 것이 바로 곡물, 그것도 정제된 곡물이기 때문이다. 정제 곡물에 포함된 탄수화물과 당분은 흡수 과정에서 혈당량을 빠르게 높여 '인슐린 저항성insulin resistance'을 높이고 몸에 염증을 일으키며 소화 과정에서 대장에 찌꺼기로 남아 나쁜 박테리아들의 좋은 먹잇감이 된다. 사실 그동안 우리는 오랜 관습과 교육을 통해 곡물이 엄청난 영양소를 함유하고 있고 생존에도 꼭 필요한 음식이라고 믿어왔다. 하지만 많은 연구들은 오늘날 우리들이 먹는 정제 곡물에 함유된 영양소의 양이 그리 많지 않고, 야채나 육류 등 다른 음식을 통해 얼마든지 대체 섭취가 가능하며, 오히려 과다섭취할 경우에는 당뇨, 고지혈증 등 대사 증후군과 치매, 관절염, 우울증, 자가 면역 질환, 자폐 등의 원인이 된다는 점을 밝혀냈다.

얼마 전 녹화 시작 전 출연자 대기실에서 오랫동안 함께 일해온 노년의 연기자 분과 나의 식이요법에 대한 얘기를 나누게 되었는데, 곡물을 안 먹는 식이요법을 한다고 하자 그분은 맞장구를 치시며 자기 부인의 이야기를 들려주었다. 수십 년간 류머티즘 관절염을 앓았던 부인은 계속 독한 스테로이드 약물을 복용해도 호전되지 않아 큰 고통을 겪었는데, 밀가루의 폐해에 대해 잘 알고 있었던 자신의 권유로 밀가루 음식을 완전히 끊은 뒤부터는 벌써 몇 주째 스테로이드 약을 먹지 않아도 아프지 않다는 것이다.

2012년 국내에도 소개된 적이 있는 『밀가루 똥배wheat belly』(윌리엄 데이비스 저, 인윤희 옮김, 에코리브르, 2012)라는 책을 비롯한 많은 자료에 따르면, 인류가 농경 생활을 시작한 기원전 1만 년을 기점으로 암과 같은 질환들이 급증했다고 한다.

대학 시절, 〈불을 찾아서〉(장 자크 아노 감독, 1991)라는 프랑스 영화가 있었다. 원시인들이 협공 작전으로 거대 맹수들과 싸워 그 고기를 얻거나, 나무를 타고 올라가 과일, 야채 등 열매를 따 먹는 생활을 실감나게 표현한 영화였다. 동물 사냥과 야채 및 과일 채집으로 연명했던 우리 선조들을 '채집 사냥꾼hunter-gatherer'이라고 부르는데, 인류는 이러한 채집과 사냥의 시대를 거친 후 기원전 1만 년, 드디어 문명의 토대가 된 농경 시대의 화려한 막을 연다. 끔찍한 퇴행성 질환을 덤으로 얻으면서.

원형原形을 알 수 없을 정도로 이리저리 화려하게 가공된 곡물을 무제한으로 먹어대는 현대인의 수명이 100년을 향해 달려가는 반면, 채집 사냥꾼이었던 선조들의 평균 수명은 20년도 채 안 되었다는 것을 생각하면 곡물 섭취를 제한해야 한다는 주장은 엄청난 모순으로 들릴 수 있다. 하지만 선조들은 맹수의 공격, 자연재해 등 사고로 인한 사망률이 높았던 것이지 암, 당뇨, 심장병, 우울증 등의 성인질환으로 숨진 것은 아니기에 그러한 단순 비교는 의미가 없다. 의학의 힘과 약물 치료 등을 배제한다면 오늘날 우리의 수명은 과연 몇 년이나 되겠는가.

지난 수십 년간 서구 선진국에서는 정부와 민간 차원에서 통곡물 섭취를 적극 권장하고 있다. 슈퍼마켓에는 이들 제품의 판매 코너가 따로 있고 식품 가공업체들도 적극적으로 관련 제품을 개발, 판매하고 있다. 나아가 좀더 진보적인 요리 전문가나 요리 블로거들은 기존의 정제 곡물이 갖고 있는 단점을 최소화하려는 목적으로 글루텐 프리gluten free 제품을 소개하면서 밀레millet, 테프teff, 아마란스amaranth, 퀴노아quinoa 등 대체 곡물을 적극 활용하고 있다. 하지만 우리의 경우, 흰 쌀밥을 먹는 사람들은 많이 줄어든 대신 정제 곡물을 바탕으로 하는 제빵 및 제과 산업의 성장과 폭발적인 소비 증가로 곡물 섭취 부작용이 더욱 심각해질 가능성은 날로 높아지고 있다.

미신 2. 기름을 먹으면 살이 찐다

식이요법을 공부하면서 알게 된 수많은 용어 중 가장 인상적인 것 하나가 '프렌치 패러독스french paradox'라는 말이었다. 버터, 치즈, 육류, 초콜릿 등 포화 지방saturated fat을 많이 섭취하는 프랑스인들이 오히려 심장병 발병률이 낮다는 것인데, 이것은 '기름을 먹으면 살이 찌거나 심혈관계 질환 발병률이 높아진다'고 굳게 믿어왔던 내게 매우 놀랍고 흥미진진한 이야기였다. 정크 푸드의 천국인 미국과 달리 여전히 덜 가공된 식자재를 선호하는 유럽식 식습관을 기본 전제로 할 때의 이야기라 하더라도 프렌치 패러독스는 이론상의 가설이 아닌, 실제로 검증되는 현상으로 밝혀지고 있다. 그럼 우리가 지금까지 가져왔던 기름에 대한 믿음은 틀린 것일까?

1950년대 미국 정부는 농민과 농산물 가공식품 제조업자들의 수익을 증진하기 위해 '곡물 섭취'를 건강의 지름길로 홍보하며, 당시 비만의 원인으로 지목된 '지방'을 희생양으로 삼아 저지방low fat 식단 캠페인을 대대적으로 펼치기 시작했다. 지금도 미 정부 기관에서 작성한 음식 피라미드food pyramid에서는 콩을 포함한 곡물이 맨 밑의 가장 넓은 부분을 차지하고 있고, 단백질과 지방은 꼭대기 조그만 옥탑방으로 밀려나 있다. 하지만 저지방 식단 운동이 대대적으로 펼쳐진 1950년대 이후, 미국 내 비만, 당뇨, 대사 증후군의 환자 수는 오히려 대폭 증가해왔다. 최근 서구 전문가들은 저지방 식이요법low fat diet의 맹점을 밝혀내면서 많은 지지를 얻고 있는데 그 주장의 주요 골자는 '몸을 살리는 좋은 기름fats that heal'과 '몸을 죽이는 나쁜 기름fats that kill'을 분명히 구분해 적정 비율로 섭취하는 것이 무엇보다 중요하다는 것이다.

기억을 더듬어 보면 83세로 장수하셨던 내 친할머니의 경우 프렌치 패러독스의 산 증인이셨다. 덕수 장張씨였던 할머니의 선조는 고려 시대 대식국大食國 사람으로 불린 색목인들로, 친할머니 집안에는 이국적 외모에 장신인 분이 많으셨는데 그래서인지 드시는 음식의 양도 남달랐다. 특히 돼지비계를 유난히 좋아하셨던 할머니는 푹 삶은 돼지고기 수육에서 "아유~아주 고소한 게 맛나다"라고 하시며 몰캉몰캉한 하얀 비계만 떼어 드시고 살코기는 내게 주셨지만, 그래도 83세까지 큰 병 없이 무척 건강하게 사셨다. 밀튼 할아버지도 마찬가지였다. 할아버지는 시판 디저트나 과일의 양은 엄격히 제한하면서도 냉장고에는 쇠고기, 돼지고기, 닭고기 등 적당한 기름을 섭취할 수 있는 육류와 버터는 항상 준비되어 있었다.

그렇다면 좋은 기름과 나쁜 기름은 어떻게 구분하고 어떻게 먹는 것이 좋을까? 32쪽의 표는 지방에 대해 최대한 일반 수준에서 이해할 수 있도록 만든 것이다.

지방의 종류, 특징 및 주요 함유 식품

지방 종류		특징	주요 함유 식품
불포화 지방	단일 불포화 지방산 예: 오메가9	저밀도 콜레스테롤LDL 수치 낮춤	육류/유제품, 아보카도, 올리브 등
	복합 불포화 지방산 예: 오메가3, 오메가6	오메가3는 심혈관 기능 향상 등 도움 오메가3와 오메가6의 섭취 비율이 중요	**오메가3:** 연어, 푸른 생선, 호두, 아마씨 등
			오메가6: 식물성 기름, 곡류, 계란, 견과류 등 거의 모든 식품
	트랜스 지방	심장병의 원인 저밀도 콜레스테롤LDL 수치 높임	마가린, 쇼트닝, 유제품, 육류, 튀김 등 인스턴트 식품, 제과류 등
포화 지방		과다섭취 시 심혈관계 질환 유발 적정량 섭취 시 체중조절, 심혈관계, 당뇨 등에 이로움	크림, 치즈 , 버터 등 동물성 기름, 기름진 육류, 초콜릿, 코코넛 오일 등

* 필수 지방산(예: 오메가3, 오메가6)은 우리 몸에서 자체 생산이 불가능하므로 반드시 음식을 통해 섭취해야 하는 반면, 오메가9은 자체 생산이 가능함.

우리 생활이 아직 여유롭지 못했던 1970~80년대, 미국에 친인척이 있는 가정에서는 종합영양제를 선물받는 것을 굉장히 큰 기쁨으로 여기곤 했다. 하지만 지금은 온갖 국내외산 영양 보충제가 넘쳐나고 이제는 남녀노소를 막론하고 적어도 한 가지 이상의 영양 보충제를 복용하고 있는 것처럼 보인다. 특히 최근 들어 크게 각광받고 있는 것 중 하나가 오메가3, 6, 9 지방산 영양제다. 1970~80년대가 종합 비타민 시대였다면 지금은 오메가3의 시대라 해도 과언이 아닐 것이다. 심지어 슈퍼에서도 '오메가3 강화'라는 상표를 훈장처럼 자랑스럽게 붙인 달걀이 판매될 정도니 말이다.

필수 지방산인 오메가3는 체내 자체 생산이 불가능하므로 반드시 음식을 통해 적정량을 섭취해야 하고 오메가6와의 섭취 비율 조화에도 신경을 써야 한다. 오메가3 불포화 지방산이 심혈관 질환을 예방하고 시력과 뇌 기능을 향상시켜 알츠하이머 예방에도 효과적이라는 것은 많은 연구와 실험을 통해 잘 알려져 있다.

서구에서 오메가3를 영양제로 보충하기 시작한 것은 오메가3와 오메가6의 비정상적인 비율을 조절하면서부터였다고 한다. 다소 의견 차이는 있지만 일부 전문가들의 경우에는 가장 이상적인 오메가3와 오메가6의 비율을 1:1 혹은 1:2로 보고, 그 이상이어도 좋다고 하는 견해도 있다. 하지만 정제 곡물과 설탕, 가공 식품을 다량 섭취하기 시작하면서 이 비율은 완전히 역전되어 현재 미국에서는 오메가3와 오메가6의 섭취 비율이 무려 1:20 정도에 달하고, 지난 3,000년 동안 인간의 오메가6 섭취량은 무려 1,000배가 증가했다. 이처럼 상부상조해야 하는 오메가3와 오메가6의 비율이 비정상적으로 깨질 경우, 오메가6는 오메가3의 기능을 방해해서 결국 몸에 이런저런 탈을 일으키게 한다고 한다. 기억해야 할 것은 오메가6는 인간이 먹는 대부분의 음식에 포함되어 있는 반면 오메가3는 연어, 고등어 등 생선과 호두, 아마씨flax seed 외에는 다량 함유된 식품의 종류가 매우 적기 때문에 의식적으로 이들 음식을 적극 섭취해야 한다는 것이다.

식이요법을 실천하면서부터 나는 음식을 먹을 때마다 영양 성분 분석표를 찾아보는 버릇이 생겼는데, 놀라운 사실은 위에 언급된 소수의 음식을 제외하면 거의 대부분의 음식에 들어 있는 오메가6의 양이 오메가3의 두 배 이상이라는 것이었다. 이런 상황이니 오메가

6의 섭취 비율이 높아지는 것은 지극히 당연한 일이다.

　잠시 다른 이야기를 해보자. 몸에 병이 난 사람을 고치는 방법은 크게 '동종 성분orthomolecular 주입법'과 '독성 성분toximolecular 주입법'의 두 가지로 나뉜다. 전자는 인체를 구성하는 것과 같은 성질의 성분, 즉 뼈와 근육, 혈관의 원료가 되는 '음식'을 통하여 부족한 영양소를 보충, 보완함으로써 병의 원인부터 차근차근 고쳐가는 것이고, 후자는 병의 원인이 되는 성분에 치명적인 '독약', 즉 '약물'을 써서 일시적으로 병의 증상을 완화시키거나 제거하는 방식이다. 식이요법 시작 전의 나였다면 100% 후자를 택했겠지만 지금의 나는 음식을 통한 자가 치료를 우선적으로 선택한다. 이러한 마인드의 변화는 하루아침이 아닌, 수년간 착실하게 식이요법을 실천하는 과정에서 미신을 과감히 타파하면서부터 시작되었다. 마흔이 넘은 이 나이에도 계속 무언가를 바꾸고 또 도전해야 하는 것이 인생인가 생각하면 꽤 성가시기도 하지만 '건강한 신체에 건강한 정신이 깃든다'라는 로마의 격언처럼 몸과 마음의 균형을 찾는 나의 여정은 지금도 계속되고 있다.

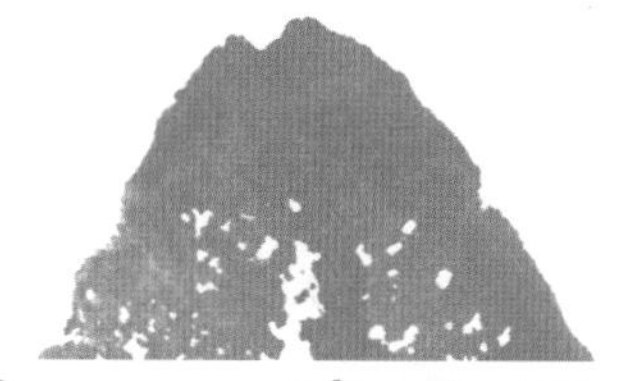

3. 의사도 고치지 못한 '탈'

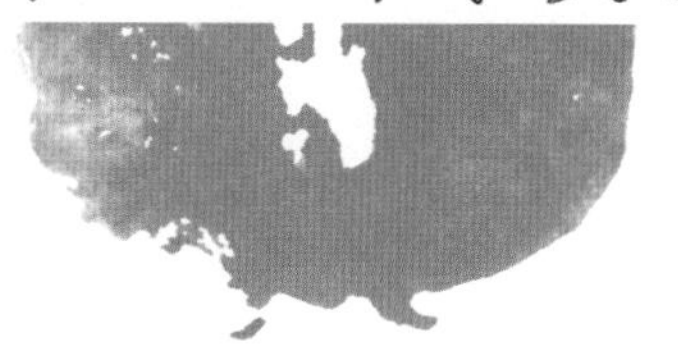

2002년 12월, 정기검진 중 자궁내막증 진단을 받게 되었다. 당시 30대 초반의 미혼이었던 나는 난생 처음 들어 보는 생소한 질환으로 난소 일부를 제거할 수도 있다는 의사의 말에 눈앞이 캄캄해졌다. 불임의 원인이 되기도 하는 자궁내막증은 생리혈이 역류하면서 자궁이 아닌 골반, 폐 등 엉뚱한 곳에 내막 파편들을 서식하게 하여 생리 때마다 출혈이 발생하는 질환이다. 특별한 원인이나 예방법은 발견되지 않았지만 주로 고학력, 일하는 여성에게 발병한다는 의사의 말을 참고해보면 20~30대 커리어 우먼들은 특히 이 질환에 주의를 기울여야 한다.

대학 시절, 164cm의 키에 55kg의 몸무게로 보통 체격을 유지했던 나는 입사 후 매일 철야를 하면서 짜장면, 짬뽕, 탕수육, 치킨, 돈가스, 햄버거 등 배달 음식에 의지하는 날들이 이어졌고 몸무게는

55~58kg 사이를 오르내렸다. 게다가 일주일에 다섯 편씩 만들어내야 하는 일일 시트콤 연출을 맡게 된 2001년 3월부터는 거의 매일 새벽 4~5시까지 대본 작업, 촬영 등 강행군을 계속했고, 자연히 식생활 등 라이프스타일도 엉망진창이 되어버렸다. 학창시절 육상에서만큼은 전교 3등에 항상 들어갈 정도로 운동신경이 좋고 건강했던 나였지만 건강에 대해 자만하고 운동을 멀리하면서 매일밤 함께 야근하는 작가들과 떡볶이, 피자, 치킨 등을 '폭풍 흡입'하는 날들이 이어졌다.

이 무렵, 의식하지 못하는 사이에 체중이 점점 늘면서 생리통의 강도가 심해지고 출혈량이 늘었고 여름 무렵부터는 생리 주기 사이의 중간 시점에서 미량의 출혈 흔적이 보이곤 했다. 초경 이후 한 번도 생리를 거르거나 주기가 바뀐 적이 없기에 처음엔 기분이 섬뜩하고 나빴지만 일에 쫓기다 보니 병원에 갈 생각을 할 수도 없었는데, 나중에 알고 보니 중간 출혈, 생리통과 출혈량 증가 등이 자궁내막증의 전형적인 증상들이었다. 향후 결혼과 출산을 고려해서 내시경 수술을 통해 큰 위기는 모면했지만 복부 비만을 조심하라는 의사의 조언에 따라 이때부터 정신을 차리고 강도 높고 규칙적인 운동과 절제된 식단 관리를 시작했다.

2002년 12월 수술 후 10개월이 지나자 체중은 10kg 감량되어 48kg으로 안정되었고 매일 몸이 가벼워지는 것을 느꼈다. 하루 5km씩 매일 달리기와 웨이트트레이닝 운동을 하고 영양사가 관리해주는 회사 구내식당 밥을 먹게 되면서 몸도 많이 날씬해져 그동안 입지 못했던 44 사이즈의 옷도 맘껏 입는 등 어찌 보면 내 인생에 있어 제1의 회춘이 도래한 듯했다.

하지만 이 세상에 영원한 것은 진정 없는 것일까? 2005년 12월,

결혼을 하면서 다시 건강에 적신호가 켜지기 시작했다. 남편과 만나기 전에는 인간관계로 인한 스트레스 때문에 체중이 46kg까지 줄었는데, 남편을 만나자 한순간에 마음의 병이 치유되고 식욕이 갑자기 돌아오면서 본격적인 맛 기행이 시작되었다. 대부분 그렇듯이 데이트할 때의 단골 메뉴는 파스타, 디저트 등 건강에는 딱히 좋지 않은 음식들인데 나 역시 그동안 스트레스 때문에 물 한 모금도 넘기지 못하던 상황에서 마음이 편해지자 이런 음식들을 생각 없이 마구 먹어대기 시작했다. 게다가 결혼 후 남편을 즐겁게 해주고 싶다는 일념으로 거의 매일 요리 페스티벌을 벌였다. 손이 커서 그런지 코스 요리에 흥미를 갖게 된 나는 샐러드, 수프, 파스타, 메인 요리, 디저트로 연결되는 이태리식 코스 요리나 흰 쌀밥과 고깃국, 꿀갈비, 후식 등으로 구성되는 고칼로리 한식을 상다리가 부러지게 차리기 시작했다. 이에 따른 몸의 변화는 생각보다 빨리 나타났다. 뭐든지 맛있게 먹어주는 남편과 함께 우리 부부는 허리둘레와 몸무게가 늘어났고, 결혼 한 달 후에는 오랜만에 꺼내 입은 청바지의 지퍼가 올라가지 않는 상태에 이르렀다. 그런데도 나는 음식 때문에 살이 쪘다는 생각은 못하고 세탁을 잘못해서 옷이 줄었다고만 여겼다.

가장 큰 이상 신호는 끊임없는 '피로감'이었다. 어려서부터 워낙 부지런한 성격이었기에 잠이 많거나 절대 늦잠을 자는 편이 아니었는데 결혼 후부터는 10시간을 자도 너무 피곤해 일어나기가 힘들어졌다. 몸도 확실히 무겁고 둔해지니 결혼 전 열심히 했던 운동도 점점 힘들어 기피하게 되었고, 같은 강도의 운동을 해도 허리와 배, 등, 허벅지 등 몸 전체에 더덕더덕 붙은 보기 싫은 군살은 절대 없어지지 않았다. 결국 남편을 만나 결혼하기까지 6개월 남짓한 기간 동안, 내 체중은 이전의 46kg에서 무려 6kg이 늘어나 52kg을 '가볍게' 찍어버렸다.

2009년 5월, 맨해튼에서 PD 특파원으로서의 근무를 마치고 귀국하여 한국 생활에 다시 적응하기 시작했다. 바쁜 일정과 해내야 하는 많은 역할, 현지 인력들과의 관계에서 쌓이는 스트레스 등으로 맨해튼에서 지치고 피곤한 나날을 보냈던 나는 다시 시작하는 한국 생활에서의 첫번째 과제를 '스파르타식 운동'으로 설정하고, 회사 업무를 제외하고 남는 대부분의 시간을 매일 5km 달리기와 웨이트 트레이닝, 주 6~7회 요가 수업과 실내 암벽 등반 수업 등 다양한 종류의 운동에 할애하기 시작했다. 그렇게 2년 여의 시간이 흘렀다. 그리고 영화 〈블랙 스완〉이 개봉하면서 나탈리 포트만의 발레리나 같은 몸매를 보게 된 것이 큰 자극제가 되었다.

제대로 된 정보와 철학이 없는 가운데 나만의 이상한 식이요법이 시작되었다. 나탈리 포트만 같은 몸을 만들기 위해서는 '칼로리와 양'을 무조건 줄여야겠다는 막연한 생각에 제대로 된 식사 대신 매일 밤 비엔나 소시지와 새우깡을 한 봉지씩 비우는 것이 일과가 되어버린 것이다. 아침은 우유에 바나나를 넣은 스무디와 과일주스, 점심은 김치찌개나 제육볶음, 돈가스 등 짜고 매운 음식, 저녁은 소시지와 새우깡 한 봉지, 우유 한 컵이 내가 하루에 섭취하는 음식들이었다. '제대로 된 밥은 하루에 한 끼만 먹고 운동도 많이 하니까 곧 살이 빠지겠지'라는 막연한 기대감이 문제였다. 설상가상으로 마흔이 넘은 나이에 치열 교정을 시작하면서 교정기의 번거로움 때문에 채소나 육류는 거의 먹지 않고, 많이 씹지 않아도 꿀꺽꿀꺽 삼킬 수 있는 라면 등 인스턴트 면류, 과일주스와 스무디, 과자 등 염분과 밀가루, 트랜스 지방으로 가득한 음식들이 나의 주식이 되었다.

지금 생각하면 당연한 결과이지만 당시에는 점심시간에 배부르게 백반 정식을 먹고 회의실로 돌아오면 한 시간도 지나지 않아 심한 식곤증을 느끼며 꾸벅꾸벅 존다거나, 갑자기 허기가 느껴져 매점이나 근처 카페로 달려가 남자 주먹보다 큰 머핀을 사서 꾸역꾸역 먹어대는 것이 이상하게만 여겨졌다. 나뿐만 아니라 같이 일하던 작가 중에도 식사한 지 얼마 안 되었는데 배가 고프다며 과자를 계속 먹어대는 친구들이 많아서 우리는 "진짜 여자들은 밥 배랑 간식 배가 따로 있나봐요!"라며 까르르 웃고 서로를 위로하기 일쑤였다. 당시 내 평균 식단과 운동은 다음과 같다.

조PD의 식단과 운동 스케줄

	월	화	수	목	금	토	일
아침	과일주스 스무디 라면	과일주스 스무디 즉석 냉면	과일주스 스무디 라면	과일주스 스무디 즉석 냉면	과일주스 스무디 라면	과일주스 스무디 즉석 냉면	과일주스 스무디 라면
운동	달리기 웨이트 트레이닝	달리기 웨이트 트레이닝	X	달리기 웨이트 트레이닝	달리기 웨이트 트레이닝	달리기 웨이트 트레이닝	달리기
점심	백반/외식	백반/외식	백반/외식	백반/외식	백반/외식	백반/외식	백반/외식
저녁	소시지 과자, 우유	소시지 과자, 우유	소시지 우유	소시지 과자, 우유	소시지 과자, 우유	소시지 우유	소시지 과자, 우유
운동	암벽 등반 요가	요가	암벽등반 요가	요가	암벽등반 요가	요가	요가

2010년 12월 겨울, 건강검진 결과는 최악이었다. 몸무게는 1년 전의 52kg보다 3kg 증가한 55kg. 평소 친분이 있는 장미란 선수만큼 해대는 운동량에 비하면 납득되지 않는 결과였다. 그렇다고 나탈리 포트만 같은 섬세한 근육이 생긴 것도, 장미란 선수 같은 부피감 있는 근육이 생긴 것도 아닌데 말이다. 혈당과 콜레스테롤 수치는 더 걱정스러운 수준이었다. 총 콜레스테롤 양은 260으로 동맥경화를 억제해주는 고밀도 콜레스테롤HDL 수치가 낮은 건 물론이고 중성지방은 정상치의 두 배였다. 상식적으로 운동을 안 하거나 술, 담배, 기름기 많은 음식을 많이 섭취할 경우 발생한다는 증상이 왜 내게 생긴 것일까? 쌀밥을 많이 먹지도 않고 운동도 정말 미친 듯이 열심히 했는데 그런 결과를 받아드니 글자 그대로 절망스러웠다. 결국 정밀 진단을 받아보라는 의사의 권유로 내과 특진을 받게 되었지만, '사람은 선천적인 체질에 따라 술, 담배를 전혀 하지 않고 운동을 해도 이럴 수 있다'는 애매모호한 대답만을 듣고 6개월 정도의 약을 처방받았다.

체질과 유전이 원인이라면 결국 이게 내 운명이란 말인가? 아무리 운동을 하고 밥을 줄여도 허벅지와 등에 군살을 더덕더덕 붙이고 똥배 나온 아줌마로 콜레스테롤 약이나 먹으면서 사는 게? 갑자기 나 자신에게 화가 치밀어오르기 시작했고 설상가상 업무 스트레스까지 겹쳐 매일매일이 우울했다. 처방된 약도 처음에는 복용했지만 나중에는 띄엄띄엄 먹다가 언젠가부터는 그마저도 먹지 않았다. 그럼에도 특별한 원인을 모르는 상태라 식습관은 전혀 바뀌지 않고 지속되었다.

이렇게 6개월 정도가 지난 어느 날, 힘든 몸을 이끌고 억지로 달리기를 한 후 집으로 돌아와 바나나 스무디를 마시고 있다가 우연히 TV 뉴스를 보게 되었다. '제2의 다이애나'라 불리며 전 세계인의 관심을 받고 있는 영국 윌리엄 왕자의 피앙세 케이트 미들턴이 '뒤캉 Dukan 다이어트'라는 식이요법을 통해 5일간 2.5kg을 감량했다는 내용이었다. 처음에는 '뭐 그냥 유행하는 식이요법이겠지' 하고 별 관심을 가지지 않았다.

그리고 며칠 후, AFKN에서 재방송되고 있는 〈더 뷰The View〉라는 프로그램을 보았다. 바바라 월터스, 우피 골드버그 등 미국의 초특급 여성 MC 네 명이 진행하는 이 프로그램은 시사, 연예, 요리, 패션 등 다방면에 걸친 다양한 정보와 토크로 미국에서 인기 있는 프로그램인데 그날은 마침 '케이트 미들턴 다이어트'로 유명해진 피에르 뒤캉Pierre Dukan 박사가 스튜디오에 나와 자신의 식이요법을 소개하고 있었다.

뒤캉 박사는 프랑스 출신 내과 전문의로 지난 30여 년간 본인이 고안한 '뒤캉 다이어트'를 통해 비만 환자를 치료해온 전문의다. 공식 사이트를 통해 건강, 체중 조절에 대한 정보와 자문을 제공하면서 본인이 개발한 식품 또한 열심히 알리는 그가 고안한 '뒤캉 다이어트'는 탄수화물을 차단하는 '케토제닉ketogenic 다이어트' 요법을 바탕으로 하면서 단백질과 야채를 교차시키는 식이요법인 '프로탈protal 다이어트'도 함께 진행하는 방법이다. 뒤캉 다이어트는 단기간에 확실한 체중 감량 효과를 보인 덕분에 프랑스를 넘어 할리우드 스타들 사이에서도 인기를 얻고 있다.

마흔이 넘도록 제대로 짜여진 다이어트를 단 한 번도 시도해본 적이 없었던 나는 의사도 고쳐주지 못한 고지혈증과 원인 모를 만성 피로감 때문에 자포자기에 빠져 있어서 그랬는지 뒤캉 요법에 자석처럼 마음이 끌렸다. 즉각 국내 웹 사이트를 통해 검색을 시작했지만 쓸 만한 자료를 찾을 수 없어서 외국 사이트와 아마존닷컴을 뒤져『뒤캉 다이어트The Dukan Diet』와『뒤캉 다이어트 요리책The Dukan Diet Cook Book』을 전자책으로 다운받아 읽기 시작했다. 몇 줄 읽어나가던 중, 갑자기 번개처럼 내 머리를 스치는 말이 있었다. 뉴욕에서 밀튼 할아버지가 했던, "너희 동양인들은 왜 매끼 '쌀밥'을 먹어야 한다고 생각하지? 탄수화물은 야채나 다른 음식에도 다 들어 있는데 말이야"라는 말이었다. 막연히 신기하게만 여겼던 그 말이 비로소 명확한 의미를 가지고 내게 다가오는 순간이었다. 그리고 이것이 내 인생을 완전히 바꿔놓은 스파르타 다이어트 '노 슈거 프로젝트 2090'의 첫 시작점이 되었다!

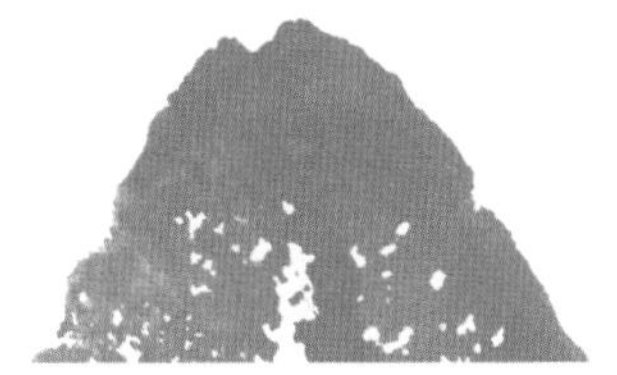

4. 식이요법 Before & After

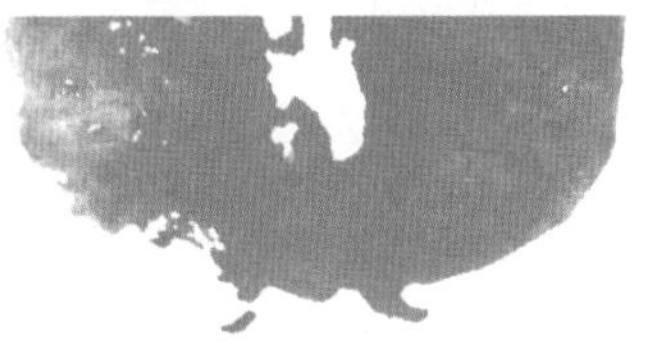

2011년 6월 말, 난생 처음 시작한 식이요법인 뒤캉 다이어트는 당분 섭취를 줄이기 위해 당분 함량이 낮은 단백질 위주로 식사를 하는 일종의 '케토시스ketosis' 요법이었다. 하지만 나는 점차 뒤캉 다이어트 외에도 다양한 식이요법을 열정적으로 공부했고, 열심히 비교 조사한 식이요법들의 좋은 점만을 쏙쏙 뽑아내어 평생 내 라이프 스타일의 일부로 실천할 수 있는 나만의 식이요법 '노 슈거 프로젝트 2090'으로 재구성하게 되었다.

한 가지 짚고 넘어 갈 것은, 편의상 '노 슈거'라는 이름으로 부르고 있지만 '노'가 '제로', 즉 0을 의미하는 것은 아니라는 점이다. 당분은 생명을 유지하기 위해 반드시 필요한 요소이고, 따라서 당분이 제로인 상태는 곧 죽음을 의미하는 것과 마찬가지이기 때문이다. 따라서 건강한 상태가 유지될 수 있는 범위에서 생존에 필요한 최소량의 당분을 섭취한다는 강력한 의지와 자기선언의 의미로 '노'의 뜻을 이해해야 한다.

그렇다면 왜 당분, 당질, 나아가 탄수화물 섭취량을 제한해야 하는 걸까? 간단히 이야기하면 당분의 주요 매개체인 탄수화물의 과다섭취는 혈당량을 조절하기 위해 작동하는 비만 조절 호르몬 인슐린의 기능을 마비시켜 인슐린 저항성을 만들고, 결국 비만, 당뇨, 고지혈증 등 성인병을 일으키는 '대사 증후군metabolic syndrome'을 유발하기 때문이다. 간단히 표현하자면 아래와 같다.

당분 과다섭취 → 인슐린 저항성 → 대사 증후군, 면역 질환

최근 국내에서도 탄수화물과 당분의 과다섭취가 면역계 질환, 성인병과 밀접한 관계가 있다는 내용이 방송 등을 통해 많이 알려지고 있는데, 서구에서는 이미 오래전부터 이에 대한 연구가 활발히 이루어져왔다. 당분의 과다섭취가 당뇨, 고혈압 등의 성인병, 대장질환, 행동 장애, 관절염 등 퇴행성 질환, 알레르기, 감기, 루푸스lupus 등 면역성 질환, 알츠하이머, 우울증, 대사성 증후군 등과 밀접한 관련이 있음이 밝혀지고 있는 것이다.

결국 이 모든 것은 의식동원醫食同源, 즉 의약과 음식은 근원이 같다고 했던 우리 선조들의 지혜가 절대적으로 맞으며, 병의 증상이 아닌 원인을 근본적으로 치유하고 예방할 수 있는 진짜 명약은 비싼 돈을 치르고 구입하는 영양 보충제나 병원 약이 아니라 좋은 식재료로 정성스럽게 만든 올바른 식단이라는 사실을 증명하는 것이다.

나의 건강도 체크 포인트

체크 포인트	참고 기준
나의 허리 사이즈는?	여자 85cm / 남자 90cm
나의 콜레스테롤 수치는?	콜레스테롤 총량: 240mg/dL 이하 고밀도 콜레스테롤: 여성 45~65mg/dL, 남성 35~55mg/dL 저밀도 콜레스테롤: 130mg/dL 이하 중성지방: 240mg/dL 이하
나의 혈당 지수는?	공복 혈당 100mg/dL 미만
나의 BMI(체질량)지수는?	25이상 과체중
나의 체지방 비율은 이상적인가?*	여성: 27% 이상, 남성: 23% 이상인 경우 비만
과민성 대장증후군 등 소화기 질환이 있는가?	설사, 장염, 배변 형태, 유제품 소화력 등
잠을 자도 계속 피곤한가?	숙면 여부
감정 기복, 조울이 심한가?	우울감, 분노심 정도
식후 공복감과 식곤증이 있는가?	유무 여부
감기, 몸살에 자주 걸리는가?	횟수, 강도

* 30세 기준 / 자료에 따라 다소 수치 차이가 있음 / 기준은 계속 변하므로 지속적인 리서치 필요.

허리 사이즈와 콜레스테롤 수치, 혈당 지수, BMI 지수, 체지방 비율, 소화기 질환, 숙면 여부, 감정 기복, 식후 공복감, 감기 증상 등과 관련된 건강도는 전문가들의 자료를 토대로 지속적인 당분 과다섭취로 인해 나타날 수 있는 증상들을 추려본 것이다. 나 또한 식이요법을 시작하기 전에는 대부분 항목에 대해 좋은 답을 할 수 없

식이요법 실천 전후 변화

식이요법 실천 전	식이요법 실천 후
10시간 수면, 피로감 지속	하루 4~6시간 숙면, 피로감 소멸
고지혈증으로 콜레스테롤 약 복용 진단	중성지방 감소 등 콜레스테롤 수치 정상화
감정기복, 조울감	감정 기복 감소, 분노심 감소
운동력 저하와 지구력 감소	운동능력과 에너지 수준 현저하게 향상
식후 공복감, 식곤증	식후 공복감 소멸, 식곤증 소멸
164cm, 55kg, 28inch(신장, 몸무게, 허리)	164cm, 42kg, 22inch
복부/옆구리/허벅지/엉덩이 군살, 셀룰라이트 증가	군살, 셀룰라이트 소멸
진통제, 수면 유도제 복용	영양제만 복용

는 상황이었다. 하지만 당분 제한 식이요법을 시작하고 얼마 지나지 않은 시점에서 내 몸에는 다음과 같은 기적적인 변화가 빠른 속도로 나타나기 시작했다.

'음식으로 고치지 못하는 병은 약으로도 못 고친다'라는 히포크라테스의 말은 최근 TV 광고에서 인용되기도 했다. 병원을 들락날락거리고 약을 먹으면서도 제대로 된 원인 설명은 한 번도 듣지 못했던 내게 있어서, 수년간 미스터리로 남아 있던 안 좋은 증상들이 약 한 알 없이 순식간에 치유되는 것은 실로 놀라운 경험이었다.

불과 3년 전, 이 모든 증상들을 유전과 체질 탓으로만 돌리며 절망하던 내 모습을 생각하면 이것은 기적 같은 일이 아닐 수 없다. 물 한 방울이 모여 큰 강이 되고 바다가 되듯이 밀튼 할아버지와의

사소한 대화 하나에서 영감을 받아 시작된 나의 '노 슈거 프로젝트
2090'은 그렇게 내 몸을 서서히 바꿔나갔다.

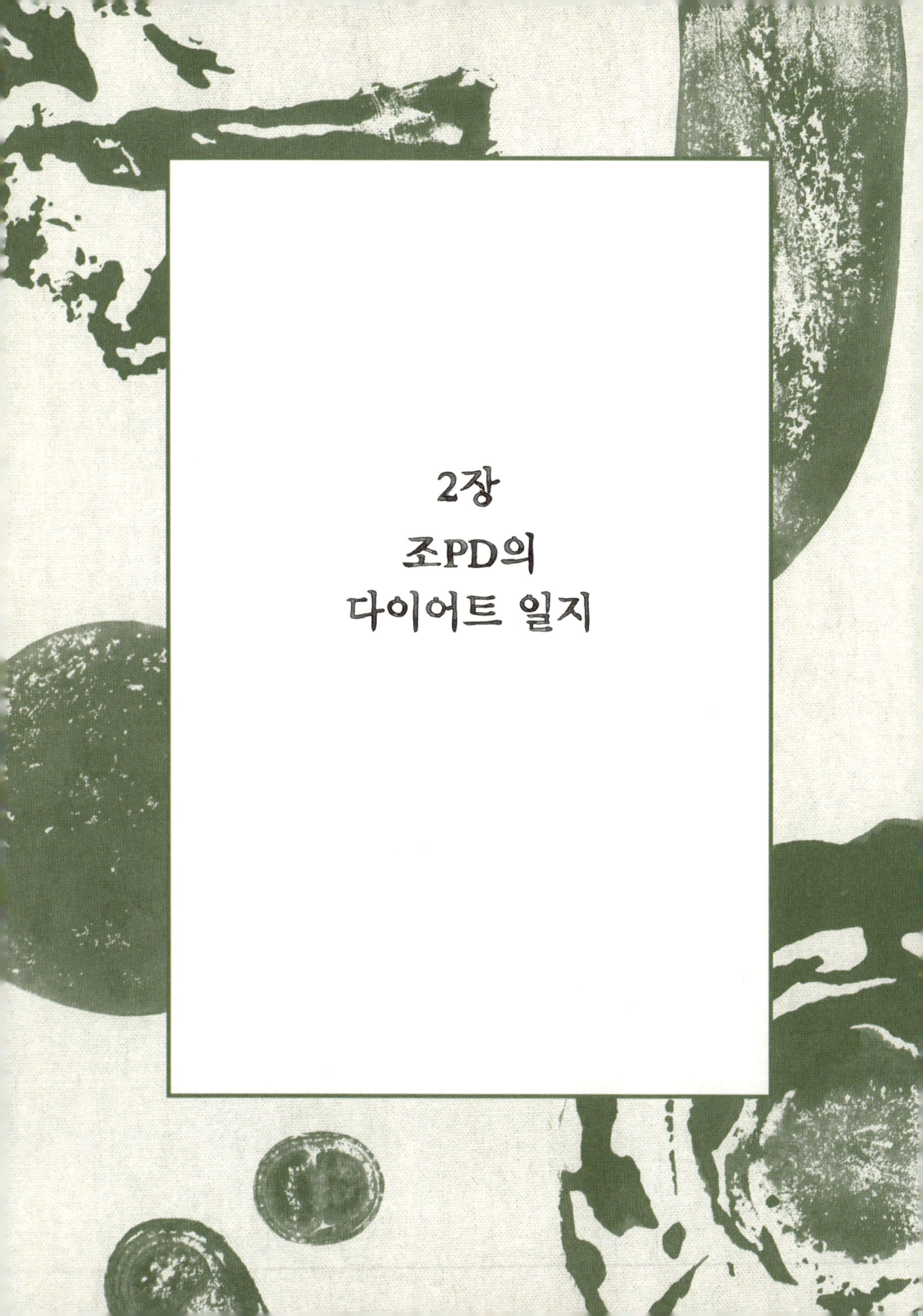
2장
조PD의
다이어트 일지

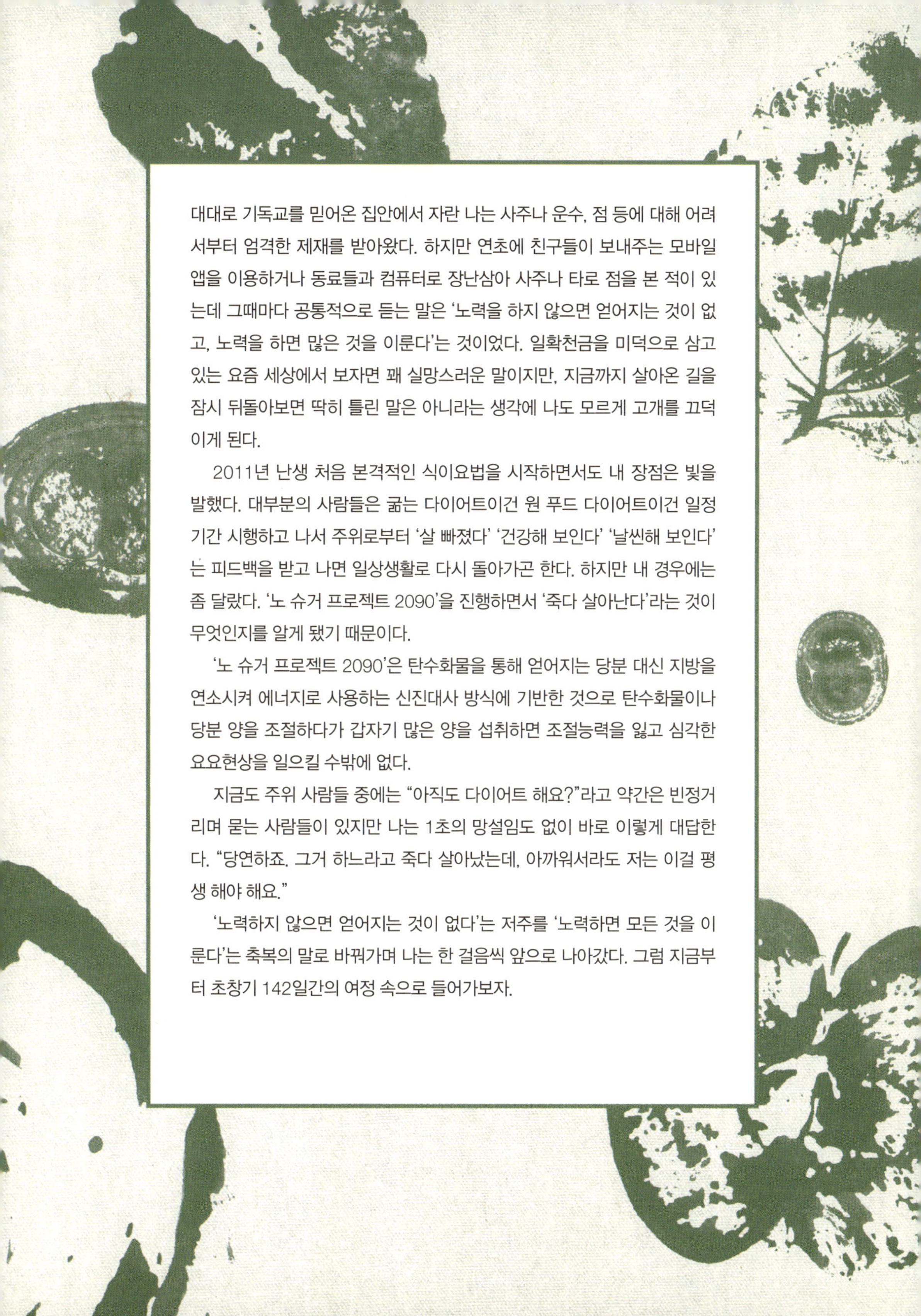

대대로 기독교를 믿어온 집안에서 자란 나는 사주나 운수, 점 등에 대해 어려서부터 엄격한 제재를 받아왔다. 하지만 연초에 친구들이 보내주는 모바일 앱을 이용하거나 동료들과 컴퓨터로 장난삼아 사주나 타로 점을 본 적이 있는데 그때마다 공통적으로 듣는 말은 '노력을 하지 않으면 얻어지는 것이 없고, 노력을 하면 많은 것을 이룬다'는 것이었다. 일확천금을 미덕으로 삼고 있는 요즘 세상에서 보자면 꽤 실망스러운 말이지만, 지금까지 살아온 길을 잠시 뒤돌아보면 딱히 틀린 말은 아니라는 생각에 나도 모르게 고개를 끄덕이게 된다.

2011년 난생 처음 본격적인 식이요법을 시작하면서도 내 장점은 빛을 발했다. 대부분의 사람들은 굶는 다이어트이건 원 푸드 다이어트이건 일정 기간 시행하고 나서 주위로부터 '살 빠졌다' '건강해 보인다' '날씬해 보인다'는 피드백을 받고 나면 일상생활로 다시 돌아가곤 한다. 하지만 내 경우에는 좀 달랐다. '노 슈거 프로젝트 2090'을 진행하면서 '죽다 살아난다'라는 것이 무엇인지를 알게 됐기 때문이다.

'노 슈거 프로젝트 2090'은 탄수화물을 통해 얻어지는 당분 대신 지방을 연소시켜 에너지로 사용하는 신진대사 방식에 기반한 것으로 탄수화물이나 당분 양을 조절하다가 갑자기 많은 양을 섭취하면 조절능력을 잃고 심각한 요요현상을 일으킬 수밖에 없다.

지금도 주위 사람들 중에는 "아직도 다이어트 해요?"라고 약간은 빈정거리며 묻는 사람들이 있지만 나는 1초의 망설임도 없이 바로 이렇게 대답한다. "당연하죠. 그거 하느라고 죽다 살아났는데, 아까워서라도 저는 이걸 평생 해야 해요."

'노력하지 않으면 얻어지는 것이 없다'는 저주를 '노력하면 모든 것을 이룬다'는 축복의 말로 바꿔가며 나는 한 걸음씩 앞으로 나아갔다. 그럼 지금부터 초창기 142일간의 여정 속으로 들어가보자.

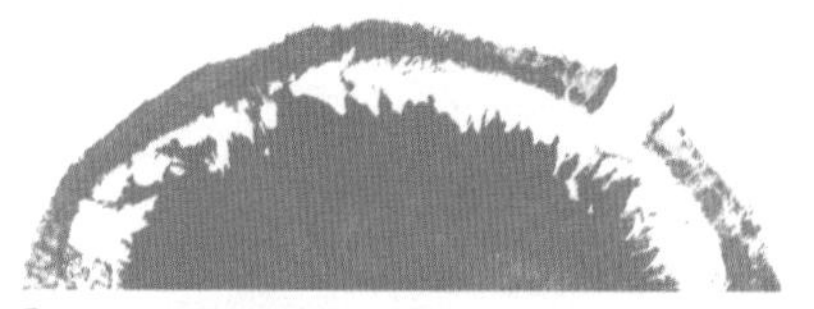

1. 1단계: 체중 54.7kg → 52.2kg
(2011. 6. 27. ~ 7. 1.)

내가 처음 가이드라인으로 삼은 것은 케토제닉 다이어트를 근간으로 한 뒤캉 다이어트였다. 케토제닉 다이어트는 신체 활동에 필요한 에너지를 당분이 아닌 지방을 통해 공급받게 하는 '케토시스 신진대사 시스템'을 이용한 식이요법으로, 서구에서는 간질병, 우울증 등의 환자 치료에 활용되어왔다. 미국인의 70~80%가 평생 한 번쯤은 해봤다고 알려진 범국민적인 식이요법 '앳킨스 Atkins 다이어트(일명 황제 다이어트로 고지방–고단백 다이어트)'도 이 범주에 들어가지만, 지방 과다섭취로 심혈관계 질환을 유발할 가능성이 있다고 지적되면서 그 문제점과 단점을 보완, 발전시켜 만든 것이 뒤캉 다이어트다. 51쪽의 표는 뒤캉 다이어트 1단계에서의 식단으로, 금지 음식을 제외한 모든 음식의 섭취가 허용된다.

뒤캉 다이어트 1단계 권장 식단

1단계 (2~5일)	허용 음식	금지 사항	특이 사항
육류 1	쇠고기, 돼지고기 등 (기름기 없는 모든 육류)	양고기, 가공 햄, 삼겹살, 곱창 등 (기름기가 많음)	
육류 2	송아지 간, 콩팥	이외에는 섭취 불가	
해산물1	모든 종류의 생선 (캔, 건조, 냉동, 훈제 포함)	기름, 설탕, 감미료 함량이 높은 소스에 절인 제품	
해산물2	모든 어패류, 갑각류		
가금류	닭, 칠면조 등	오리, 거위, 가금류의 껍질 (지방이 많음)	• 먹는 양/ 시간 /횟수 제한 없음. • 끼니를 거르지 않음. • 하루 20분 걷기 권장 • 과도한 운동 금지
가공 육류	저지방 햄, 육포, 훈제 가금류 (껍질 부분 제거)	조미 가공 제품	
난류	계란, 메추리 알, 계란 분말 등 (노른자 4~5개 이하/주)		
식물성 단백질	두부, 콩고기, 두유 가공제품 (매일 300g 이하)	감미, 조미 제품	
유제품	무지방 우유, 요거트, 크림치즈, 코티지 치즈, 사우어 크림 (가미 요구르트 290g 이하/일)		
기타	마늘, 양파, 허브, 후춧가루, 고춧가루, 식초, 당뇨환자용 인공 감미료 (다량 섭취 금지)	가미된 시판 소스	
음료	물 1.5~2리터 의무적으로 섭취, 커피, 허브 차(카페인 음료 소량 섭취)		
귀리껍질	1.5 숟가락/일		

* 육류의 경우 기름을 최대한 제거하기 위해 바싹 구워 먹고, 쇠고기의 경우 갈비 등 기름이 많은 부위는 자제한다.

①공격 단계^{attack phase}, ②순항 단계^{cruise phase}, ③강화 단계^{consolid-ation phase}, ④정착 단계^{stabilization phase}의 네 단계로 규격화된 뒤캉 다이어트는 탄수화물 제한 다이어트, 즉 케토제닉 다이어트의 일종으로 물과 동물성 단백질(두부는 예외)만 먹으며 2~5일간 지속되는 1단계를 충실히 시행하면 평균 5일간 2~3kg의 체중 감량 효과가 있다고 알려져 있다.

케토제닉 다이어트에서 단백질 위주의 식단을 선택하는 이유는 단백질이 당분으로 전환되는 비율이 낮고, 분자 구조상 체내 수분을 잡아당겨 소화 배출시키는 과정에서 불필요한 수분을 내보내는 효과가 크기 때문이다. 또한 바나나, 두부, 레몬 등 영양 결핍의 위험성이 높다고 알려져 있는 원 푸드^{one food} 다이어트나 채식주의^{vegan diet}와 달리 케토제닉 다이어트에서는 단백질을 충실히 섭취함으로써 체중 증가는 억제하고 뼈, 근육, 모발 등 신체조직 구성의 주원료가 되는 영양소를 섭취할 수 있다는 이유도 있다. 나는 인터넷으로 급하게 구입한 전자책을 교본으로 삼아 충분한 준비 기간을 갖지 못하고 5일간의 뒤캉 다이어트 1단계를 시작했다.

2011년 6월 26일 일요일 저녁, 버릇처럼 먹어왔던 소시지를 군대에 남자친구 보내는 심정으로 마지막 하나까지 톡톡 털어 먹었다. 폭풍전야의 고요한 상태처럼 약간 설레고 긴장되지만 그래도 평안한 마음으로 일찍 잠자리에 들었다.

6월 27일 월요일 아침의 내 몸무게는 54.7kg으로, 건강검진 권장 체중을 넘지는 않지만 콜레스테롤 수치와 체지방율이 경계를 넘어서는 상태였다. 첫날 아침 식사로는 무지방 요구르트 한 개와 올리브 오일을 살짝 묻힌 키친 티슈로 가볍게 닦아낸 팬에 부쳐낸 계란

조PD의 다이어트 1단계 식단

날짜	체중	신체 변화	식단(물 2리터는 기본)		운동
6/27	54.7	약간의 허기	**아침** 계란 부침 1개, 무지방 요구르트 1개, 무지방 우유 1컵 **점심** 훈제 닭가슴살 1팩(300g), 삶은 계란 흰자 3개 **저녁** 소 등심 구이 1인분		상
6/28	53.6	기력저하/변비(하)	**아침** 삶은 계란 2개(노른자는 1개), 무지방 요구르트 1개, 무지방 우유 1컵 **점심** 고등어 생선 구이 1마리, 광어 생선회 1인분 **저녁** 훈제 닭가슴살 1팩		상
6/29	53.2	기력저하/변비(하)	**아침** 삶은 계란 2개(노른자 1개), 훈제 닭가슴살 1/2팩, 무지방 요구르트 1개, 무지방 우유 1컵 **점심** 소 등심 구이 1인분 **저녁** 돼지 등심 구이 1인분		상
6/30	52.6	기력저하/변비(중상)	**아침** 삶은 계란 2개(노른자는 1개), 참치 캔 1개, 훈제 닭가슴살 1팩, 무지방 요구르트 1개, 무지방 우유 1컵 **점심** 모듬 생선회 1인분, 삼치 생선 구이 1마리 **저녁** 소 등심 구이 1인분		상
7/1	52.2	기력저하/변비(중상)	**아침** 참치 캔 1개, 훈제 닭가슴살 1팩, 무지방 요구르트 1개, 무지방 우유 1컵 **점심** 돼지 목살 구이 2인분 **저녁** 계란 흰자 3개, 훈제 닭가슴살 1팩		상

* 육류 1인분은 200g을 기준으로 한다.

부침, 그리고 우유를 먹었다. 점심은 며칠 전 미리 주문해둔 훈제 닭
가슴살과 삶은 계란 흰자 세 개. 지금과 같은 요리 노하우가 있었다
면 그렇게까지 힘들진 않았겠지만 갑자기 시작하는 바람에 당시 요
리법은 초등학생 수준이었다. 저녁은 조미하지 않은 소 등심 구이로
마무리했다. 물은 2리터 생수 한 통을 하루 종일 들고 다니며 마지
막 한 방울까지 마셨다. 여기까지는 뒤캉 다이어트 지침을 글자 그
대로 준수한 셈이었다. 단 한 가지 포기해야 했던 항목은 오트브랜

53

oat bran, 즉 귀리껍질이었다. 한때 오트밀 다이어트가 국내에서도 유행하면서 귀리는 나름 많이 알려진 식재료가 됐지만 뒤캉 박사는 오트밀oat meal이 아닌 껍질을 섭취하도록 지정하고 있다. '밀meal'은 가루를, '브랜bran'은 '껍질'을 말하는데 식이섬유, 철분 등 영양 섭취뿐 아니라 탄수화물 섭취 중단으로 생기는 심리적 박탈감과 중도 포기를 줄이기 위해 귀리껍질을 식단에 포함시킨 것이다. 하지만 국내에서는 동물 사료가 아닌 이상 귀리껍질을 일반 소비자가 구하기 쉽지 않다는 단점이 있다. 케토제닉 다이어트의 경우 몸에 해를 가할 만한 큰 부작용은 없지만 사람에 따라서 구취, 현기증, 기력 소진, 가슴 뜀, 변비 등의 증상이 발생할 수 있다고 하는데 나의 경우 약간의 변비와 기력 소진을 느낄 정도였다.

닷새가 지난 7월 1일, 54.7kg이었던 몸무게는 정확히 2.5kg가 빠져 52.2kg이 되었다. 굶지 않고 잘 먹었는데 신체 변화가 예상대로 진행되자 2단계로 넘어갈 수 있겠다는 자신감이 생겼다. 뒤캉 다이어트를 비판하는 사람들 중에는 '처음에 빠지는 2.5kg는 순전히 체내 수분이 빠져나간 것'이라고 폄하하는 사람들도 있지만 어찌 되었든 안 빠지고 있는 것보다는 빠지는 것이 좋다는 긍정적인 마인드로 바라본다면 다음 단계들을 지속할 수 있는 기폭제가 될 수 있지 않을까 싶다.

처음 5일간은 어디를 가나 2리터의 물과 함께하고, 점심시간에 간 식당에서도 쌀밥과 면은 물론이고 고추장, 간장, 야채도 안 먹는 나를 보면서 지인들은 기인(?) 취급을 했던 것이 사실이다. 하지만 타인의 시선보다 나의 건강 회복이 더 절실한 상황인지라 큰 신경은 쓰이지 않았다.

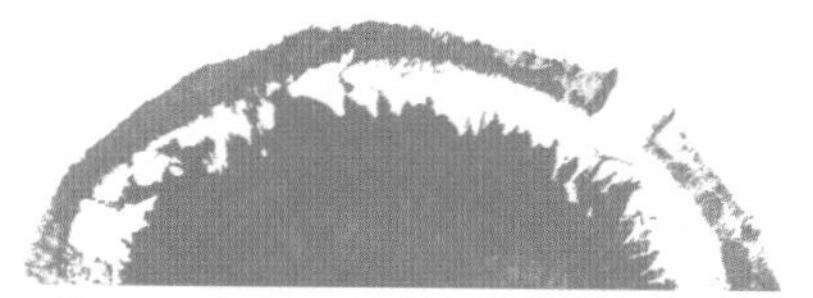

2. 2단계: 체중 52.5kg → 45kg

(2011.7.2.~8.7.)

대부분의 사람들이 다이어트를 할 때 첫번째로 염두에 두는 것은 '칼로리 제한'이다. 그래서 다이어트에 돌입하면 '6시 이후엔 물도 먹지 말아야 한다'는 강박 관념에 갇혀 병아리처럼 최대한 조금 먹거나, 붕어처럼 물만 먹거나, 덴마크식 다이어트처럼 매우 제한된 몇 가지 음식만 집중적으로 섭취하는 원 푸드 다이어트를 선호한다. 최근 선풍적 인기를 끌고 있는 '1일 1식'이나 '간헐적 단식'도 대표적인 칼로리 제한 다이어트다.

하지만 칼로리 제한 다이어트는 단기간 체중 감량은 가능할지라도 '평생' 지속하기는 힘들기 때문에 결국 요요 현상이 일어나 '10kg 빼고 20kg 다시 찌는' 악순환으로 이어지고 만다. 나 또한 결혼 전 어느 정도의 칼로리 제한 식단과 강도 높은 운동을 병행하여 48kg 까지 가벼운 몸을 만들었지만 잠시 방심하는 사이 기름진 음식을 먹어대는 바람에 운동량에 상관없이 바로 군살이 붙고 건강이 나빠졌다. 다른 사람들의 경우도 칼로리 제한 식단을 유지하는 것은 그리 쉽지 않아 보였다. 또한 먹을 수 있는 음식의 가짓수가 적은 식이요법은 쉽게 지루해지기 때문에 몇 개월 이상 지속할 수도 없고 결국 중도포기하게 된다. 굶어가면서 힘들게 다이어트를 하는데 "너 어디 아프니? 왜 이렇게 기운이 없어 보이니?" "너 다크 서클 내렸다! 피부도 거칠어졌어"라는 소리를 듣는다면 진정 다이어트를 하는 의미가 있을지 의문이 들기도 한다.

<h3 align="center">뒤캉 다이어트 2단계 권장 식단</h3>

2단계(목표 달성까지)	허용 음식	금지사항	특이사항
음식	기본 단백질 음식	1단계와 동일	먹는 양, 시간, 횟수은 1단계와 동일 먹는 물 2리터도 1단계와 동일
야채	거의 모든 야채	감자, 비트, 고구마 (당분/전분이 많음)	당근의 경우 매끼 먹지 않는다면 어느 정도 허용
귀리껍질	2숟가락/일		
기간	목표 체중 달성 시까지 (목표 체중, 체질, 인슐린 저항도, 연령, 성별에 따라 개인차)		
운동	하루 30분 걷기 권장		
사이클	단백질: 단백질+야채=1일: 1일/ 2일: 2일/ 5일: 5일 등 가장 지속성 강한 것으로 1일:1일 사이클을 추천		
목표 체중 계산법	뒤캉 공식 사이트 www.dukandiet.co.uk로 로그인하면 자동 계산법이 게시되어 있음		

* 생리중인 여성은 체내 수분 축적으로 체중 감량에 일시적 정체기가 올 수 있다.

음식의 양보다 종류에 더 큰 포인트가 맞춰져 있는 뒤캉 다이어 트는 다이어트에 결코 자신이 없던 내게 매우 매력적인 방법이었다. 뒤캉 다이어트 2단계에서는 식단에 야채가 추가되면서 음식 선택권 이 대폭 확장되었다.

56쪽의 표에서 알 수 있듯이 뒤캉 다이어트 2단계에서는 '단백질' 과 '단백질+야채'의 사이클이 반복된다. 57쪽의 표는 이것을 내 상 황에 맞춰 실행한 당시 다이어트 일지의 일부다.

건강 검진 권장 수치를 참고할 경우 나의 정상 체중은 54~55kg 정도이기 때문에 더이상 체중 감량을 시도할 필요는 없었다. 하지만 시작한 이상, 결혼 전 가뿐한 몸 상태를 느끼면서 옷 입기도 제일 편 했던 46~48kg 정도에 도전해보자는 생각에 일단 48kg으로 목표를 설정했다. 그다음 몸이 정상적으로 유지된다면 식이요법이 끝난 후 이런저런 이유로 체중이 붙을 가능성을 감안해 45~46kg까지의 감 량도 한번 시도해보겠다는 생각으로 2단계를 시작했다. 국내 전문 가들은 소위 정상 체중이라는 수치를 보여주며 막연히 저체중을 우 려하는 경향이 많지만, 외국의 경우 '스스로 가장 편하게 느끼는 상 태'의 수치야말로 정상 체중이라고 보는 견해도 많다는 것을 알고 있었기에 위의 수치에 큰 불안감을 갖진 않았다.

뒤캉 다이어트 2단계는 개인에 따라 며칠에서 몇 년까지 기간상 많은 차이가 날 수 있다. 예를 들면 과체중 정도가 심할수록, 또 갱년 기와 사춘기를 맞은 여성일수록 목표 도달까지 시간이 오래 걸릴 수 있다는 것을 고려해야만 한다. 내 경우 '노 슈거 프로젝트 2090'을 정 리하기 전 시행한 뒤캉 다이어트 2단계에서 목표 체중에 도달하기 까지 약 37일이 소요됐는데, 나의 가이드를 받아 시작했던 지인은

조PD의 다이어트 2단계 식단

	체중	신체 변화	식단(물 2리터는 기본)		운동
7/2	52.2	피로감 감소 소(少)면, 숙변(변비)	**아침**	훈제 닭가슴살 1/2팩(150g), 무지방 요구르트 1개, 무지방 우유 약 1컵	상
			점심	오트브랜 죽, 모듬 생선회 1인분, 쌈 채소, 방울토마토 10개	
			저녁	쇠고기 야채 불고기 1인분	
7/8	51.1	–	**아침**	계란 부침 1개, 고등어 생선 구이 1마리, 무지방 요구르트 1개, 오트브랜 가루, 무지방 우유 1컵	상
			점심	나물 뷔페, 닭가슴살(조미하지 않은)	
			저녁	광어 생선회 1인분	
7/15	50.0	–	**아침**	삶은 계란 2개(노른자 1개), 참치 캔 1개, 무지방 요구르트 1개, 오트브랜 가루, 무지방 우유 1컵	상
			점심	연어 생선회 1인분	
			저녁	쇠고기 등심 구이 1인분	
7/22	47.8	–	**아침**	삶은 계란 2개(노른자 1개), 참치 캔 1개, 훈제 닭가슴살 1팩, 무지방 요구르트 1개, 무 지방 우유 1컵	상
			점심	모듬 생선회 1인분, 쌈 야채	
			저녁	돼지 목살 구이 1인분	
8/2	46.2	–	**아침**	참치 캔 1개, 오트브랜 죽, 무지방 요구르트 1개, 무지방 우유 1컵	상
			점심	쇠고기 등심 구이 1인분	
			저녁	계란 흰자 3개, 훈제 닭가슴살 1팩	
8/7	45.0	–	**아침**	연어 구이, 무지방 요구르트 1개, 오트브랜 가루, 무지방 우유 1컵	상
			점심	쇠고기 등심 구이 1인분, 쌈 채소	
			저녁	야채 쇠고기 꼬치, 방울 토마토 10개	

1년째 2단계를 시행중이다.

　나는 1단계와 마찬가지로 단 하루도 거르지 않고 2리터의 물을 매일 섭취했다. 케토제닉 다이어트에서 수분 섭취를 강조하는 이유는 섭취가 늘어난 단백질이 분해되면서 체내에 쌓이는 독소를 원활히 배출하지 않을 경우 신장에 이상이 생길 수 있기 때문이다. 따라서 최소 2리터의 수분 섭취는 선택이 아니라 필수 사항이다.

2단계 식단이 1단계와 결정적으로 다른 점은 야채가 추가되면서 요리법도 다양해진다는 것이다. 1단계는 비교적 짧은 기간이었기 때문에 요리를 한다기보다 고기를 굽고, 계란을 부치고, 약간의 향신료를 뿌려 먹는 정도로 버틸 수 있었지만 기간이 정해지지 않은 2단계의 경우에는 그렇게 살 수만은 없을 뿐더러 야채라는 좋은 재료가 추가된 덕에 그것을 활용한 조리법을 자연스럽게 늘릴 수 있었다.

지금은 수백, 수천 가지 레시피로 중무장을 하고 있지만 당시는 노하우가 충분하지 않아 요리법은 1단계와 마찬가지로 여전히 단순한 편이었다. 주로 아주 연하게 희석한 간장을 살짝 넣어 야채와 함께 볶은 쇠고기 볶음. 고등어 구이, 연어 구이, 닭가슴살 샐러드, 참치 샐러드, 인터넷을 통해 구입한 귀리껍질에 계란과 실파를 송송 썰어 넣고 무지방 우유를 살짝 넣어 끓인 오트브랜 죽이 단골 메뉴가 되었다. 이때부터는 외식도 큰 걱정 없이 할 수 있었는데, 예전에 자주 가던 한식 백반집이나 돈가스 집에는 발길을 완전히 끊은 대신 생선구이 전문점, 가격대 좋은 해산물 뷔페, 소스와 소금을 넣지 않은 스테이크, 전기 구이 통닭 등 단골집과 메뉴들을 발견한 덕분이었다.

식단 사이클의 경우 단백질만 먹는 날과 단백질과 야채를 함께 먹는 날을 격일로 유지하는 1:1 방식을 선택했다. 뒤캉 다이어트의 경우에는 체중 변화표를 날짜별로 정확히 작성하는 것이 중요하다. 1, 2단계를 거치며 감량한 체중의 양과 시작·종료 시점, 전체 일수가 3단계 시작점과 기간을 계산하는 중요한 기준이 되기 때문이다.

2단계에서도 정해진 규칙만 성실하게 따른다면 매일 최소 0.1~1kg 정도의 체중이 꾸준히 감량된다. 물론 인간의 몸은 기계가 아니기 때문에 간혹 체중이 증가하거나 정체되어 있는 날도 있지만 장기적으로는 계속 자연 감량된다는 것을 알게 되었다.

한편, 2단계로 들어가면서 몇 가지 뚜렷한 신체 변화가 생기기 시작했다. 제일 먼저 시작된 변화는 예전에 느끼던 종류의 피로감이나 늦잠이 완전히 사라지고 전체 수면 시간이 확연히 줄면서 숙면을 취하게 되었다는 것이다. 억지로 노력하는 것도 아닌데 4~6시간 정도만 자고 나면 눈이 저절로 떠졌고, 하루 종일 피곤하지가 않았다. 10시간을 자도 계속 피곤했던 예전과는 너무나도 다른 느낌에 그저 놀라울 뿐이었다. 둘째, 절대로 빠질 수 없다고 생각했던 허벅지, 팔뚝과 등의 군살이 의식하지 못하는 사이에 거울을 봐도 확실히 느낄 수 있는 정도로 사라졌다. 셋째, 쌀밥, 밀가루, 면, 과자, 가당 음료를 '완벽하게' 끊었음에도 먹고 싶은 생각이 들지 않았고, 남들이 먹는 것을 봐도 전혀 먹고 싶다는 욕구가 생기지 않았다. 정말 마법 같은 일이 아닐 수 없었다.

단 한 가지, 과욕에 따른 실수가 있었다. 뒤캉 다이어트는 물론이고 그 이후에 공부한 다른 식이요법들도 마찬가지지만 실제로 우리 몸의 군살 제거와 체중 감소만을 생각했을 경우 운동이 미치는 영향력은 음식보다 현저히 낮다. 즉, 좋지 않은 식습관은 그대로 둔 채 하루 2시간씩 아무리 달리고 덤벨을 든다 해도 군살 100g을 빼는 것은 정말이지 힘든 일이다. 이것은 나뿐만 아니라 실제로 경험해본 모든 이들이 잘 알 것이다.

뒤캉 다이어트에서 추천하는 운동은 가벼운 걷기 정도인데, 특히

1, 2단계에서는 최소한의 걷기 정도만을 권한다. 그럼에도 나는 그간 해오던 운동에 대한 막연한 욕심과 불안함 때문에 6월 27일 이후에도 달리기, 웨이트트레이닝, 요가, 클라이밍은 물론 필라테스까지 무리해서 강행했다. 구취나 현기증 정도의 심한 증상은 없었지만 그래도 다리의 힘이 빠질 정도로 기력 저하를 느끼고 있는 상황에서 이 모든 운동을 한 것은 오로지 깡과 오기 덕분이었다.

그러나 어떤 경우에는 이런 과욕이 독이 된다는 것을 나는 미처 몰랐다. 그래서일까? 한 가지 특이한 증상이 몸에 나타나고 있었다. 2단계 식이요법을 시작한 지 일주일이 지난 어느 날 아침, 출근 준비를 하다가 복부가 약간 간질거려 무심결에 살살 긁은 후 잠시 웃옷을 들추고 몸을 봤더니 가슴과 배꼽 사이에 희미하게 손가락으로 살짝 누른 것 같은 작고 붉은 반점들이 너덧 개 보였다. 이후 2~3주가 지나도록 커지거나 진하게 변하지는 않았지만 반점들은 계속 남아 있었고, 신기하게도 반점들은 몸통 부분, 특히 복부와 등에만 발생했다. 그제야 살짝 겁이 나서 인터넷에 관련정보를 검색했지만 케토제닉 다이어트나 뒤캉 다이어트의 부작용으로 그와 비슷한 증상을 찾을 수는 없었다. 그렇게 며칠간 이곳저곳을 뒤지며 관련 정보를 찾아 헤매던 중, 한 미국 사이트에서 다음과 같은 내용을 접했다.

질문 탄수화물을 제한하는 다이어트를 하고 있는데 복부에 붉은 반점이 생겼어요. 같은 증상 있으신 분은 알려주세요.

답변 단백질 위주로 하는 식이요법의 경우 이런 증상이 생기는 경우가 아주 간혹 있습니다. 정확한 원인은 모르지만 일시적으로 면역력이 약해지면서 그동안 알레르기 반응이 없던 음식,

예를 들어 커피나 비타민 영양제 등에 대해 몸이 민감하게 반응하면서 피부 염증으로 나타나게 되는 듯한데, 이런 식품은 가급적 먹지 않는 것이 좋을 것 같습니다.

기억을 더듬어보니 평소 입에 대지도 않던 디카페인 커피를 며칠 전에 마셨던 생각이 났다. '커피 때문일까?' 인터넷에 기고하는 미국 의료진의 답변이긴 했지만 그래도 속 시원한 답이 되지는 못했다. 이때 병원을 바로 찾았더라면 큰 문제가 되지 않았겠지만 나는 이런저런 핑계로 진료를 미루고 계속되는 욕심에 복부 마찰이 심한 요가를 계속했다. 이후 가려움증이 좀더 심해지고 반점이 커지는 바람에 결국 병원을 찾았지만, 의사는 역시나 정확한 원인은 모르겠고 그저 알레르기성 반응인 것 같다며 흔한 연고제만 처방해주었다.

효험 없는 연고제만 처방하는 병원, 운동을 멈추지 않는 나의 무모함, 단백질 음식을 먹지 말라는 한의사! 잘 흘러가는 것 같았던 내 식이요법에 갑자기 빨간 불이 켜지기 시작했고, 순간 망설임이 찾아왔다. 2002년 자궁내막증 수술 이후에는 작은 질환에도 지레 겁먹는 버릇이 생겼는데 언제 끝날지도 모르는 식이요법을 하고 있는 상황에서 단백질 음식 때문에 병이 생긴 거라는 한의사의 말은 위협적으로 다가왔다. 하지만 아직은 그리 심해 보이지 않았기 때문에 일단 처방받은 연고를 바르기로 하고 식이요법을 계속했다. 이미 체중은 목표치를 달성, 3단계로 진입하고 있었다.

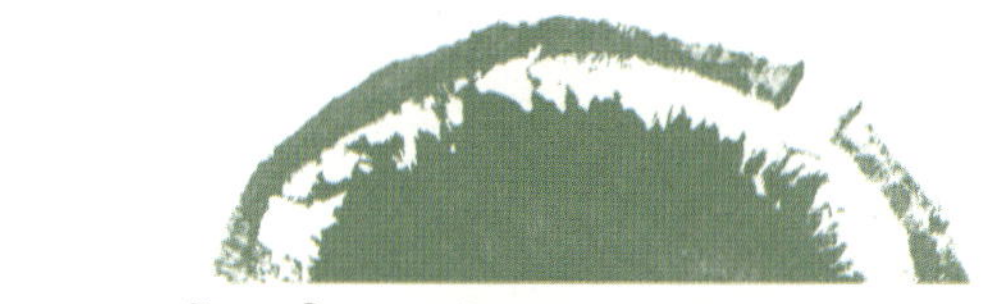

3. 3단계: 체중 45kg → 42kg
(2011.8.8.~11.15.)

케토제닉 다이어트의 대표적인 예인 앳킨스 다이어트도 마찬가지지만 뒤캉 다이어트에서는 서서히 일상으로 적응해나가는 '3단계'를 가장 중요시한다. 1, 2단계를 통해 체중 감량에서 확실한 효과를 본 사람들이 '살은 빠질 만큼 빠졌으니 양만 조금 줄이면서 다시 예전 식습관으로 돌아가자' 하는 유혹과 자만심, 나태함에 빠지기 때문이다. 하지만 가장 큰 함정은 바로 여기에 있다. 케토시스 요법은 탄수화물을 통해 얻어지는 당분 대신 지방을 연소시켜 에너지로 사용하는 신진대사 방식인데, 예전 식습관으로 돌아가 탄수화물이나 당분을 갑자기 다량으로 섭취하면 쓰고 남은 당분이 지방으로 축적되어 심각한 요요 현상을 일으킬 수밖에 없기 때문이다. 이를 방지하기 위해 음식의 종류를 확장하고 조금씩 탄수화물의 양을 늘려감으로써 몸이 이러한 상태에 무리 없이 적응하도록 유도하는 것이 3단계의 최대 목표다. 3단계의 기간은 1~2단계를 통해 감량된 체중 총량(kg)에 10을 곱해서 산정하는데, 이를 반으로 나눠 3-1, 3-2 단계로 구분한다. 내 경우에는 10kg을 감량했기 때문에 10kg×10=100일이

뒤캉 다이어트 3단계 권장 식단

	3-1단계	3-2단계
음식	1, 2단계 허용 음식+양고기, 햄	3-1단계와 동일
추가 음식	과일 1인분/일(사과, 딸기, 멜론, 키위 등) (바나나, 포도, 체리, 오렌지, 건과일, 견과류 제외)	동일
	100% 통밀빵 2조각/일	동일
	치즈 40g(20g X 2장)/일 (블루 치즈, 브리 치즈, 카망베르 치즈 제외)	동일
전분 음식	1회/주(약 225g) (파스타/쿠스쿠스, 퀴노아 /콩/쌀, 감자 등)	2회/주
뒤캉 만찬	1회/주 (먹고 싶은 음식 자유롭게 선택 /코스 요리 경우 한 코스 당 한 접시만 선택 / 와인 한 잔 정도는 허용)	2회/주 (요일 분리)
단백질의 날	1회/주	동일
귀리껍질	2숟가락/일	동일
이상 체중 설정	종료 후에도 유지될 수 있는 현실적 수치로 설정 자신의 몸이 편한 상태	동일
운동	30분에서 25분으로 줄이는 것 가능	동일

* 3-1단계에서는 매주 목요일을 '단백질의 날'로 정했고, 3-2단계가 되어서는 화, 금요일에 전분 음식을 섭취하고 수, 토요일을 만찬일로 정했다.

라는 값이 나왔고, 50일간의 3-1단계와 50일간의 3-2단계로 분리했다.

1, 2단계를 거치며 피로와 불면증, 식후 공복감이 완전히 소멸되면서 3단계에서 확실히 자각하게 된 증상은 감정의 기복이 사라졌다는 것이다. 심한 편은 아니었지만 일이 힘들 때면 나도 모르게 눈물이 쏟아지거나 기분이 가라앉곤 했는데 이런 감정 변화와 무거운 기분들이 나도 모르는 사이에 감쪽같이 사라진 것이다. 억지로 끼워 맞추려는 것이 아니라 탄수화물 제한 다이어트의 대표적인 효능 중 하나로 꼽히는 우울증과 감정기복 조절의 효과가 내게도 자연스럽게 나타나기 시작한 것이다. 하지만 한 달 전에 시작된 피부염은 여전히 없어지지 않은 채 조금씩 악화되고 있었다.

그러던 중, 8월 12일 〈코이카의 꿈〉이라는 프로그램 촬영 답사를 위해 스리랑카로 일주일간 출장을 가게 되었다. 출발 당일 새벽까지 기록적인 폭우 속에서 특집 쇼 생방송 연출을 마치고 잠시 눈을 붙인 후 다이어트용 특별 식량을 배낭에 짊어지고 비행기에 올랐다. 야심차게 구입한 식품 건조기로 만들어둔 육포와 말린 과일, 외지에서도 먹기 간편한 참치, 닭가슴살, 골뱅이 통조림, 한치, 황태포와 같은 건어물 등이 주 내용물이었다. 하지만 현지에 도착하니 초라한 호텔이긴 했지만 식당에서 계란, 스테이크 등 기본적인 동물성 단백질 요리와 샐러드 정도는 먹을 수 있어서 걱정했던 바와 달리 식사에 큰 문제는 없었다.

정작 문제는 전혀 예상치 못하던 곳에서 튀어나왔다. 습기 가득한 열대 지역에서 자동차가 위아래로 요동치며 포장도 제대로 안 된 험준한 산악도로를 하루 평균 10시간씩 달리다보니 차체와 피부가 심하게 마찰되면서 피부염이 급속도로 악화된 것이었다. 에어컨도 제대로 작동되지 않는 차 안에서 나일론 의자와 몸이 계속 마찰되자 몸통의 피부염은 새빨갛게 달아오르고 징그러워서 쳐다보지 못할 정도로 그 수가 늘어나기 시작했다. 아토피 같은 피부염을 앓아본 적이 없기에 피부염이라는 것 자체의 심각성을 몰랐던 나였지만 그때 겪었던 괴로움을 생각하면 지금도 온몸에 소름이 끼친다.

한국이라면 당장 업혀서 병원에 갈 수도 있겠지만 도시와 멀리 떨어진 곳에서 빡빡한 헌팅 일정에 맞춰 단체 행동을 해야 하는 상황에서는 선택의 여지없이 강행군을 이어갈 수밖에 없었다. 이런 상황이니 나중에는 급기야 옷이 살갗에 닿는 것만으로도 머리끝에서 발끝까지 전기가 찌릿찌릿 하는 듯한 간지러움과 통증이 몰려왔다. 촬영 내용 자체가 스리랑카 오지 산골 마을에 학교를 지어주고 전기가 안 들어오는 숲속 빈민촌에 들어가 전기를 넣어줘야 하는 것이었기 때문에 헌팅 기간 중에는 그렇게 열악한 장소들을 찾아 산을 오르고 계속 걸어야 했다.

늦은 밤 숙소에서 잠시 옷을 걷어올리고 본 나의 모습은 정말 끔찍했다. 멜 깁슨 감독의 영화 〈예수의 수난The Passion of Christ〉에 나오는, 십자가 처형 전 로마군에게 짐승의 뼈와 철심이 박힌 가죽 채찍으로 온몸을 맞고 끔찍한 모습으로 피를 흘리는, 예수님의 모습과 내 모습이 그리 달라 보이지 않을 정도였다. 당시 동행했던 작가가 휴대폰으로 찍어준 내 사진을 가끔 보곤 하는데, 어떻게 그런 상태로 일주일 이상을 견뎠는지 지금도 믿기지 않는다. 다행히 일주일 후 귀국하자마자 돌진하듯 찾아간 병원에서 응급조치를 받으며 '색소성 양진'이라는 정확한 병명을 들었고, 적절한 치료를 받으며 곧

완치할 수 있었다.

색소성 양진은 그 원인을 정확히 알 수 없지만 케토제닉 다이어트를 하는 경우 아주 드물게 발생하는 피부염이라고 한다. 그동안 나의 지도를 받아 함께 '노 슈거 프로젝트 2090'을 실천한 지인들에게서는 이런 증상이 나타나지 않았지만, 만에 하나 케토제닉 다이어트의 초기 단계에서 색소성 양진증이 보인다면 지체하지 말고 피부과를 찾아 치료받는 것이 가장 현명한 방법이다. 아울러 효소 다이어트 등 체중 감량 식이요법을 시술하는 일부 한방 병원의 경우 유사한 증상을 앓는 사람들에 대해 '명현暝眩 현상'이라는 표현을 쓰며 몸의 시스템이 바뀌는 것이니 좋은 것이라고 설명하는 곳도 있다고 들었지만, 경험해본 결과 아무리 좋은 식이요법도 처음부터 너무 욕심을 내서 무리하지 않는 것이 가장 현명한 것이고 행여 피부염 등 증상이 보이면 바로 진료를 받는 것이 최선임을 다시 한번 깨닫게 되었다.

지옥에 다녀온 것처럼 괴로웠던 피부병. 그냥 의사가 주는 대로 콜레스테롤 저하제나 먹으면 편했을 텐데 왜 식이요법을 시작해서 그 고생을 했던 걸까? 심지어 피부염이 빨리 낫기 위해서는 염증 부위를 차갑게 해야 한다는 의사 선생님의 말을 확대 해석해 잠자는 시간을 제외하고는 냉찜질팩으로 복부를 감싸고 있다가 하혈을 하는 바람에 산부인과 치료를 받으며 고생하기도 했다. 그래도 병원 진료와는 별도로 자가 치료 일환에서 시도했던 아로마 오일 마사지, 지압, 허브 요법 등 피부염을 계기로 배운 것 또한 많았다.

한여름에 시작했던 케토제닉 다이어트는 겨울의 문턱에 접어든 11월 15일, 3단계 클리어의 종을 울렸다. '참 많은 일이 있었네' 싶어 나도 모르게 웃음이 나왔고 많은 고통과 노력을 통해 힘들게 지나온 과정이니 이 소중한 경험과 수확을 평생 이어가겠다는 굳은 결심도 생겨났다. 지금도 나의 식이요법에 대해 묻는 사람에게는 이렇게 말하곤 한다.

"이건 설렁설렁 대충 해도 되는 게 아니라 무지하게 힘든 것이기 때문에 일생에 단 한 번밖에 할 수 없어요. 일단 시작하면 중간에 그만둘 수도 없고요. 그러니까 잘 생각해서 시작하세요. 하지만 끝까지 포기하지 않고 해내면 반드시 좋은 결과가 있을 거예요."

조PD의 뒤캉 다이어트 총정리

	기간	감량 체중	효과
1단계	5일	2.5kg	• 수면 시간 감소/숙면
2단계	37일	7.5kg	• 피로감 소멸 • 우울감 소멸 • 높은 에너지 수준 일정 유지
3단계	100일	3kg	• 식후 공복감 소멸

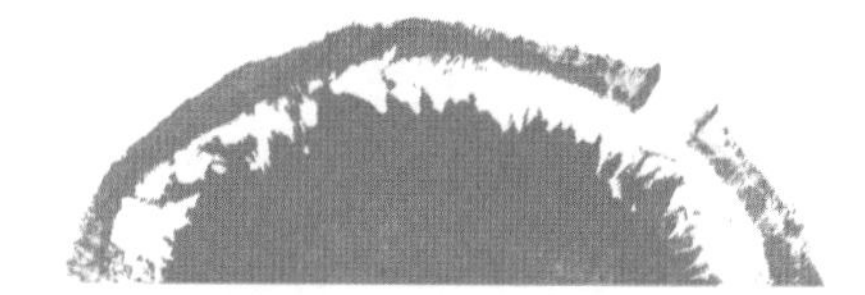

4. '노 슈거 프로젝트 2090'

(2011.11.16.~현재)

총 4단계로 이루어진 뒤캉 다이어트의 마지막은 정착기라고 불리는데, 이 시기에는 3단계 음식을 가이드라인으로 하면서 일반식으로 돌아가게 된다. 일주일에 단 하루를 지정해서 그날만은 1단계처럼 단백질과 수분만 섭취하고 나머지 요일에는 일상식을 섭취해도 된다는 것인데, 이런 까닭에 국내에서는 일주일에 하루만 하는 다이어트로 소개되기도 했다. 나의 경우 뒤캉 다이어트는 3단계로 마치고, 이후 그간 공부해온 여러 유용한 식이요법들을 종합하여 나만의 식이요법 '노 슈거 프로젝트 2090'을 규격화해서 실천하게 되었다.

2011년 콜레스테롤 약을 복용하라는 진단을 받은 뒤 1년 만에 다시 건강검진을 받게 되었는데 그 결과는 나도 믿을 수 없을 정도로 놀라웠다. 콜레스테롤 총 수치와 중성지방, 고밀도 콜레스테롤과 저밀도 콜레스테롤 모두 좋은 결과를 보였기 때문이다. 체지방은

14%였고 체중은 당연히 저체중으로 진단되었지만 현미 위주의 식사로 체중을 늘리라는 의사의 처방은 마음에 두지 않았다. 현미 밥이 없어도, 체중이 좀 덜 나가도 어느 때보다 에너지가 넘치고 부정적인 신체 증상들이 사라져버렸기 때문이다.

이런 가운데, 나는 환자 개인별 특성을 반영하지 못하는 병원 처방에 지친 나머지 '내 병은 음식과 운동으로 내가 직접 예방하고 고치자'라는 생각이 강하게 들기 시작했다. 외국 자료와 서적, 인터넷 리서치 등을 통해 식이요법과 건강에 대해 보다 집중적으로 공부하면서 처음 접하게 된 책은 크리스티안 노스럽Christiane Northrup 박사의 『갱년기의 지혜The Wisdom of Menopause』(『폐경기 여성의 몸 여성의 지혜』, 이상춘 옮김, 한문화, 2011)였다.

당시 내 나이가 갱년기에 해당하지는 않았지만, 우연히 이 책에 관심을 갖게 된 나는 전자책을 다운받아 읽어 내려가면서 그동안 내 몸에 대해 너무나 모르는 게 많았다는 생각에 호기심도 점점 강해졌다. 미국의 유명한 산부인과 전문의 노스럽 박사의 베스트셀러이기도 한 이 책은 여성 갱년기에 대해 폭넓고 알찬 내용을 소개하고 있는데, 그녀가 추천하는 건강 관련 도서들 또한 모두 미국 내 베스트셀러로 운동, 식이요법, 질병 등 다방면에 거쳐 양질의 정보를 제공하고 있다.

그 외에도 메르콜라Dr. Mercola 의『노 그레인 다이어트No Grain Diet』, 일레인 갓셸Elaine Gottschall의『특정 탄수화물 다이어트Specific Carbohydrate Diet』, 윌리엄 L. 월콧William L. Wolcott과 트리시 파헤이Trish Fahey의『신진대사 분류 다이어트Metabolic Typing Diet』, 로렌 코데인Loren Cordain의『구석기 다이어트Paleo Diet』(강대은 옮김, 황금물고기, 2012), 웨스턴 프

라이스^{Weston Price}의『영양과 퇴행성 질환^{Nutrition and Degenerative disease}』
등의 책과 연구자료들은 내가 '노 슈거 프로젝트 2090'을 종합, 정리
하는 데에 가장 큰 도움이 되어주었다. 특히 특정 식이요법을 떠나
음식과 영양, 질병의 밀접한 관계를 자세하고 실제적인 자료를 통
해 알기 쉽게 설명해주는 웨스턴 프라이스 박사의 저서는 강력하게
추천하고 싶다.

웨스턴 프라이스 박사는 30여 년간 부인과 함께 전 세계 오지에
사는 원주민을 직접 방문하여 그들의 식단과 영양을 연구하고 원주
민의 상태를 검사, 측정하면서 식단과 영양이 충치 등 치주 질환과
결핵, 안면과 하악골 상태 그리고 관절염 등 퇴행성 질환 발생에 어
떤 영향을 미치는지 그 상관관계를 연구한 미국의 치과 전문의다.
그는 이 연구를 통해서 정제 밀가루, 설탕, 가공 식물성 유지를 다량
섭취하는 도시인들과 달리 수백 년, 수천 년 전 조상들의 식단을 지
켜온 오지 원주민들의 경우에는 충치 등 치주 질환이 거의 발생하지
않는다는 사실을 밝혀냈다.

또한 무가공 원유, 통곡물 빵을 주식으로 해온 스위스 뢰첸탈
^{loetschental} 지역의 주민들은 남녀노소를 막론하고 충치가 거의 없고
음식 섭취에 유리하도록 하악골과 안면 골격이 넓적한 형태로 발달
해 있다는 것을 직접 뽑아낸 통계와 생생한 사진을 통해 증명한다.

반면 정제 식품을 다량 섭취하는 인근 도시 거주자들의 경우 충
치 수가 급격히 증가하고, 뺨 주위도 푹 꺼져 있거나 갸름한 브이자
형태로 변형된 것을 알아냈다. 더욱 놀라운 것은 같은 부모에게서
태어난 형제자매라도 자연식품 섭취자와 가공식품 선호자의 충치
수 및 얼굴 모양은 매우 달라지는 데다가, 외지에 살던 부모가 도시

로 옮겨 가 가공식품을 먹으면서 수태, 출산하게 된 아이들은 즉각적으로 변형된 유전자의 모습을 발현한다는 사실이었다.

『영양과 퇴행성 질환』에서 내 눈을 믿지 못할 정도로 충격적이었던 사진은 1800년대 후반~1900년대 초반에 박사가 촬영했던 원주민들의 얼굴이었다. 막연히 생각해보면 치약과 칫솔도 없고 기본적인 화장품도 없으니 사람들의 치아도 엉망이고 피부도 칙칙하니 못생겼을 것 같지만 그들의 치아는 수백만 원씩 들여 교정한 현대인보다 가지런하고 빛났으며, 얼굴 피부는 값비싼 화장품과 시술로 만들어진 연예인들의 얼굴보다 더 윤기 있고 건강해보였다. 특히 충치나 빠진 치아 없이 잘 익은 옥수수 알처럼 가지런하고 균일한 치아를 드러낸 그들의 얼굴은 인종과 피부색에 상관없이 턱도 넓적하고 다소 평면적인 생김새를 띠고 있었다.

요즘 우리가 양악 수술이니 뭐니 목숨을 담보로 한 시술까지 해가며 만드는 브이 라인의 폭 좁은 얼굴과는 완전히 다른 형태였다(굳이 비교 대상을 들자면 그룹 2AM의 조권이 아니라 가수 싸이의 얼굴과 흡사하다 하겠다). 책을 읽는 동안 '내 얼굴 또한 잘못된 식습관으로 변형된 유전자의 결과물이겠구나' 싶은 생각에 가끔 기분이 언짢아지기도 했지만, 음식의 중요성에 대해 어떤 것보다 더 큰 믿음을 심어준 책이었다. 지금 만약 당신 자녀들의 치아 상태가 옥수수 알처럼 깨끗하고 가지런하지 않다면 먼저 아이에게 무엇을 먹이고 있는지 살펴보는 것이 필요하다.

'노 슈거 프로젝트 2090'은 수십 년에 걸친 전문가들의 연구 결과를 공부하고 직접 몸으로 체험하면서 장점만을 쏙쏙 뽑아 정리한 하이브리드 식이요법이다. 특히 체중 감량 노하우뿐 아니라 운동, 영

양, 요리 등 '100%' 실전 경험에 바탕을 둔 알찬 정보를 담아내려고
했다. '노 슈거 프로젝트 2090'에 본격적으로 도전해보자!

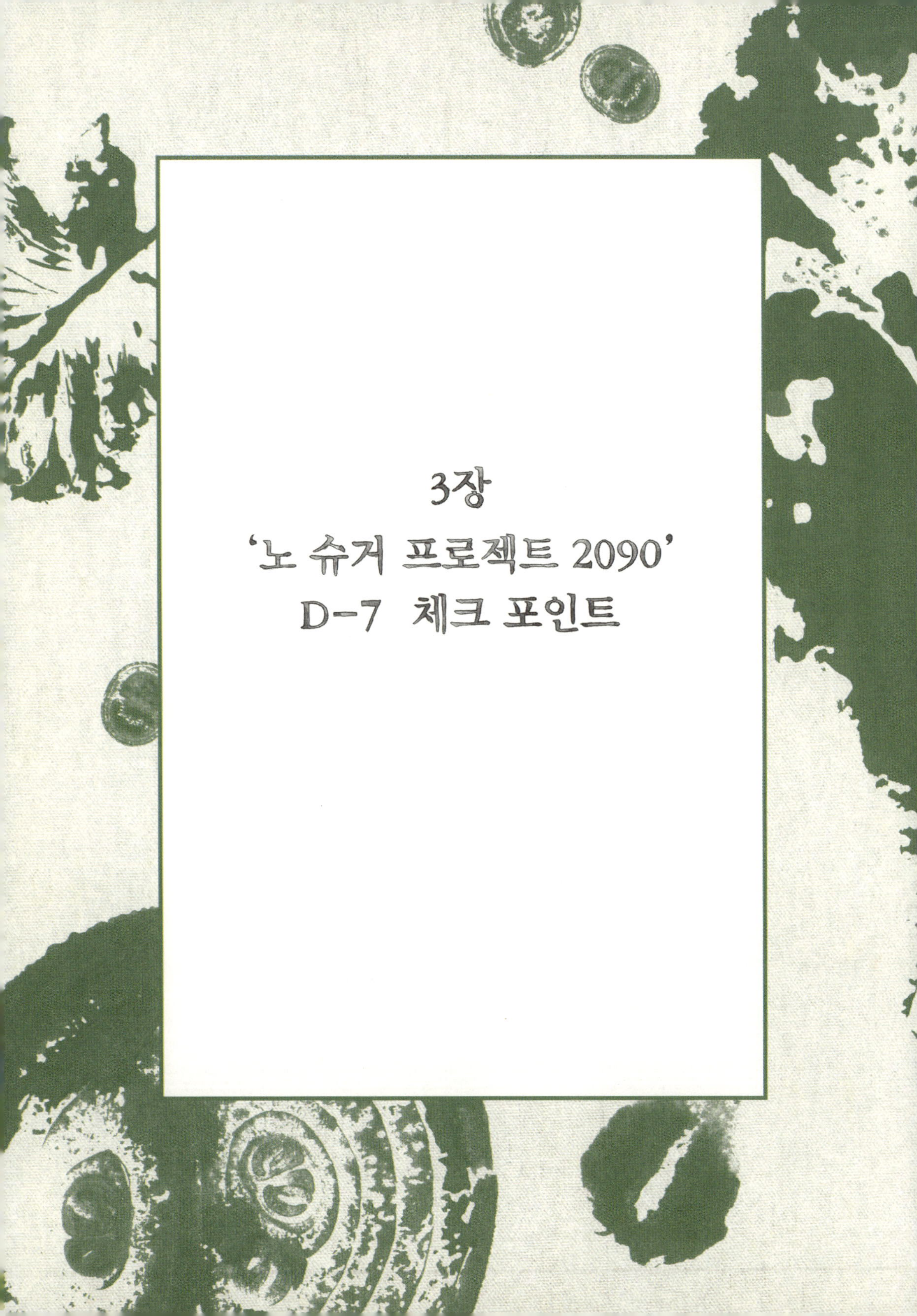

3장
'노 슈거 프로젝트 2090'
D-7 체크 포인트

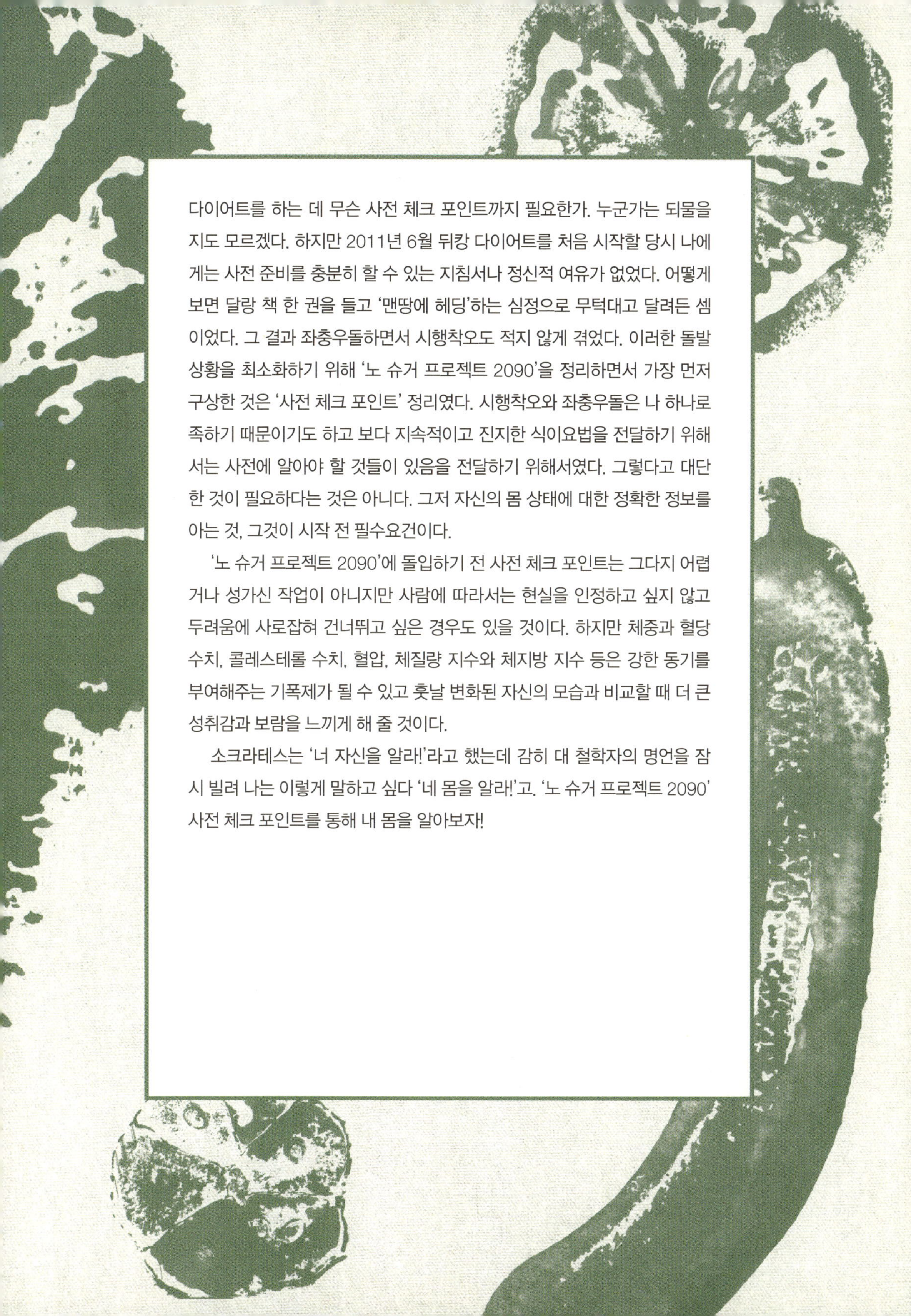

다이어트를 하는 데 무슨 사전 체크 포인트까지 필요한가. 누군가는 되물을 지도 모르겠다. 하지만 2011년 6월 뒤캉 다이어트를 처음 시작할 당시 나에게는 사전 준비를 충분히 할 수 있는 지침서나 정신적 여유가 없었다. 어떻게 보면 달랑 책 한 권을 들고 '맨땅에 헤딩'하는 심정으로 무턱대고 달려든 셈이었다. 그 결과 좌충우돌하면서 시행착오도 적지 않게 겪었다. 이러한 돌발 상황을 최소화하기 위해 '노 슈거 프로젝트 2090'을 정리하면서 가장 먼저 구상한 것은 '사전 체크 포인트' 정리였다. 시행착오와 좌충우돌은 나 하나로 족하기 때문이기도 하고 보다 지속적이고 진지한 식이요법을 전달하기 위해서는 사전에 알아야 할 것들이 있음을 전달하기 위해서였다. 그렇다고 대단한 것이 필요하다는 것은 아니다. 그저 자신의 몸 상태에 대한 정확한 정보를 아는 것, 그것이 시작 전 필수요건이다.

'노 슈거 프로젝트 2090'에 돌입하기 전 사전 체크 포인트는 그다지 어렵거나 성가신 작업이 아니지만 사람에 따라서는 현실을 인정하고 싶지 않고 두려움에 사로잡혀 건너뛰고 싶은 경우도 있을 것이다. 하지만 체중과 혈당 수치, 콜레스테롤 수치, 혈압, 체질량 지수와 체지방 지수 등은 강한 동기를 부여해주는 기폭제가 될 수 있고 훗날 변화된 자신의 모습과 비교할 때 더 큰 성취감과 보람을 느끼게 해 줄 것이다.

소크라테스는 '너 자신을 알라!'라고 했는데 감히 대 철학자의 명언을 잠시 빌려 나는 이렇게 말하고 싶다 '네 몸을 알라!'고. '노 슈거 프로젝트 2090' 사전 체크 포인트를 통해 내 몸을 알아보자!

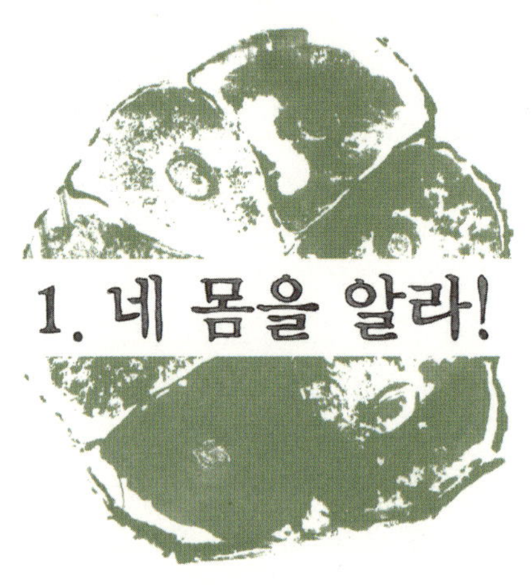# 1. 네 몸을 알라!

이 책을 읽고 있는 독자 중 자신의 체중과 허리둘레를 정확히 아는 사람은 과연 얼마나 될까? 텔레토비 같은 자신의 모습 때문에 거울을 보기도 싫고 겁이 나서 차마 체중계에 올라가지 못하는 사람도 많을 것이다. 성공적으로 식이요법을 하고 있는 나도 가끔 과식을 하거나 회식으로 원하지 않는 음식을 먹은 다음 날이면 체중계에 올라가는 것이 두려울 때가 있으니 말이다.

하지만 우선은 '내 몸을 제대로 알아야' 가장 효율적인 나만의 식이요법을 만들 수 있다. '노 슈거 프로젝트 2090'에 본격적으로 돌입하기 전, 가장 중요한 것은 자신의 몸 상태를 정확히 아는 것이다. 처음의 결과는 다소 충격적일지언정 한 달, 석 달, 1년 후의 내 모습을 생각하며 용기를 내는 것이 무엇보다 중요하다.

D-7 체크 포인트

체크 포인트	구체적 내용	비 고
병원 검진	식이요법 시작 전 6개월 이내에 실시한다. (단백질 섭취가 증가하므로 신장 기능에 이상이 있는 경우에는 해당 식이요법 금지)	'혈당저하제' 등 상시적으로 약을 복용하는 경우 반드시 의사와 상의
기본 정보 파악	체중, 혈당, 콜레스테롤 수치, 혈압 등 기본 수치와 체성분 분석(In Body) 검사 결과 등 수치 파악	
메타볼릭 타이핑	탄수화물형, 단백질형, 복합형으로 체질을 구분하는 테스트로, 단백질형과 복합형이 '노 슈거 2090' 다이어트에 적합하다.	
체질량 지수(BMI)	몸무게(kg)÷키(m²)로 정상범위는 18.5~24.9 예) 몸무게 78kg, 신장 181cm인 남자의 경우 → 78÷(1.81×1.81)=23.8 몸무게 55kg, 신장 160cm의 여자의 경우 → 55÷(1.6×1.6)=21.4	
체지방 지수 (Body Fat)	신체에 축적된 지방 무게를 몸무게로 나눈 값이다. 예) (BMI 기준 측정 방식) 남자: (1.2×BMI)+(0.23×나이)−(10.8×1)−5.4 여자: (1.2×BMI)+(0.23×나이)−(10.8×0)−5.4 예) 몸무게 78kg, 신장 181cm인 42세 남자의 경우 → (1.2×23.8)+(0.23×42)−10.8−5.4=22.02 몸무게 55kg, 신장 160cm인 35세 여자의 경우 → (1.2×21.4)+(10.23×35)−0−5.4=28.33	기관에 따라 계산 방식이 다소 상이하나 남자: 18~24% 여자: 25~31%가 정상범위에 속한다

* 체질량 지수, 체지방 지수의 측정법과 정상범위는 '위키피디아wickipedia' 참조.

위의 표에 설명된 지수 중 신진대사 유형 구분법, 즉 메타볼릭 타이핑metabolic typing에 대해 잠시 알아보자. '남에게 약이 되는 음식이 내겐 독이 될 수 있다One Man's Food is Another's Poison'라는 모토에 근거한 이 방법은 테스트를 통해 개인별 체질을 구분한 뒤 그에 따라 영양소 섭취의 양과 비율을 조합한다. 가령 탄수화물형인 사람은 단백질보다 양질의 탄수화물을 주로 섭취할 때 비만 등 성인병이 예방되고 단백질을 무리하게 섭취하면 오히려 질병 발생률이 높아진다. 지금도 미국에서 꾸준한 인기를 얻고 있는 인도 전통 의학에 기반한 아유르베다Ayurveda 식이요법과도 공통점이 있는 이 방식은 모든 사람에게 똑같은 식단을 적용하며 따르라고 강요하지 않고 보다 개별적으로 접근한다는 점에서 매력적인 방법이 될 수 있다.

본격적인 테스트는 '메타볼릭 타이핑 홈페이지www.metabolictyping.com'을 통해 유료(50달러 정도)로 이용할 수 있는데, 비용이 부담스럽다면 축소판을 무료로 이용해볼 수도 있다.

신진대사 유형 구분법(축소판)

질문	A	V	B	V	C	V
나의 식욕은?	강하다		약하다		예측 불가	
평소 가장 먹고 싶은 음식은?	짠 것		단것		둘 다	
나의 성격은?	말 많고 외향적이다		정리정돈 잘하고 깔끔한 편이지만 스트레스가 높다		불안하고 피로감이 높다	
평소 가장 힘든 부분은?	피로감, 불안증		비만, 과체중		근육통, 통증	

* 출처/참고: 닥터 오즈www.doctoroz.com

테스트 결과 A 답변이 상대적으로 많다면 이는 단백질형 체질로 '단백질 50%, 지방 30%, 탄수화물 20%'의 비율로, B의 경우에는 탄수화물형 체질로 '탄수화물 70%, 단백질 20%, 지방 10%'의 비율로,

C의 경우 복합형 체질로 '단백질 33%, 탄수화물 33%, 지방 33%'의 비율로 영양소를 섭취하도록 추천하고 있다. 나의 경우 탄수화물과 단백질, 지방을 비슷한 비율로 섭취하는 것이 가장 좋은 복합형이라는 결과를 얻었는데, 매일 실천하고 있는 '노 슈거 프로젝트 2090' 식단 구성에서도 이를 염두에 두기 위해 노력하고 있다.

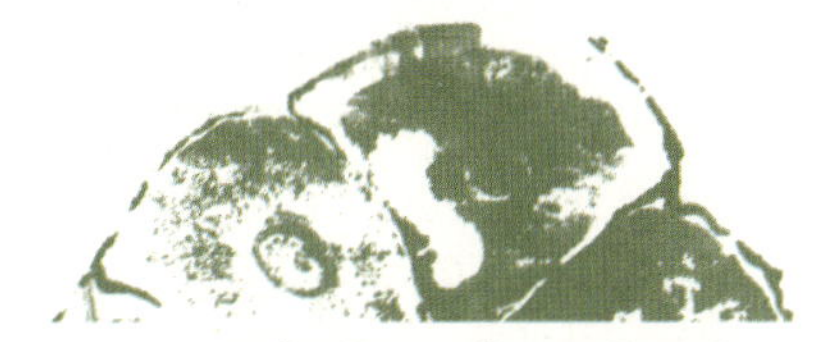

2. 최후의 만찬
일주일간의 음식일지 기록

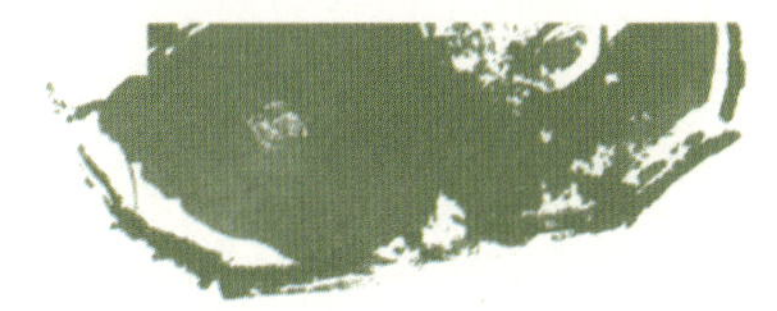

내 몸의 기본사양을 파악했다면 '노 슈거 프로젝트 2090'의 본격적인 준비 단계로 넘어간다. 프로젝트에 돌입하기 일주일 전부터 자신이 평소 먹는 음식일지를 작성해보자. 이 과정을 거치는 이유는 이를 통해 자신의 식습관이 가지는 단점이 분명하게 드러나고, 따라서 그것을 개선하기도 수월해지기 때문이다. 다소 귀찮긴 하지만 이렇게 작성된 표를 참고하면 자신도 모르고 있던 안 좋은 식사 패턴과 편식하는 음식의 종류를 깨달을 수 있어서 영양 개선 면에서 유용하게 활용할 수 있다(머릿속으로만 기억한다거나 두서없이 끄적거리면 당시에는 편할지 몰라도 나중엔 거의 해석이 불가능한 외계문자처럼 보여서 무용지물이 되기 쉽다). 음식일지는 다음의 표를 참고해서 만들어도 좋고, 마음에 드는 디자인의 공책을 사서 정리해보는 것도 좋다. 아울러 일지 작성 시 다섯 가지 포인트도 함께 기억해두자.

음식일지

날짜	아침	점심	저녁(회식)	간식	물, 기타	운동	증상
1/1 (월)	바나나 우유 1잔	제육볶음 1인분 쌀밥 1공기 소시지 볶음 1접시 김치 1접시 콩나물 무침 1접시 된장국 1그릇 구운 김 10장	삼겹살 1인분 파무침 김치말이 국수 상춧잎 20장 쌀밥 1공기 된장찌개 1그릇 맥주 및 소주 각 1병 김치 및 깍두기 1접시	**점심 후식:** 아메리카노 1잔 **오후:** 설탕 커피 1잔 감자칩 1봉지 **저녁:** 콜라 1캔	물 150ml 3잔	×	식곤증 설사 소화 불량

음식일지 작성 포인트

1. 휴대가 편한 노트나 기록장을 준비한다.

2. 미루지 말고 바로 바로 기록한다.

3. 생활 패턴이나 식습관을 바꾸지 말고 평소 먹던 대로 먹는다.

4. 남에게 보여줄 것이 아니므로 꼼꼼하고 솔직하게 적는다.

5. 체중이나 허리둘레는 재지 않는다(갑자기 의식적으로 식습관 등을
   바꿀 수 있다).

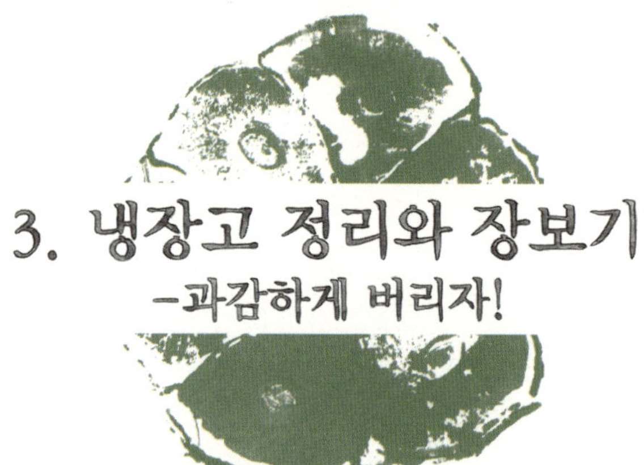

3. 냉장고 정리와 장보기
-과감하게 버리자!

'노 슈거 프로젝트 2090' 장보기에 돌입하기 전 무엇보다 중요한 것은 냉장고와 부엌 수납장을 정리하는 것이다. 아프리카 기아 난민들을 떠올리며 양심의 가책을 다소 느끼는 한이 있어도, 향후 먹으면 안 되는 음식은 과감히 쓰레기통에 던져버릴 수 있는 결단력이 있어야 한다. 돈 주고 산 음식이라도 지금 당장 쓰레기통에 버리고 건강을 지키는 것이 나중에 병원비를 쓰는 것보다 훨씬 경제적이지 않을까? 대개의 경우 신중함은 미덕이지만 이때만큼은 동물적 감각을 발휘하여 0.1초 안에 보고 버리는 작업을 반복하자.

0.1초 안에 쓰레기통에 버려야 하는 식품

인스턴트류	빵, 과자, 아이스크림, 햄버거, 피자, 레토르트 식품, 냉동 조리 식품
조미료	가공 설탕, 된장, 고추장, 케첩, 바비큐 소스, 기타 가당 소스, 시판 다시다 및 효소 등
곡물/콩류	쌀, 밀가루 제품, 두부, 기타 콩 가공품
음료/디저트류	가당 음료, 양조주(과실주), 과일주스, 캔커피
과일/야채류	모든 과일 및 감자, 고구마, 토란, 당근 등 전분을 함유한 야채

나의 경우, 냉장고와 부엌 구석구석 수납장을 뒤지자 대용량 쓰레기봉투가 터질 정도의 음식물 쓰레기가 나왔다. 몇 년간 그 존재조차 몰랐으니 어차피 버린다 해도 그다지 아까울 것이 없었다. 냉장고와 부엌 수납장 정리가 끝났다면 본격적으로 '노 슈거 프로젝트 2090' 건강 쇼핑을 시작한다. 우선은 식품과 관련 없는 것들을 사보자.

'노 슈거 프로젝트 2090' 쇼핑 리스트(비식품 그룹)

1. 체중계

2. 줄자 : 허리둘레 측정용

3. 물통 : 가볍고 세척 용이한 것/ 냉·온수 겸용 추천

4. 기본 요리 도구 : 요리용 저울, 계량컵 등

5. 요가 매트

6. 운동복 : 심플한 디자인의 몸매를 드러내주는 신축성 있는 소재

7. 아로마 오일(바디 오일) : 집중 식이요법 기간 중에 긴장감을 완화시키는 데 좋다.

이제 본격적으로 식재료 구입을 해야 하는데, 이때 기억해야 할 '장보기 노하우' 몇 가지를 소개한다.

'노 슈거 프로젝트 2090' 장보기 노하우

1. 장보기 계획과 메모

'계획과 메모'는 '노 슈거 프로젝트 2090'의 핵심!

2. 가장자리 쇼핑

'노 슈거 프로젝트 2090'에서 허용하는 음식의 대부분은 가공되지 않은 육류, 해산물, 야채인데, 이들이 진열된 곳은 주로 마트나 매장의 가장자리다. 장을 볼 때는 가장자리를 돌면서 식재료를 구입하자.

3. 소량 구입으로 신선도 유지

그때 그때 먹을 만큼 신선한 재료를 적당량으로 구입한다. 단, 훈제 닭가슴살이나 무지방 요구르트 등 유통기한이 상대적으로 길고, 자주 먹는 음식이나 냉동 보관이 가능한 음식은 인터넷 구입 등을 이용해서 신경쓸 일을 최대한 줄이자.

4. 고정 거래처를 통해 구입

육류, 가금류, 야채 등 자주 먹는 음식일수록 품질이 중요하다. 유기농 계란, 목초 먹인 쇠고기, 유기농 무농약 쌈채소 등은 인터넷으로 검색하면 양심적으로 재배, 취급하는 소규모 업체들이 많은데, 한두 곳을 고정 거래처로 정해놓고 꾸준히 구입하도록 하자.

5. 재료 및 영양성분 표시 파악

식이요법을 하면서 자연스레 영양성분 분석표와 재료가 표기된 라벨을 꼼꼼히 읽는 버릇이 생겼다. 하지만 '영양성분 분석 nutrition facts'과 '원료ingredients'로 나누어 통일된 형식으로 알아보기 쉽게 표시해놓은 서구 선진국에 비해 국산 제품들은 정확하지 않은 표기가 많은 것이 현실이다. 그래도 가능한 한 영양성분이나 재료가 명확히 표기된 제품을 고르고 그 내용을 유심히 살펴보는 버릇을 기르자.

영양성분 분석표와 원료 표기와 관련해 내가 가끔 구입하는 국내 업체의 코코아 파우더의 경우, 원료는 물론이고 영양성분 분석표 등이 전혀 표시되지 않은 제품이 대부분이라 결국 구입을 꺼리게 된다. 마찬가지로 대형 제과점에서 100% 통밀빵이라고 홍보해서 사놓고 보면 100%가 아닌 경우가 대부분이다. '무가당'이라고 표시된 것도 정제 설탕을 더 넣지 않았다는 뜻이지 재료 자체에 낭분이 아예 없다는 의미는 아니다.

대개 영양성분표는 1컵, 100g, 100ml, 한 숟가락, 한 봉지에 들어 있는 영양소들의 양(g)과 1일 권장량 대비 비율을 %로 나타내고 있는데, 굳이 전문 영양사들이 이용하는 디지털식 계산 방법을 모르더라도 간단한 산수만 한다면 자신의 영양소 섭취량을 어림잡아 계산할 수 있다. 여기서 눈여겨야봐야 할 항목은 탄수화물, 당분, 콜레스테롤, 트랜스 지방 , 포화 지방, 오메가3 , 오메가6, 소금 등이다.

식자재와 가공품에 대한 소비자들의 인식이 높고, 감독체계가 잘 운영되는 미국에서는 이런 표기가 잘 시행되고 있지만 우리나라는 물론 일본만 하더라도 애매한 표기가 대부분이다. 이런 점은 국민의 건강을 위해 국가 차원에서 반드시 정책적으로 신경 써야 하는 부분이라고 생각한다.

푸드 라벨은 서구 선진국의 경우 규격화된 형식으로 엄격하게 관리되고 있다. 1회 제공량은 대개 조리용 1컵(혹은 100g) 기준으로 측정되며, 칼로리 또한 1회 제공량의 칼로리를 기준으로 한다. 그러므로 탄수화물, 당분은 수치를 반드시 확인하고 구입하는 것이 좋다. 영양성분 옆에 %로 표시되어 있는 것은 해당 영양소의 1일 권장량을 100%로 봤을 때, 해당 식품 패키지에 포함된 영양소의 비율을 표시하는 것이다. 기타 영양소의 경우에도 비타민, 미네랄 종류를 표시하고 있는데 식품에 따라 오메가3와 오메가6의 양을 구체적으로 표시하고 있으니 이를 눈여겨보는 것이 좋다.

푸드 라벨과 달리 재료 라벨은 주재료의 경우에는 크게 표시되어 있지만, 그 옆에 작은 글씨를 눈여겨봐야 한다. 대두 단백, 산도 조절제, 아질산 나트륨, 카제인 나트륨 등의 화학물질이 표기된 경우가 많기 때문이다. 푸드 라벨과 더불어 재료 라벨을 보지 않으면 어떤 음식 성분이 내 몸 속에 들어가는지 확인할 수 없다. 항상 음식을 먹기 전에 라벨을 살피는 버릇을 키우자.

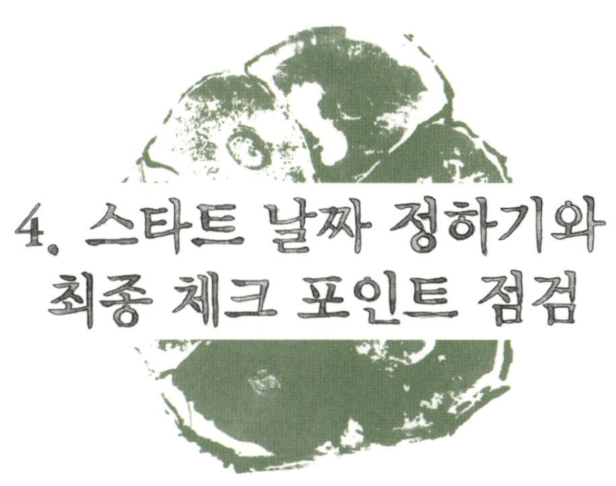

4. 스타트 날짜 정하기와 최종 체크 포인트 점검

냉장고 정리와 장보기가 끝났으면 스타트 날짜를 정한다. 1990년대 초반만 하더라도 토요일은 정규 근무일이었지만 요즘에는 주5일 근무제로 바뀌면서 주말 시간은 개인적으로 활용할 수 있는 경우가 많아졌다. 그런 점에서 '노 슈거 프로젝트 2090'을 시작할 수 있는 최적의 시기는 토요일로 잡는 것이 좋다. 당분 조절 다이어트인 이 프로그램의 핵심은 신진대사 시스템의 변화를 목적으로 '당분 금단 현상'을 만드는 것이므로 육체적, 정신적으로 긴장감이 생길 수밖에 없다. 따라서 이런저런 주변의 스트레스에서 벗어나 최대한 안정을 취할 수 있는 토요일부터 시작하는 것이 제일 바람직하다.

하지만 요일을 정하는 것보다 더 중요한 것은 몸과 마음이 '좋은 컨디션'에 있을 때 시작해야 한다는 사실이다. 몸 상태가 완벽할 필요는 없지만 적어도 감기를 앓거나, 생리중이라거나 병원 진료를 받고 있는 상태에서는 효과도 줄고 부작용이 생길 수 있다. 또한 계획을 충실히 실행할 수 있는 심리적 여유도 매우 중요한데 애인과 헤어졌다거나 회사 업무가 산더미처럼 밀려 있는 등의 불안한 환경에서 무리하게 식이요법을 하면 계획대로 진행하기 힘들 뿐더러 중도 포기율도 높아지니, 이 점도 염두에 두어 시작일을 정하자.

드디어 '노 슈거 프로젝트 2090'을 실천하기 하루 전날이 다가왔다면 최종 체크 포인트를 점검해보자. 내 기억을 더듬어보면, 식이요법을 향해 첫 발걸음을 떼기 바로 전날이었던 2011년 6월 26일에는 설렘과 두려움이 교차했던 것 같다. 입사 시험이나 결혼식이 있는 날도 아니고 그냥 식이요법을 좀 시도해보는 것뿐이었으니 당연히 잠을 이루지 못할 정도의 부담감을 느꼈던 것은 아니었다(그럼에도 이후 벌어진 일들과 변화를 생각하면 식이요법의 시작이야말로 내 인생에서 대학 입시와 취업, 결혼과 맞먹는 중요한 인생의 이벤트였다는 생각이 들곤 한다).

'일단 시작이나 하고 보자'라는 가벼운 마음으로 출발한 탓에 사전에 좀더 꼼꼼히 세부사항들을 점검하지 못한 것이 지금 와서는 다소 후회스럽다. 그래서 '노 슈거 프로젝트 2090'을 시작하고자 하는 초심자들에게만큼은 내 시행착오를 거울삼아 유용하게 활용할 수 있도록 'D-1 최종 체크 포인트'를 다음과 같이 정리해봤다.

---

1. 다음날부터 시작할 '노 슈거 프로젝트 2090'을 생각하며 너무 늦지 않게 잠자리에 든다.
2. 당분간 혹은 영원히 안 먹게 될지도 모르는, 그동안 '좋아해왔던' 나쁜 음식을 마지막으로 먹으며 작별을 고한다(참고로 내 경우에

는 만두와 냉면이었다).

3. 가족들에게 적극적으로 응원해주고 방해하지 말도록 도움을 구
   한다. 특히 부모님 중에는 "네가 뺄 살이 어디 있다고 그러니?"라
   며 잔소리 하시는 분이 분명히 계시겠지만, 정중하게 그리고 진
   지하게 심신 양면으로 도와주십사 부탁한다. 친구 등 지인들에
   게 미리 협조를 부탁해놓는 것은 물론이다.

4. 이 책 98쪽과 100쪽에 실려 있는 '노 슈거 프로젝트 2090'의 황금
   법칙과 '2090 5! 노 푸드 리스트'를 다시 한번 읽고 잠시 이미지
   메이킹을 한다.

5. 아침에 먹을 음식과 체중 일지, 체중계를 미리 준비해두고 미지
   근한 물로 샤워를 한 후 편안히 잠자리에 든다.

이제 내일 아침, 잠에서 깨어나면 새로운 세계와 인생이 당신을
기다리고 있을 것이다. 때론 힘들고 포기하고 싶을 때도 있겠지만
끝까지 '노 슈거 프로젝트 2090'과 자기 자신을 믿고 나아가다 보면
자신도 모르는 사이에 체형과 얼굴선, 피부, 몸무게는 물론 더 나아
가 감정과 에너지까지도 모두 변할 것이고, 결과적으로는 인생을 바
라보는 시선과 생각도 긍정적으로 바뀔 것이다. 기대해도 좋다. '건
강한 육체에 건강한 정신이 깃든다'라는 말이 진정 진리임을 깨닫게
되는 날이 다가올 테니 말이다.

얼마나 먹을 것인가?

당분과 탄수화물의 양은 조절해야 하지만 칼로리와 섭취량에 대한 강박관념을 크게 가질 필요는 없다. 굳이 양을 조절하지 않아도 쌀밥과 빵, 백설탕이 가득한 시판 가공 음식을 먹을 때처럼 무제한 먹히거나 식후 공복감이 생기지 않고, 포만감도 오래 지속되기 때문이다. 나의 경우 '탄수화물 편식'을 하던 과거에는 한 끼라도 거르면 너무 배가 고파 참을 수 없었고 다리가 떨리며 식은땀이 날 정도였다. 하지만 '노 슈거 프로젝트 2090'을 시작한 후, 매일 단백질과 야채로 균형을 맞춰 아침과 점심을 먹고 나면 잠자리에 들 때까지 별로 배가 고프지 않았다.

'노 슈거 프로젝트 2090'의 핵심은 '칼로리 제한'이 아니라 '엠티 칼로리empty calorie'를 최소화하면서 영양소를 최대한 섭취하는 것이기 때문에 상대적으로 적은 양을 먹더라도 흡수되는 영양소는 훨씬 많아진다. 실제로 비만인 사람들 중에는 영양과다가 아닌 영양실조 상태에 있는 경우가 더 많다고 하는데 하루 2,000kcal의 대부분을 흰 쌀밥, 국수, 빵, 과자 등 엠티 칼로리로 섭취하고 있는 사람과 1,000kcal를 먹더라도 질 좋은 고기, 생선, 푸른 야채와 견과류, 당분이 낮은 과일로 섭취하는 사람을 비교하여 생각해보면 어느 쪽이 더 건강할지는 저절로 답이 나올 것이다.

그럼에도 '칼로리와 양은 중요하지 않으니 그냥 내키는 대로 먹으라'
고 하면 대체 얼마나 먹어야 할지 조금 당황스러워진다. 최근 유행하고
있는 다이어트법에서는 배가 약간 허기를 느낄 정도 혹은 80% 정도 찬
것 같은 느낌이 들 정도만 먹으라거나 아예 하루에 한 끼만 먹으라는 등
그 내용도 다양하고 기준도 천차만별이다.

수년간 여러 식이요법을 공부하고 때로는 내 몸을 도구 삼아 유행하
는 다이어트를 직접 체험하고 관찰해온 결과, 양에 대한 가장 정확한 답
은 '내 몸의 소리에 귀를 기울이자'는 것이다. 허기가 느껴지는데 굳이
참을 필요도 없고, 그렇다고 기계처럼 몇 시간에 한 번씩 시간을 봐가며
먹을 필요도 없다. 양보다는 어떤 음식을 먹었느냐가 더 중요한 이유는
좋은 음식은 많이 먹어도 체중이 늘거나 변화가 없었던 반면, 나쁜 음식
은 조금만 먹어도 바로 체중이 늘어나는 안 좋은 결과로 이어지는 것을
종종 경험했기 때문이다. 그러니 양에 대해서는 큰 두려움을 갖지 말자.
'노 슈거 프로젝트 2090'을 꾸준히 실천하다 보면 어떤 음식을 먹어야
하는지, 얼마나 먹어야 하는지 나의 몸이 정확히 답해줄 것이다.

운동, 어떻게 할 것인가?

온전히 체중 감량만을 생각한다면 운동은 그다지 매력적인 방법이 아닐 수 있다. 동일한 식단이라는 조건하에서는 운동량을 아무리 늘려도 500g을 빼기도 힘들 만큼 즉각적인 효과와 효율성을 거두기가 어렵고, 근육이 붙는 사람의 경우 체중이 늘어날 수도 있다. 과거 식이요법을 시작하기 전 각종 운동에 매진했던 당시의 나 역시 체중은 계속 늘어났지만, '노 슈거 프로젝트 2090' 실천 이후부터는 운동을 쉬어도 음식 조절을 통해 저절로 체중을 감량할 수 있었다. 하지만 체중계의 수치가 우리의 건강을 모두 대변해주는 것은 절대 아니기 때문에 신진대사율을 높이고 심혈관계를 건강하게 만들기 위해서는 자신에게 맞는 유·무산소 운동을 규칙적으로 꾸준히 하는 것이 매우 중요하다.

한 연구 결과에 따르면 유산소 운동은 일주일에 서너 번 정도 하는 것이 매일 매일 하는 것보다 정신적 만족감이나 심혈관계 기능 향상에 더 좋은 것으로 나타났다고 한다. 요즘 트렌드인 부드럽고 결이 선명한 '말 근육'을 선호한다면 단백질 보충제를 먹어대며 부피를 늘린다거나 크로스 핏cross fit 같은 운동을 하기보다는 매일 같은 종류의 가벼운 근육 운동을 반복하는 것이 효과적이다. 나의 경우 보통 아침 5~6시쯤 일어나 요가와 스트레칭을 한 후 5~7km 정도의 조깅과 달리기, 줄넘기 1,000번을 한 뒤 9시 전후에 출근을 한다. 어려서부터 운동을 하지 않으면 바로 몸이 무거워지고 에너지가 떨어지곤 했는데 지금도 바쁜 업무 등으로 인해 잠시라도 운동을 쉬면 육체적, 정신적으로 에너지 수준이 떨어지는 것을 바로 느낄 수 있다.

요즘은 스포츠도 다양화되고 그 저변도 확대되고 있어 마음만 먹는다면 배드민턴, 스포츠 댄스, 탈춤, 하이킹, 발레, 수중 다이빙, 트레킹, 바이크 등 즐기면서 할 수 있는 레크리에이션 스포츠 종류가 셀 수 없이 많다. 다만 한 가지 운동만 집중적으로 하는 것보다는 여러 근육을 골고루 쓸 수 있도록 몇 가지 운동을 균형 있게 즐겨보는 것도 좋을 것이다.

한편 운동은 그 정도에 관계없이 반드시 근육통을 수반하기 마련인데, 이때 마사지를 받는 것도 좋은 방법이다. 문제는 그 비용이 만만치 않기 때문에 이런 점이 부담된다면 반신욕을 통해 저렴한 비용으로 큰 효과를 얻을 수 있다. 욕조가 있다면 더욱 좋겠지만, 없는 경우에는 저렴한 1인용 욕조를 구입해 따뜻한 물을 담아놓고 30분 정도 반신욕을 하면 2시간 마사지 받는 것 이상으로 뭉쳤던 근육이 풀리면서 근육통이 해소되는 것을 느낄 수 있다.

영양제, 무엇을 고를 것인가?

영양제의 필요성과 섭취량에 대해서는 전문가들의 의견도 분분한데 아직까지는 안 먹는 것보다는 먹는 것이 좋다는 의견이 우세하다. 미국의 저명한 의사인 오즈와 웨일Dr. Weil은 종합 영양제와 함께 비타민 D, E, K, 코큐텐CoQ-10, 셀레니움Selenium, 베타카로틴, 칼슘, 마그네슘, 포타슘Potassium 등 영양제를 공식 권장량 이상으로 섭취할 것을 권장하고 있다.

사실 영양제는 평소 섭취가 부족할 수도 있다고 우려되는 영양소를 보충하기 위한 것인데, 이미 많이 알려졌듯이 한 가지 영양소만 많이 먹는다고 건강이 유지되는 것은 아니다. 실제로 갱년기 여성들이 가장 두려워하는 질환 중 하나가 골다공증이라고 해도 과언이 아닐 텐데, 골다공증에 칼슘이 좋다고 해서 아무리 칼슘 보충제를 먹어대도 마그네슘과의 비율이 맞지 않으면 도리어 병이 생길 수도 있다.

영양제의 천국이라고 불러도 될 만큼 그 소비량이 많은 미국인들은 영양제 섭취에 대한 믿음이 기본적으로 강하고 아울러 새로운 식이요법이나 영양제에도 관심이 높다. 따라서 미국의 건강 매거진이나 웹사이트를 꾸준히 보다보면 쓸 만한 정보를 많이 얻을 수 있다. 최근 미국에서 많은 주목과 관심을 받는 것은 레드 라이스 이스트red rice yeast, LDNlow dose naltrexone, 프로바이오틱스probiotics 등이다.

레드 라이스 이스트는 중국에서 오랫동안 사용되어온 홍곡미紅穀米

의 진액을 뽑아 만든 것이다. 그간 천연 색소로도 사용되었지만 최근 콜레스테롤 수치를 낮추는 데 효과가 좋다는 것이 알려지면서 일반인들 사이에 많은 인기를 얻고 있는데, 밀튼 할아버지도 주위 친구들의 소개로 이 영양제를 알게 되었다고 하시며 내게 적극 추천해주셨다. 내 경우에는 즉각적인 효과를 얻지 못했지만 미국에서는 많은 사람들이 열광하고 있을 정도로 관심의 대상이 되고 있다.

LDN의 경우 원래 마약이나 알코올 중독자 치료에 사용되었던 날트렉손naltrexone을 아주 소량으로 낮춰 처방하는 영양 보충제인데, 부작용이 거의 없는 상태에서 감기, 과민성 대장 증후군, 류머티즘 등의 자가면역질환, 다발성 경화증, 만성 피로, HIV 합병증 완화 등에 꽤 효과적이라고 알려지면서 '미래의 영양 보충제'라는 별칭을 얻을 정도로 많은 기대감을 불러일으키고 있다. 조만간 오메가3를 능가하는 인기를 얻으리라 예상된다.

한편 대장에 좋은 박테리아를 번식시켜 소화, 흡수, 배설에 도움을 주는 영양제 프로바이오틱스는 인간의 대장 건강이 자가면역체계의 건강과도 깊은 관계가 있다는 연구 결과들이 발표되면서 인기 급상승 중이다. 나의 경우 시판용 캡슐을 먹으면 배에 가스와 수분이 차는 부작용이 있어 직접 만든 수제 요구르트와 발효 채소로 대체, 섭취하고 있는데 그 이후에는 전혀 부작용을 느낀 적이 없다. 프로바이오틱스제에 들어 있는 좋은 박테리아들은 신선한 재료로 만든 유제품, 발효 음식에도 풍부히 함유되어 있기 때문에 굳이 첨가물을 넣어 제약 형태로 만들어진 영양제를 먹을 필요는 없어 보인다.

어쩌면 가장 좋은 영양제와 보약은 '노 슈거 프로젝트 2090'이 권장하는 천연 재료를 사용하여 직접 조리한 음식일 것이다.

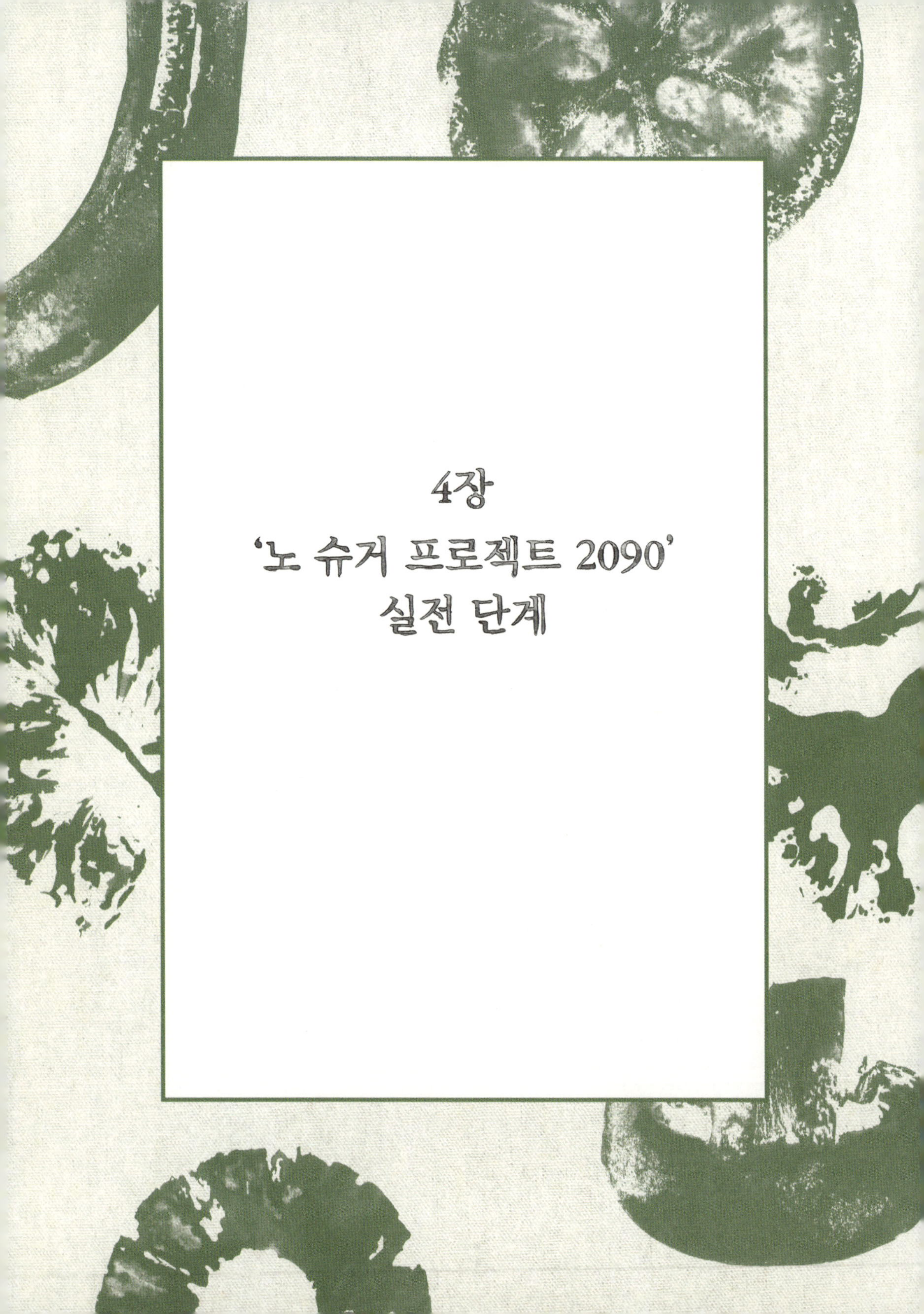

4장
'노 슈거 프로젝트 2090' 실전 단계

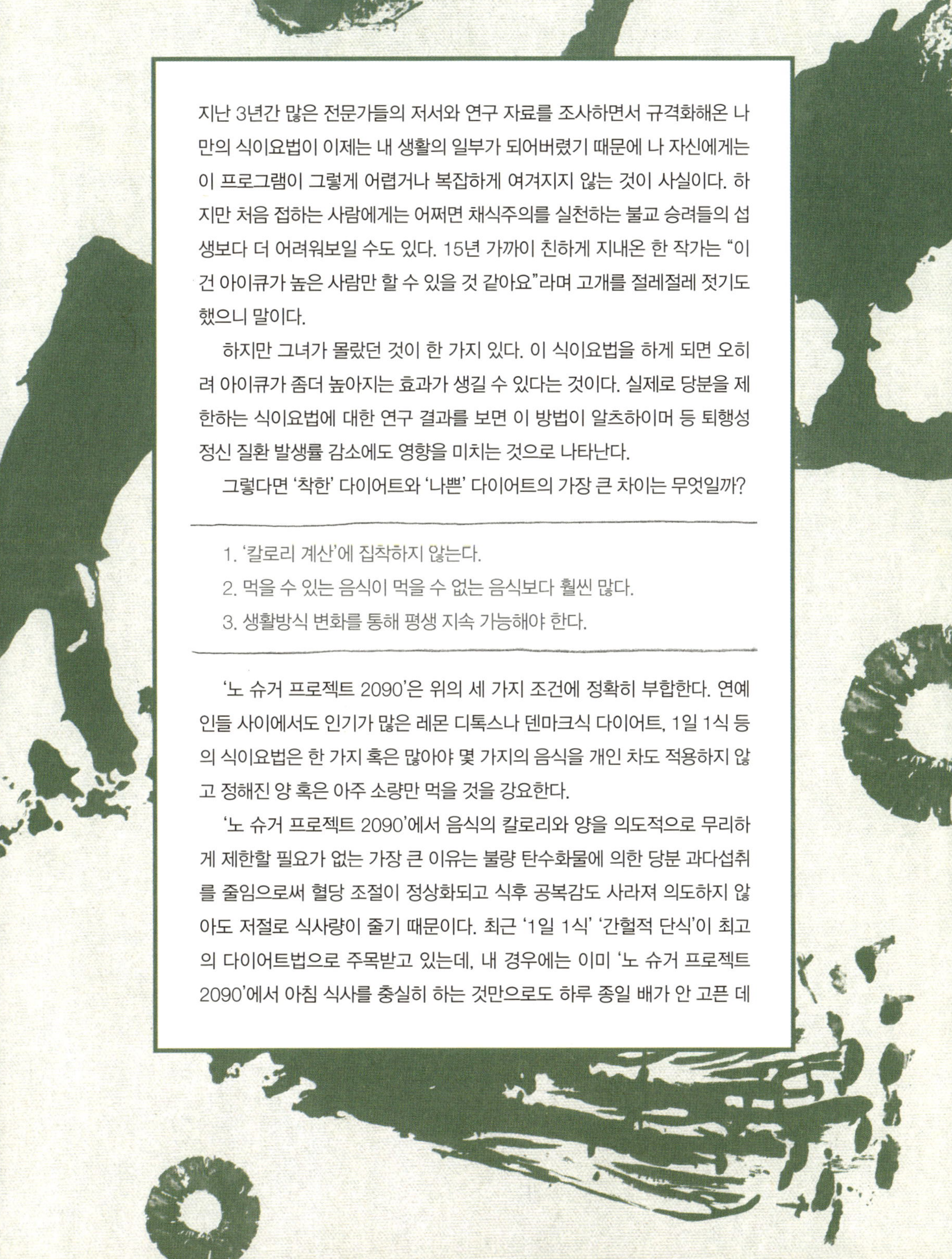

지난 3년간 많은 전문가들의 저서와 연구 자료를 조사하면서 규격화해온 나만의 식이요법이 이제는 내 생활의 일부가 되어버렸기 때문에 나 자신에게는 이 프로그램이 그렇게 어렵거나 복잡하게 여겨지지 않는 것이 사실이다. 하지만 처음 접하는 사람에게는 어쩌면 채식주의를 실천하는 불교 승려들의 섭생보다 더 어려워보일 수도 있다. 15년 가까이 친하게 지내온 한 작가는 "이건 아이큐가 높은 사람만 할 수 있을 것 같아요"라며 고개를 절레절레 젓기도 했으니 말이다.

하지만 그녀가 몰랐던 것이 한 가지 있다. 이 식이요법을 하게 되면 오히려 아이큐가 좀더 높아지는 효과가 생길 수 있다는 것이다. 실제로 당분을 제한하는 식이요법에 대한 연구 결과를 보면 이 방법이 알츠하이머 등 퇴행성 정신 질환 발생률 감소에도 영향을 미치는 것으로 나타난다.

그렇다면 '착한' 다이어트와 '나쁜' 다이어트의 가장 큰 차이는 무엇일까?

---

1. '칼로리 계산'에 집착하지 않는다.
2. 먹을 수 있는 음식이 먹을 수 없는 음식보다 훨씬 많다.
3. 생활방식 변화를 통해 평생 지속 가능해야 한다.

'노 슈거 프로젝트 2090'은 위의 세 가지 조건에 정확히 부합한다. 연예인들 사이에서도 인기가 많은 레몬 디톡스나 덴마크식 다이어트, 1일 1식 등의 식이요법은 한 가지 혹은 많아야 몇 가지의 음식을 개인 차도 적용하지 않고 정해진 양 혹은 아주 소량만 먹을 것을 강요한다.

'노 슈거 프로젝트 2090'에서 음식의 칼로리와 양을 의도적으로 무리하게 제한할 필요가 없는 가장 큰 이유는 불량 탄수화물에 의한 당분 과다섭취를 줄임으로써 혈당 조절이 정상화되고 식후 공복감도 사라져 의도하지 않아도 저절로 식사량이 줄기 때문이다. 최근 '1일 1식' '간헐적 단식'이 최고의 다이어트법으로 주목받고 있는데, 내 경우에는 이미 '노 슈거 프로젝트 2090'에서 아침 식사를 충실히 하는 것만으로도 하루 종일 배가 안 고픈 데다 강도 높은 운동까지 20대보다 더 잘 해내고, 심지어 하루 이틀 정도는 아무런 불편 없이 단식도 할 수 있는 강철 체력이 되었다.

'노 슈거 프로젝트 2090'의 황금 법칙

1. 불량 탄수화물 = 당분 섭취는 철저히 조절!

2. '엠티 칼로리' 식품 = '쓰레기 음식'은 먹지 않는다!

3. All or Nothing! = 제대로 하지 않을 거라면 차라리 그만둔다!

'엠티 칼로리 식품'이란 높은 칼로리로 배는 부르게 하지만 영양소는 거의 없는 '쓰레기 같은' 음식을 의미한다. 빵, 과자, 음료 등 인스턴트 가공 식품은 물론 떡볶이, 라면, 짜장면 등 외식 메뉴의 상당수가 엠티 칼로리 식품이다. 이런 식품의 주성분은 다름 아닌 당분 가득한 불량 탄수화물과 쇼트닝, 식물성 가공 유지에서 얻어지는 저질 지방이기 때문에 엠티 칼로리 식품 섭취를 줄인다는 것은 곧 당분 과다섭취를 줄인다는 의미와 같다. 여기서 '노 슈거 프로젝트 2090'의 핵심 콘셉트인 당분 제한에 대해 다시 한번 복습을 해보자.

3대 필수 영양소 중 하나인 탄수화물은 음식을 통해 섭취되면 포도당glucose으로 바뀌어 신진대사에 필요한 에너지원으로 사용되고, 남는 것은 인슐린 호르몬의 작용하에 글리코겐glycogen 즉 젖당의 형태로 간과 근육에 저장되었다가 필요시 에너지원으로 사용된다. 이렇듯 당분을 에너지원으로 사용, 연소시키는 대사 시스템이 '글리코게놀리시스glycogenolysis'다.

섭취하는 탄수화물의 양이 극도로 제한되면 에너지원으로 사용되는 글리코겐의 양도 현저히 줄어드는데, 그제야 뇌는 비로소 몸에 축적되어 있던 지방을 주요 에너지원으로 적극 사용하기 시작한다. 그 결과 지방 덩어리와 셀룰라이트가 사라지면서 건강은 물론이거니와 몸매에 마법 같은 변화가 일어나게 된다. 신체가 당분이 아닌 지방을 주요 에너지원으로 사용하는 대사 시스템을 '리폴리시스lipolysis'라고 하는데, 이를 이용한 대표적 식이요법이 케토시스 요법이다. 우리 몸이 리폴리시스 상태가 되면 간에서 지방을 분해하기 시작하는

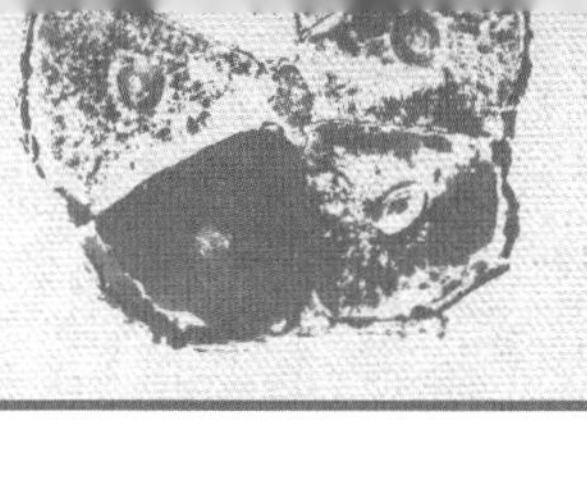

데, 이때 부산물로 만들어지는 물질이 케톤체ketone bodies이고 케톤체의 수치가 높아진 상태를 케토시스라 일컫는 것이다.

글리코게놀리시스와 리폴리시스의 차이점

에너지 소모 시스템	주요 에너지원
글리코게놀리시스	젖당(글리코겐)
리폴리시스	지방

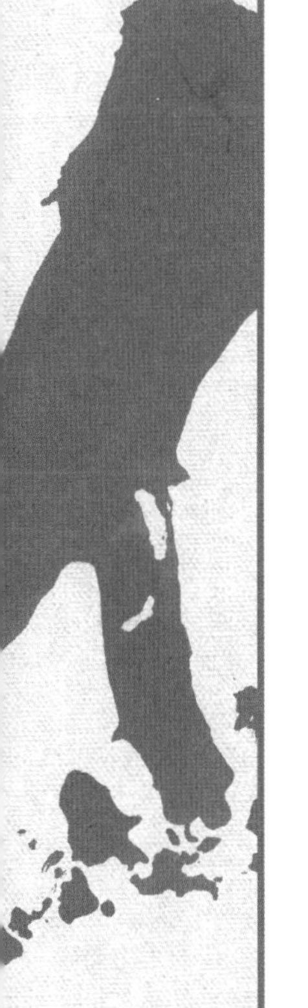

　총 3단계를 거치는 '노 슈거 프로젝트 2090'은 각 단계마다 정도의 차이는 있지만 위의 두 가지 대사 시스템의 균형을 적극 이용하는 식이요법이다. 따라서 당분 제한에 유의하면서 의식 있는 식습관과 생활방식을 따른다면 부작용 없이 평생 지속할 수 있다. 운동도 마찬가지지만 식이요법에서 효과를 얻으려면 정해진 규칙을 최대한 준수해야 한다. 처음부터 변형을 하거나 대충하게 되면 최대한의 효과를 보기도 전에 효율이 현저히 줄어든다는 것을 내가 경험으로 느껴왔기 때문에 자신 있게 말할 수 있다. 특히 체중 감량을 목적으로 하는 식이요법 다이어트의 경우, 중단과 재개를 반복할수록 우리 몸 내부에 내성이 생겨 나중에는 효과가 없어진다는 것이 많은 전문가들의 견해다. 따라서 항상 마음속에 새기고 기억하자. '전부 얻는 것이 아니면 모두를 잃는다All or nothing'는 것을!

　조 PD의 '노 슈거 프로젝트 2090' 전 단계를 통해 기본적으로 섭취가 금지되는 다섯 가지 음식은 아래과 같다. 이름 하여 '2090 5! 노 푸드(오! 노 푸드)'다.

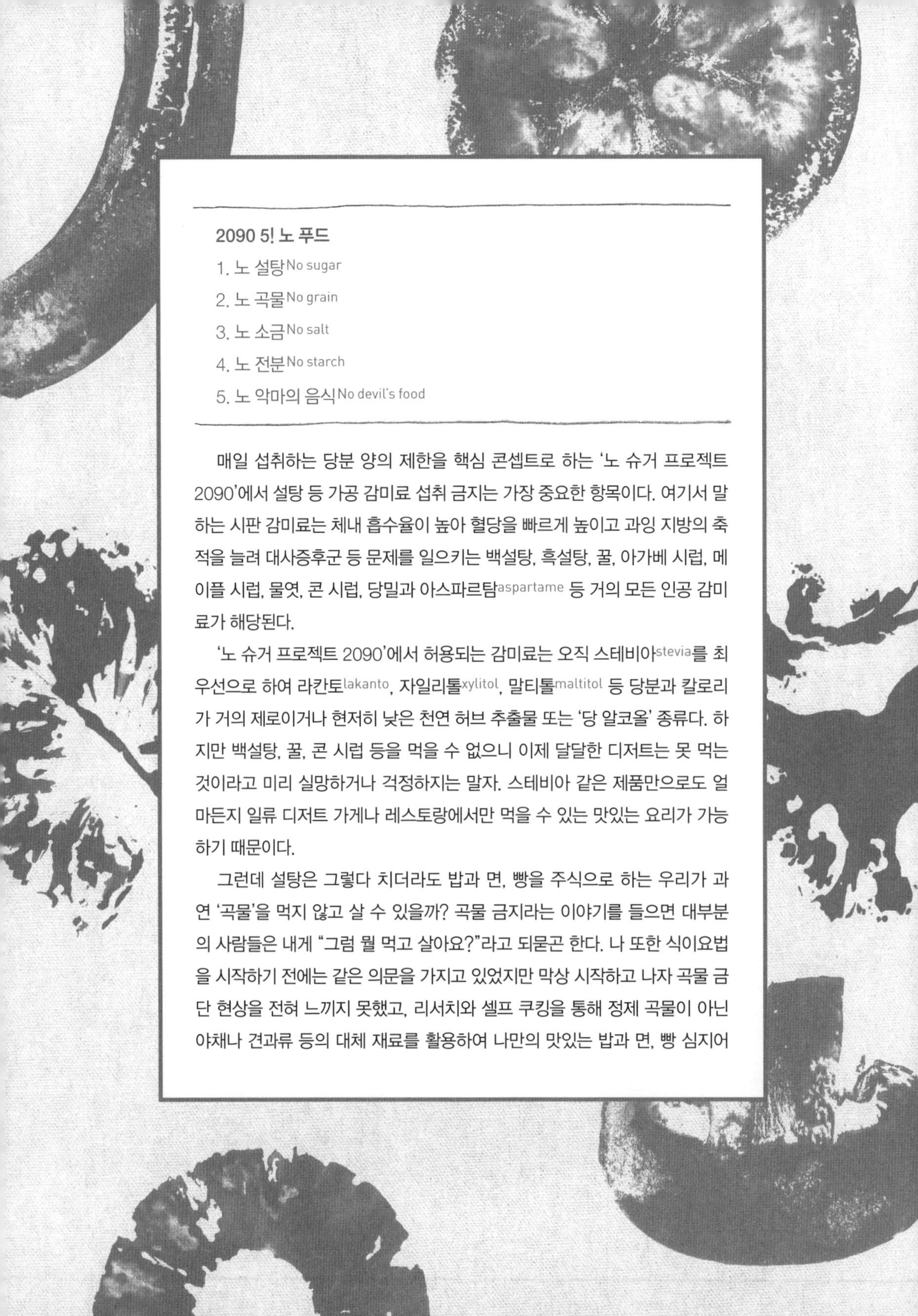

매일 섭취하는 당분 양의 제한을 핵심 콘셉트로 하는 '노 슈거 프로젝트 2090'에서 설탕 등 가공 감미료 섭취 금지는 가장 중요한 항목이다. 여기서 말하는 시판 감미료는 체내 흡수율이 높아 혈당을 빠르게 높이고 과잉 지방의 축적을 늘려 대사증후군 등 문제를 일으키는 백설탕, 흑설탕, 꿀, 아가베 시럽, 메이플 시럽, 물엿, 콘 시럽, 당밀과 아스파르탐aspartame 등 거의 모든 인공 감미료가 해당된다.

'노 슈거 프로젝트 2090'에서 허용되는 감미료는 오직 스테비아stevia를 최우선으로 하여 라칸토lakanto, 자일리톨xylitol, 말티톨maltitol 등 당분과 칼로리가 거의 제로이거나 현저히 낮은 천연 허브 추출물 또는 '당 알코올' 종류다. 하지만 백설탕, 꿀, 콘 시럽 등을 먹을 수 없으니 이제 달달한 디저트는 못 먹는 것이라고 미리 실망하거나 걱정하지는 말자. 스테비아 같은 제품만으로도 얼마든지 일류 디저트 가게나 레스토랑에서만 먹을 수 있는 맛있는 요리가 가능하기 때문이다.

그런데 설탕은 그렇다 치더라도 밥과 면, 빵을 주식으로 하는 우리가 과연 '곡물'을 먹지 않고 살 수 있을까? 곡물 금지라는 이야기를 들으면 대부분의 사람들은 내게 "그럼 뭘 먹고 살아요?"라고 되묻곤 한다. 나 또한 식이요법을 시작하기 전에는 같은 의문을 가지고 있었지만 막상 시작하고 나자 곡물 금단 현상을 전혀 느끼지 못했고, 리서치와 셀프 쿠킹을 통해 정제 곡물이 아닌 야채나 견과류 등의 대체 재료를 활용하여 나만의 맛있는 밥과 면, 빵 심지어 스시, 피자, 케이크, 쿠키에 이르기까지 수많은 요리를 직접 만들어 먹게 되었다.

국내에서도 어린아이들을 중심으로 아토피, 알레르기로 고생하는 인구가 급증하면서 '글루텐 프리gluten free' 제품들이 인기를 끌고 있다. 하지만 사실 이런 음식들은 밀가루만 쓰지 않을 뿐이지 콩가루, 쌀가루 등 대체 곡물을 사용하고 있다. 다시 말해 밀가루의 글루텐 성분은 없을지 모르지만 또 다른 부작용을 일으킬 수 있는 가능성이 높은 식재료들인 것이다.

이에 반해 '노 슈거 프로젝트 2090'의 조리법을 활용하면 알레르기의 주범으로 지목되는 곡물, 우유, 콩을 배제하고서도 얼마든지 완벽한 '글루텐 프리' '소이 프리soy free' 나아가 선택 여부에 따라 '데어리 프리dairy free'(유제품이 없는)의 맛있는 요리를 만들 수 있다. 때문에 꼭 '노 슈거 프로젝트 2090'을 실천하는 사람이 아니더라도 내가 정리해온 요리법을 참고하면 많은 도움을 얻을 수 있을 것이다.

설탕, 곡물과 더불어 '노 슈거 프로젝트 2090' 식단은 기본적으로 무염식을 추구한다. '저'염식이 아니라 '무'염식이라는 것이 포인트이니 꼭 기억해두자. 미네랄이 손실된 정제 소금의 과다섭취가 고혈압 등 각종 성인병 유발 원인으로 큰 골칫덩어리가 된다는 사실은 이미 잘 알려져 있다. 특히 국물, 장, 젓갈 문화로 대표되는 한국인의 밥상에서 소금 섭취량은 세계보건기구 권장량인 1일 5g을 훨씬 초과하는 1일 12g으로 심각한 상황이다. 일본에서는 최근 '가루시오쇼쿠輕塩食'라 하여 국가적 차원에서 1일 소금 섭취량을 6g으로 제한하는 운동을 펼치고 있고, 미국의 저염 식이요법low sodium diet에서는 하루 소비량을 1.5~2g으로까지 낮추고 있다. 하지만 이 세상 모든 식재료는 그 자체에 이미 염분이 함유되어 있기 때문에 균형 잡힌 식사만 한다면 소금을 별도로 추가하지 않더라도 적당량의 소금 섭취는 자연스럽게 이루어지기 마련이다.

'노 슈거 프로젝트 2090' 셀프 쿠킹에서 사용되는 일반 요리 재료 중에는 아예 소금이라는 항목 자체가 없다. 다만 일부 제과, 제빵 요리 시 매우 소량

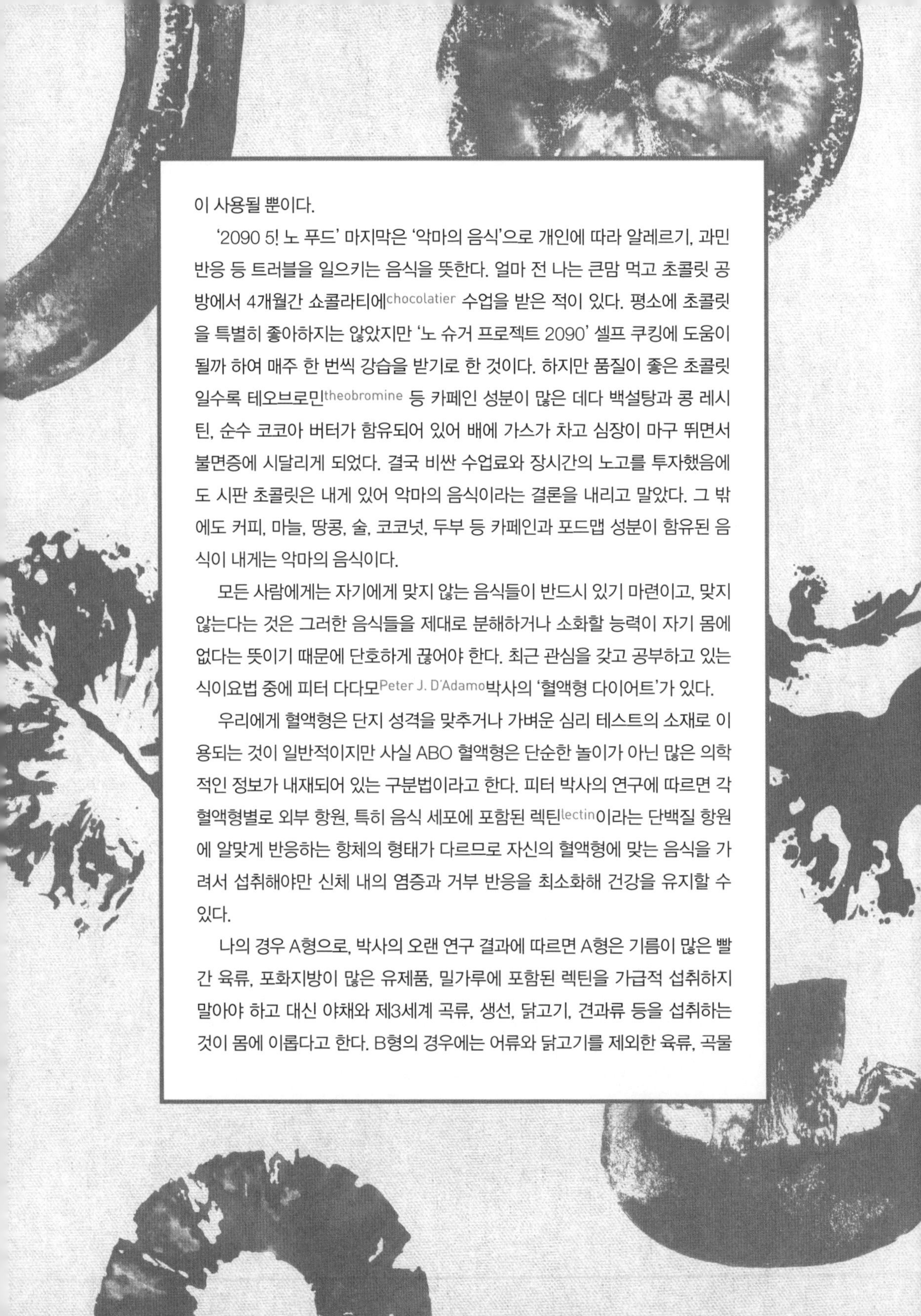

이 사용될 뿐이다.

'2090 5! 노 푸드' 마지막은 '악마의 음식'으로 개인에 따라 알레르기, 과민 반응 등 트러블을 일으키는 음식을 뜻한다. 얼마 전 나는 큰맘 먹고 초콜릿 공방에서 4개월간 쇼콜라티에^{chocolatier} 수업을 받은 적이 있다. 평소에 초콜릿을 특별히 좋아하지는 않았지만 '노 슈거 프로젝트 2090' 셀프 쿠킹에 도움이 될까 하여 매주 한 번씩 강습을 받기로 한 것이다. 하지만 품질이 좋은 초콜릿일수록 테오브로민^{theobromine} 등 카페인 성분이 많은 데다 백설탕과 콩 레시틴, 순수 코코아 버터가 함유되어 있어 배에 가스가 차고 심장이 마구 뛰면서 불면증에 시달리게 되었다. 결국 비싼 수업료와 장시간의 노고를 투자했음에도 시판 초콜릿은 내게 있어 악마의 음식이라는 결론을 내리고 말았다. 그 밖에도 커피, 마늘, 땅콩, 술, 코코넛, 두부 등 카페인과 포드맵 성분이 함유된 음식이 내게는 악마의 음식이다.

모든 사람에게는 자기에게 맞지 않는 음식들이 반드시 있기 마련이고, 맞지 않는다는 것은 그러한 음식들을 제대로 분해하거나 소화할 능력이 자기 몸에 없다는 뜻이기 때문에 단호하게 끊어야 한다. 최근 관심을 갖고 공부하고 있는 식이요법 중에 피터 다다모^{Peter J. D'Adamo}박사의 '혈액형 다이어트'가 있다.

우리에게 혈액형은 단지 성격을 맞추거나 가벼운 심리 테스트의 소재로 이용되는 것이 일반적이지만 사실 ABO 혈액형은 단순한 놀이가 아닌 많은 의학적인 정보가 내재되어 있는 구분법이라고 한다. 피터 박사의 연구에 따르면 각 혈액형별로 외부 항원, 특히 음식 세포에 포함된 렉틴^{lectin}이라는 단백질 항원에 알맞게 반응하는 항체의 형태가 다르므로 자신의 혈액형에 맞는 음식을 가려서 섭취해야만 신체 내의 염증과 거부 반응을 최소화해 건강을 유지할 수 있다.

나의 경우 A형으로, 박사의 오랜 연구 결과에 따르면 A형은 기름이 많은 빨간 육류, 포화지방이 많은 유제품, 밀가루에 포함된 렉틴을 가급적 섭취하지 말아야 하고 대신 야채와 제3세계 곡류, 생선, 닭고기, 견과류 등을 섭취하는 것이 몸에 이롭다고 한다. B형의 경우에는 어류와 닭고기를 제외한 육류, 곡물

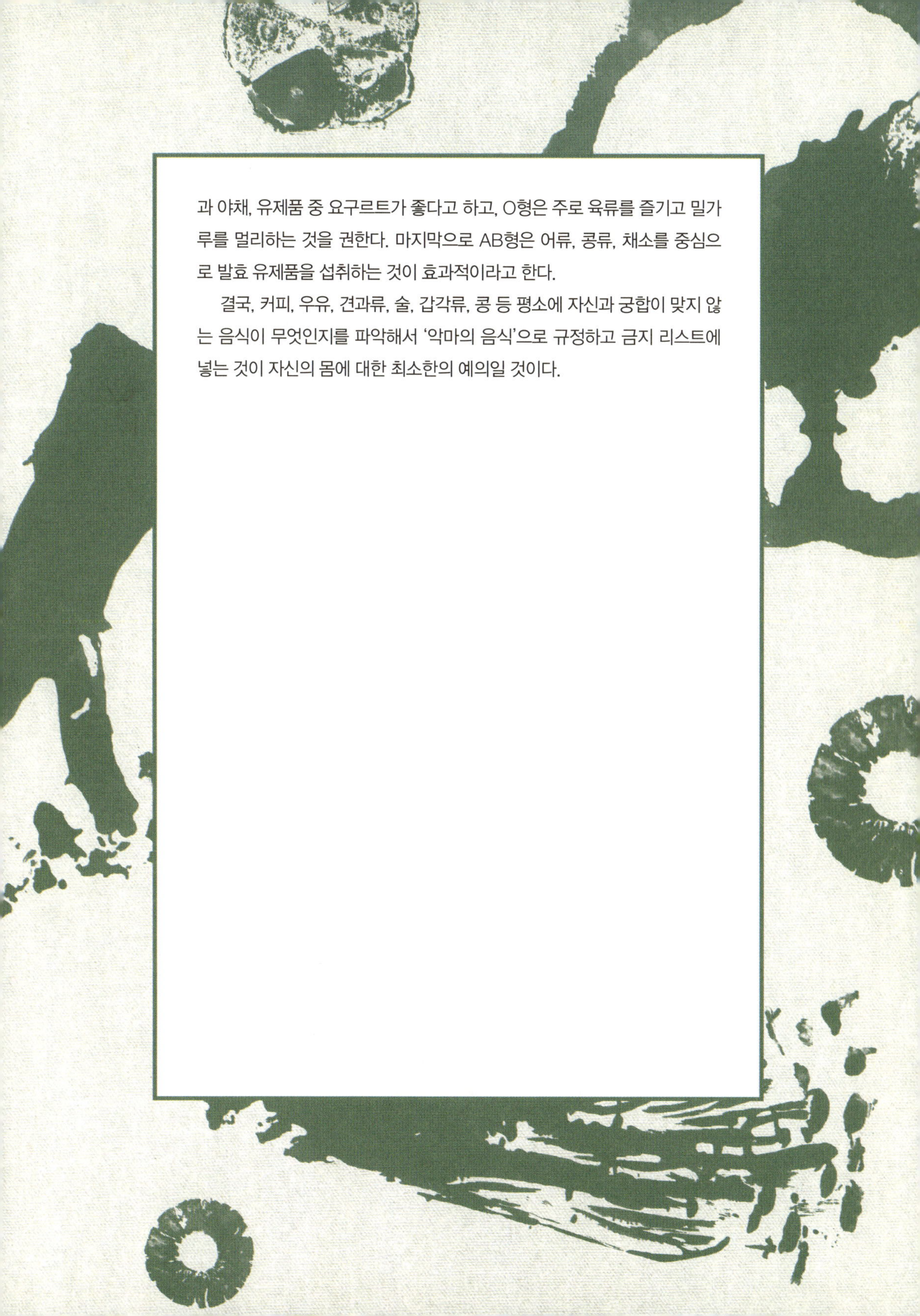

과 야채, 유제품 중 요구르트가 좋다고 하고, O형은 주로 육류를 즐기고 밀가루를 멀리하는 것을 권한다. 마지막으로 AB형은 어류, 콩류, 채소를 중심으로 발효 유제품을 섭취하는 것이 효과적이라고 한다.

결국, 커피, 우유, 견과류, 술, 갑각류, 콩 등 평소에 자신과 궁합이 맞지 않는 음식이 무엇인지를 파악해서 '악마의 음식'으로 규정하고 금지 리스트에 넣는 것이 자신의 몸에 대한 최소한의 예의일 것이다.

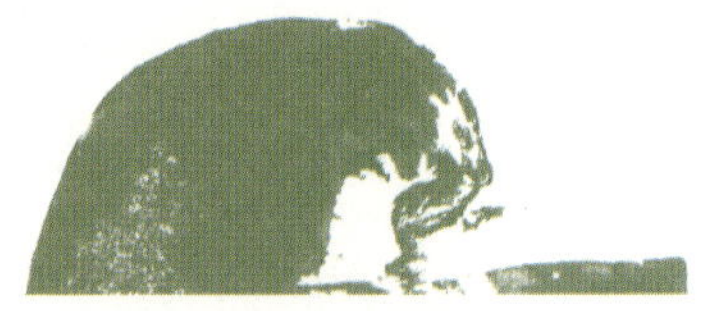
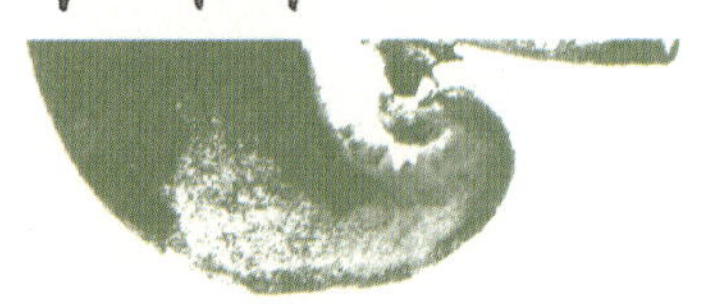

1. '노 슈거 프로젝트 2090' 1단계 : 슈거 디톡스 sugar detox

주요 일과

기상 → 화장실 → 속옷만 입은 상태에서 체중, 허리둘레 측정 → 기록 → 레몬 워터를 마신다 → 단백질로 아침식사 → 음식일지 기록 → 출근, 가사 등 업무 → 점심식사 → 음식일지 기록 → 업무 → 저녁식사(배가 안 고프면 단식)+음식일지 기록 → 여가, 취침 ⇒ 4~5일간 반복

'노 슈거 프로젝트 2090' 1단계의 최대 목표는 슈거 디톡스를 통해 우리 몸의 기본 신진대사 시스템을 일시적으로 '케토시스' 상태로 만드는 것, 다시 말해 당분 금식 상태를 만들어 몸에 사용되지 않고 재고로 쌓여 있는 지방을 에너지로 사용하는 대사 시스템으로 전환하는 것이다. 당분 금식을 한다고 해서 어느 날 갑자기 마약을 끊은

중독자들처럼 공황 상태에 빠지고 몸을 마구 떠는 등의 심각한 증상은 일어나지 않는다. 하지만 단기간에 확실한 효과를 보기 위해서는 잠시 힘들지라도 당분 금식 상태를 만들어 평생 지속되어왔던 당분 중독성에서 벗어나도록 우리의 몸과 뇌를 리셋해야 한다.

케토시스 상태가 되는 것에 대해서는 전문가에 따라 찬반 의견이 있지만 단기간이라면 큰 무리가 없다는 것이 중론이다. 심지어 외국에서는 '케토제닉 다이어트'라고 하여 간질병, 알츠하이머, 루게릭 치료를 목적으로 수년간 케토시스 식이요법을 처방하기도 한다. 몸이 케토시스 상태가 되었는지는 테스트 스틱을 구입, 소변 검사로 알아볼 수 있다고 하지만 필수항목은 아니다. 제품 구입도 쉽지 않은 데다 굳이 테스트지를 사용하지 않아도 체중 감량 등 몸으로 진행 상황을 직접 느낄 수 있기 때문이다.

매일 일어나자마자 소변을 보고 체중을 재는 것은 '노 슈거 프로젝트 2090'을 지속할 수 있게 해주는 가장 큰 원동력이 되기에 중요한 일과로 습관을 들이는 것이 필요하다. 일반적으로 체중 감소 다이어트를 집중적으로 하는 경우가 아니라면 매일 체중을 재는 사람은 드물다. 하지만 매일매일 체중을 재는 버릇을 들이고 수치가 줄어드는 것을 직접 눈으로 확인하면 자연스럽게 체중과 식단에 관심을 갖게 되는 마인드 컨트롤 효과도 얻을 수 있다. 나의 지도하에 10kg을 감량한 남편은 '노 슈거 프로젝트 2090'의 가장 큰 장점으로 체중계 마인드 컨트롤을 꼽을 정도다. 한편 외국에서는 비만의 기준을 체중보다 허리둘레에 두는 경우도 많은데 허리둘레 측정은 자연스러운 상태에서 가슴과 골반 사이의 가장 잘록한 부분을 재면 된다.

수십 년간 유지해온 글리코게노시스 시스템이 갑자기 리폴리시

'슈거 디톡스' 과정의 핵심 포인트

1단계	세부 사항	비 고
특징	케토시스 상태 돌입 당분 양을 20g 이하로 제한	신장 질환, 통풍, 혈당 저하제 등 약물 복용자는 금지
기간	4~5일*	평균 1.5~2.5kg 감소
주요 일과	기상과 동시에 소변+체중 재기 (물도 마시지 않은 상태에서 잰다)	체중 측정 시 동일한 의복 착용
운동	일상생활 걷기 20~30분 정도 에너지 수준에 따라 운동 유무 결정	기력 저하 느낄 시 운동 금물
신체 변화	살이 빠지는 것을 확인	변비 및 기력 저하 현상이 있을 수 있음
주의 사항	무리한 운동 절대 금물 평소 잘 안 맞던 음식 금지 피부 반점 발견 시 바로 진료 영양제는 먹지 않음	식사량을 줄이지 않음 기력 저하를 느끼면 바로 휴식

* 카페인이나 유당에 민감한 체질이라면, 2일 이하로 제한하는 것이 바람직하다.

스 시스템으로 바뀌면 몸은 강한 반응을 보이기 시작하는데, 지켜본 바로는, 대개 4~5일 정도의 1단계를 별 탈 없이 보내고 있었다. 매우 드물긴 하지만 케토제닉 다이어트의 부작용으로 보이는 색소성 양진의 경우 남성보다는 여성에게 보다 높은 빈도로 발생했다. 그러므로 민감한 체질이라면 4~5일간 케토시스 단계를 유지하는 것이 무리일 수도 있다. 따라서 평소 본인의 몸이 카페인, 유당乳糖에 대해 다소 민감한 체질이라면 체중 감량 효과에 조금 더 시간이 걸리더라도 1단계 실시 일수를 2일 이하로 제한하는 것이 바람직하다. 아울러 만에 하나 복부에 반점이 보이는 색소성 양진 증상이 나타난다면 즉시 전문의를 찾아 처방을 받아야 한다. 대개의 경우 효과가 매우 빠른 약을 처방받을 수 있으므로 최대한 초기에 내원하면 빠른 시간에 완치할 수 있다.

매우 낮은 확률이기는 하지만 이러한 부작용이 있을 것이라 예상하면서도 일시적인 케토시스 식이요법을 추천하는 것이 다소 어이 없게 여겨질 수도 있다. 나 또한 피부염증으로 엄청난 괴로움을 겪었지만 이 방법을 포기할 수 없는 이유는 결과적으로 봤을 때 잃은 것보다 얻은 것이 훨씬 많았기 때문이고, 사전 준비와 지식만 있다면 부작용은 거의 없거나 단기간에 치료 가능하다는 것을 알았기 때문이다.

일반적인 경우 케토시스 상태가 되면 4~5일간 1.5~2.5kg이 감량된다. 하지만 고도비만의 경우라면 인슐린 저항성이 너무 강해 체중이 쉽게 줄어들지 않을 수 있다. 이런 경우 '지방 단식 식이요법 fat fast diet'을 먼저 실시한 뒤 다음 단계로 케토제닉 요법을 진행할 것을 추천하는 전문가도 있다. 케크위크Kekwick 박사의 식이요법으로 알려진 지방 단식 식이요법은 하루 음식 섭취 열량을 1,000kcal로 엄격히 제한하는데 4~5일을 넘으면 절대 안 되고 1,000kcal 중 90%는 지방으로 섭취해야 한다. 주로 마요네즈, 계란, 마카다미아 너트Macadamia Nut, 사우어 크림 등으로 식단이 짜이는데 심한 공복감을 최소화하기 위해 하루 5회(200kcal)로 나누어 식사할 것을 권장한다. 지방 단식 식이요법을 거치며 몸이 케토시스화되면 2단계는 1,200kcal로 올려 4~5일 정도 더 진행한 후 탄수화물을 제한하는 케토제닉 다이어트로 넘어간다. 개인적으로는 직접 실천해보지 않아서 이 방식을 자신 있게 추천할 수는 없다. 하지만 서구의 경우 이와 관련된 서적들이 요리책과 함께 상당수 출간되어 있으니 참고할 수 있을 것이다.

한편, 프리랜서나 전업 주부라면 몰라도 직장인들의 경우 점심, 회식에서 남들과 다른 음식을 먹으며 식이요법을 실천한다는 것은 힘든 일이다. 나의 경우 워낙 불필요한 남의 눈치를 보는 일은 거의 없는 성격이고, 다른 직업에 비해 개성과 자유로운 스타일을 존중해주는 편인 방송국에서 일하는 터라 큰 어려움이나 문제가 없었지만 그렇다고 유유자적 마냥 마음 편한 상태는 아니었다. 수십 명이 모이는 대규모 회식에서는 오히려 눈에 띄지 않아서 행동하기가 좋았지만 소규모 모임과 회식일수록 나의 행동은 유별나 보이기 일쑤였고 내가 먹는 음식들에 대한 사람들의 성가신 질문들이 줄을 이었다.

그러므로 전형적인 조직 문화가 있는 직장에 다니는 사람이라면 '노 슈거 프로젝트 2090'을 맘 편하게 시행하는 데는 다소 부담이 생길 수밖에 없을 것이다. 그래도 포기하지 말자! 하늘이 무너져도 솟아날 구멍은 있다고, 조금만 공을 들여 사전 준비를 하고 머리를 짜내면 식이요법을 하면서도 인간관계에 금이 가지 않으면서 조직 생활에서 안전하게 살아남을 수 있다. 아래의 '노 슈거 프로젝트 2090' 실천자들이 회식에서 생존할 수 있는 규칙들을 참고해보자.

1. 본인이 결정권을 가진 경우

1단계 5일간은 단백질과 수분만 섭취해야 하므로 육류, 해산물 등 단백질을 먹을 수 있는 식당을 고른다. 특히 외식 메뉴의 경우 양념, 조미료 등을 사용한 곳이 많은데 이런 경우 단호하게 직원에게 양념, 조미료를 빼줄 것을 요구하자. 나의 경우 스테이크에 절대 소금을 치지 말고 소스는 반드시 따로 줄 것을 요청했고, 염장鹽藏으로 염도가 높은 고등어구이의 경우 생물 고등어인지 물어보거나 소금을 더 뿌리지 말아달라고 부탁했다. 단골집을 정해놓고 다니다 보면 따로 말을 하지 않아도 알아서 조리해주기 때문에 이집 저집으로 메뚜기를 뛰기보다는 단골집을 개빌 해놓는 것이 좋다.

2. 본인의 결정권이 약한 경우

선배, 상사의 취향에 따라 식당, 메뉴를 따라야 할 경우에는 위기 상황이 발생할 수도 있다. 하지만 절대 동요하지 말고 식당 측에 조용히 별도의 메뉴를 부탁한다. 나의 경우 가장 힘든 곳이 중국 음식점과 한식당이었는데 이럴 때는 미리 참치 캔, 삶은 계란 등을 준비해가거나 단체로 먹는 김치찌개, 국수 전골, 탕수육 등의 메뉴 대신 미리 양해를 얻고 계란 부침, 생선전, 수육, 양장피 등 별도의 메뉴를 조용히 주문하곤 한다.

3. 회식, 술자리

대부분 회식, 특히 저녁 회식의 단골 메뉴는 고기, 회, 치킨 등 단백질 식품이기 때문에 요리 자체로는 '노 슈거 프로젝트 2090'에 적합한 경우가 많다. 하지만 문제는 술! 가능하다면 1단계 4~5일 동안만이라도 금주하는 것이 좋지만 정말 힘든 상황이라면 단백질 안주와 함께 극소량만 마신다. 소주, 브랜디, 위스키 등의 증조주는 당분이 높지 않기 때문에 어느 정도 허용 가능하지만 맥주, 와인, 복분자, 막걸리, 사케 등 과실, 곡물로 만든 양조주에는 많은 당분이 함유되어 있으므로 절대 마시지 않도록 한다. 알코올, 카페인 분해력이 매우 약한 나는 체질적인 문제로 술을 마시지 않지만 정말 부득이한 경우에는 위스키 같은 술을 따로 챙겨 가기도 한다. 하지만 그래도 1단계에서만큼은 '절대금주'하도록 노력하자!

2. '슈거 디톡스' 푸드 리스트

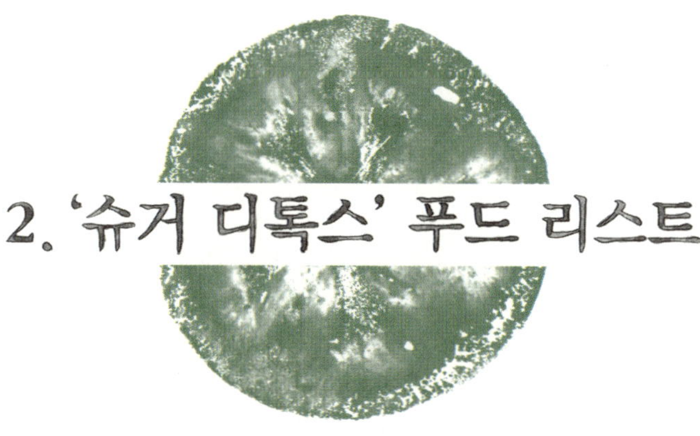

1단계의 핵심은 우리 몸의 기본 신진 대사 시스템을 잠시 케토시스 상태로 만드는 슈거 디톡스, 즉 당분 해독에 있기 때문에 1일 당분 섭취량은 절대 20g을 넘지 않게 해야 한다. 식단 수칙을 충실히 지키고 과식이나 폭식만 하지 않는다면 복잡하게 계산하지 않아도 자연스럽게 이 수치를 유지할 수 있지만, 섭취하는 음식의 탄수화물 (당분)의 양을 계산해보고자 한다면 인터넷에서 영양성분표, (혈)당지수(GI), (혈)당부하 지수(GL) 등을 찾아 참고하도록 한다.

'당 지수'란 순수 포도당의 지수를 100으로 놓고 12시간 단식 후 특정 음식의 유효 탄수화물 50g을 섭취한 뒤 2시간 동안의 혈당 변화 그래프를 그려 산출한 값으로, 그 산출치가 높을수록 섭취된 탄수화물의 혈당 전환 속도가 빠르다는 것을 의미하기 때문에 해당 음식은 결국 경고 음식으로 분류된다. 하지만 어떤 음식이냐에 따라

'슈거 디톡스' 푸드 리스트

1단계	허용 음식(동물성 단백질)	금지 음식	기타
음식	1. 육류: 소, 돼지 (기름 ×) 2. 가금류: 닭, 오리(기름 ×) 3. 난류: 계란, 메추리 　(노른자는 5개/주 이하) 4. 해산물, 어패류 5. 무지방 우유, 요구르트: 1컵,1개/일 이하 6. 유지류: 무염 버터, 발효 버터, 올리브 오일(소량) 7. 조미료, 향신료: 후춧가루, 고춧가루, 희석 간장, 겨자, 고추냉이, 허브, 가츠오부시 등 8. 음료: 물, 레몬 워터 1.5〜2L , 허브 티 9. 술: 증류주 (가능한 금주) 10. 가공 식품: 건조식품(무조미 육포, 황태포 등), 참치, 닭가슴살, 골뱅이 통조림(식물성 기름에 절인 것은 기름 제거 후 섭취) 12. 감미료: 스테비아, 라칸토, 자일리톨, 몰티톨	• 삼겹살, 곱창, 양념 갈비, 베이컨 • 모든 과일과 과일 요구르트 • 어묵, 소시지 • 조미된 육포, 오징어포 • 두부(소량만 섭취) • 고추장, 된장 • 식물성 기름, 마가린 • 쇼트닝 등 가공 유지 • 설탕, 꿀, 정제당, 아가베 시럽, 메이플 시럽, 콘 시럽 등 정제 가공 감미료 • 카페인 음료(혈당 상승) • 소금 • 술	• 레몬은 1/2개를 짜서 따뜻한 물에 넣어 마신다. 　(하루 2L 권장) • 가공 식품의 경우 라벨을 꼼꼼히 파악한다.
요리 예	소 등심 구이, 돼지 등심 구이, 스테이크, 전기 통닭(껍질 제거, 흰 살 위주 섭취), 계란 부침, 계란찜, 메추리알 조림, 고등어 구이, 연어 스테이크, 조개 구이, 꼬막 무침(조미료 주의), 오징어 데침, 전복 구이, 대하 구이, 번데기 탕, 골뱅이 무침(조미료 주의), 랍스터 찜, 수육, 회, 백숙, 두부 부침 등	갈비탕, 기름기 많은 한우, 삼겹살 구이, 프라이드 치킨, 일본식 생선조림, 오징어 튀김, 초콜릿 우유, 바나나 우유, 건강 음료 등	• 기름이 있는 음식은 기름종이를 깔고 먹는다. • 향신료는 최소 사용한다. • 추천 요리법: 데치기, 삶기

유효 탄수화물 50g이라는 수치가 달라지기 때문에 최근 들어서는 섭취하는 음식에 포함된 탄수화물 양(g)에 혈당 지수를 곱한 후 다시 100으로 나눈 값인 '당 부하 지수'를 산출하여 활용하고 있는데, 더

현실적이고 입체적이라는 면에서 각광받고 있다.

　대개의 경우 '당 지수'는 55, '당 부하 지수'는 10을 기준으로 하여 이보다 높은 지수의 음식은 가급적 섭취를 제한하도록 권장된다. 이렇게 당 지수, 당 부하 지수를 활용해 권장 음식과 제한 음식들을 구분하여 섭생을 유도하는 '당 지수 다이어트'는 서구에서 일반인에게도 잘 알려져 인기를 끌고 있지만 우리에겐 피트니스 관계자나 운동 마니아를 제외하고는 아직 낯선 것이 사실이다. 하지만 '노 슈거 프로젝트 2090'을 실천하려는 사람이라면 최소한의 상식으로 당 지수, 당부하 지수의 개념을 잘 파악해두는 것이 좋다. 어떤 음식이 자신에게 아군인지 적군인지를 가늠해보는 기준이 바로 아래와 같은 세 가지이기 때문이다.

1) 당분 양
2) 탄수화물 양
3) 당 지수 혹은 당 부하 지수

　뉴욕 스테이크와 과일 요구르트를 예로 들어보자. 뉴욕 스테이크(150g)의 경우 일반적으로는 살찌는 음식으로 오인될 수 있지만 당 부하 지수는 0, 총 258cal 중 탄수화물에서 얻는 칼로리와 당분은 0%로 표기되어 있다. 따라서 1단계에서는 이상적인 음식에 해당한다. 반면 건강 다이어트 식품으로 여겨지는 과일 요구르트 제품의 경우 손 안에 쏙 들어오는 크기의 제품 한 개에 당분이 11g이나 포함되어 있다. 1단계에서 1일 당분 총 섭취량이 20g 이하임을 생각하면 요구르트 하나만으로도 하루 먹을 당분 양의 절반 이상을 차지하고, 유당의 경우 사람에 따라서는 분해와 소화 흡수에 문제가 생겨 설사의 원인이 되기도 하니 적극 추천할 수 있는 음식은 아니라 하겠다.

그렇다면 음식을 먹을 때마다 이걸 계산해봐야 한다는 말인가? 답은 '그렇다'다. 이 세상의 수많은 음식 중에 우리가 실제로 한 번이라도 입에 대보는 음식의 수는 생각보다 많지 않다. 그렇기 때문에 편식 때문에 몸에 탈이 나는가 하면, 외국에 여행갈 때에도 굳이 김치를 싸가지고 다니는 것이 아닐까? 이렇듯 상당히 제한된 수의 음식을 며칠, 몇 주, 몇 달, 몇 년간 반복적으로 먹다 보면 나중에는 애써 노력하지 않아도 저절로 관련 수치들이 대략 외워지기 마련이다. 즉, 매번 인터넷을 접속하거나 책을 들여다보는 수고가 사라지는 것이다,

또한 시판 가공식품을 섭취할 경우, 재료에 대한 기본 정보를 손쉽게 파악할 수 있는 가장 간편한 방법은 제품 뒤에 명기된 영양분석표와 원료 표시 라벨을 꼼꼼히 체크하는 것이다. 아직은 미흡하지만 그래도 규제가 점점 엄격해지고 있어서인지 적어도 탄수화물과 당분의 양은 표기되어 있는 제품들이 많다. 나의 경우 음식에 대한 영양정보들은 주로 미국 사이트인 뉴트리션데이터(www.nutritiondata.self.com)를 이용하여 체크하지만, 식품의약안전처, 한국영양학회, 식품나라, 농촌진흥청에 접속해 알아볼 수도 있다.

한편, '노 슈거 프로젝트 2090'을 평생 지속하려면 귀찮더라도 셀프 쿠킹을 위해 앞치마를 두르는 습관을 들여야 한다. 나도 결혼 전까지는 주방 출입을 최대한 삼가며 손에 물 한 방울 안 묻히고 살았지만, 결혼 후 필요에 의해 자꾸 요리를 하다 보니 지금은 레시피를

직접 만들어낼 정도의 실력이 되었다. 자신이 직접 장을 보고 조리를 하는 셀프 쿠킹의 이점은 생각보다 많다. 최근 미국의 한 연구 소사에 따르면 장수 노인들의 경우 자신의 음식은 직접 요리해먹는 경우가 상당히 많으며 그런 노인들일수록 치매 비율도 현저히 낮아진다고 한다(밀튼 할아버지의 경우처럼 말이다). 가끔 뉴스에서는 외국어 공부가 치매 예방법으로 좋다고 소개되곤 하는데, 요리는 이성과 감각이 어우러져 이루어지는 작업이고 심지어 몸까지 많이 사용하게 된다는 점을 고려해보면 외국어 공부보다 훨씬 효율적이고 역동적인 활동이라 할 수 있다.

셀프 쿠킹을 통해 남이 만들어주는 음식 섭취를 최대한 줄이면 엠티 칼로리와 '숨은 당분'의 위험 요소를 최소화할 수 있다. '숨은 당분'이란 재료 자체 혹은 요리 과정에서 다량 함유되지만 외관상으로는 식별되지 않아 부지불식간에 섭취함으로써 우리 몸을 망쳐버리는 불량 당분들을 뜻한다. 토마토케첩, 바비큐 소스, 샐러드 드레싱, 과일 요구르트 등은 물론 심지어 골뱅이 통조림, 오징어 안주, 말린 과일, 효소 장아찌, 시판 밑반찬, 고추장, 과일주스에 이르기까지 거의 대부분의 시판 음식에는 숨은 당분이 있다고 봐야 한다.

고추장의 경우 '노 슈거 프로젝트 2090'에서 섭취 금지 품목에 해당되는데 이는 고추장 안에 정제 밀가루, 쌀가루는 물론 설탕과 물엿 등이 포함되어 있기 때문이다. 따라서 매운 맛을 좋아한다면 고추장이 아니라 고춧가루 혹은 당분 함량이 상대적으로 낮은 스리라차sriracha 소스나 당분 함량이 적은 종류의 핫소스를 활용하는 편이 훨씬 안전하다. 또한 번데기와 골뱅이, 참치 통조림 등도 음식의 조미 국물에는 백설탕과 정제염, 식물성 유지가 들어 있기 때문에 반드시 물에 여러 번 헹군 뒤 먹어야 한다.

결국 정체 모를 재료와 소스로 범벅된 가공식품과 맛집 음식의 유혹에서 벗어나려면 바쁜 일과를 쪼개서라도 시간과 노력을 조금만 더 투자해 셀프 쿠킹을 하는 수밖에 없다. 처음엔 귀찮고 힘들겠지만 맛보다 건강에 중점을 둔 독자적인 요리법 몇 가지만 익혀둔다면 큰 보람을 느끼게 될 것이다.

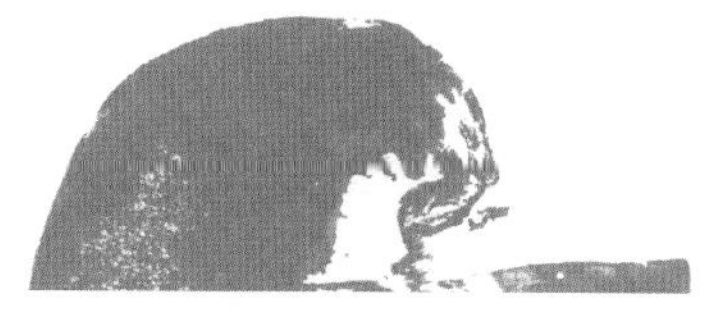

3. '노 슈거 프로젝트 2090' 2단계 : 슈거리스 sugar-less

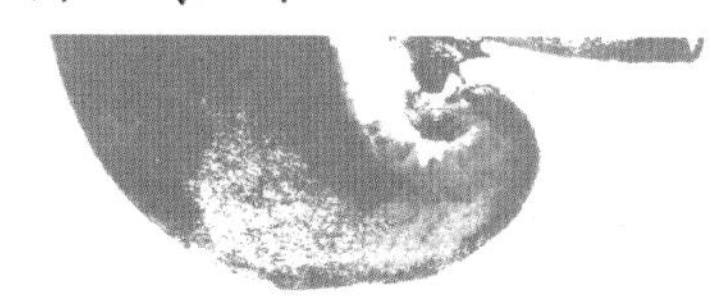

주요 일과

기상 → 화장실 → 속옷만 입은 상태에서 체중, 허리둘레 측정 → 기록 → 레몬 워터를 마신다 → 단백질/단백질+야채로 아침식사 → 음식일지 기록 → 출근, 가사 등 업무 → 점심식사 → 음식일지 기록 → 업무 → 저녁식사(배가 안 고프면 단식)+음식일지 기록 → 여가, 취침 ⇒ 목표 체중 달성 시까지 반복

1단계를 통해 슈거 디톡스를 마치고 나면 어느 정도 이러한 생활 패턴에 익숙해지기 시작한다. 하지만 누구에게나 눈물 날 정도로 힘든 부분은 있기 마련이다. 남편은 '노 슈거 프로젝트 2090'을 실천하고 10kg을 감량했지만 신맛을 싫어하는지라 레몬 워터 마시는 것이 가장 괴롭다고 한다. 하지만 무엇이든 그 이유를 이해하고 나면 아무

리 힘든 일도 보다 쉽게 이겨낼 수 있다.

우리 몸은 pH균형이 맞아야 정상적인 신체 기능을 유지하게 되는데 pH0~14 중 pH7.0을 중성으로 봤을 때 그 미만이면 산성, 초과면 알칼리성으로 분류된다. 물은 pH7.0에 매우 근접한 수치로 중성인 반면 대부분의 곡물과 육류, 가공 유지로 만들어진 인스턴트 식품은 산성이고, 대부분의 야채와 레몬 같은 시트러스citrus 계열의 과일은 대표적인 알칼리성 음식이다.

인체는 pH7.35~7.45 정도의 약弱알칼리성으로 유지되는 것이 가장 이상적이다. 이 균형이 깨질 경우 몸에는 즉각 이상 신호가 나타나는데, 흔히 볼 수 있는 요도염부터 관절염, 소화기 장애 등 많은 질환들이 이와 관련되어 있다는 것이 중론이다. 결과적으로 '노 슈거 프로젝트 2090' 식단의 주역인 동물성 단백질은 대부분 산성 음식이며 특히 야채를 못 먹는 1단계에서의 산성도는 더욱 더 증가할 수밖에 없으므로 알칼리성이 매우 높으면서 당분이 거의 없는 레몬 워터로 pH 균형을 맞춰줘야 하는 것이다.

하지만 모든 레몬 워터가 같은 것은 아니다. 레몬 워터의 경우 '절대' 시판 음료로는 안 되고 집에서 직접 끓인 1~2컵의 생수에 반으로 자른 레몬 즙을 짜 넣은 것을 마셔야 한다. 시판되는 레몬 워터에는 반드시 인공 감미료가 들어 있기 때문이다. 아울러 하루에 섭취하는 레몬의 양도 무조건 많이 먹는 것이 아니라 적당한 섭취량을 준수하는 것이 중요하다.

1단계의 핵심이 '슈거 디톡스'라면 2단계는 '슈거리스'를 확립하는 단계다. 당분을 최대한 '적게' 섭취해 불필요한 당분이 '없는 상태'로 유지해간다는 뜻이다. 앞서 언급했듯 2단계가 1단계와 가장

2단계	세부 사항	비 고
특징	당분 1일 20g 제한 비타민, 무기질 등 영양소 공급	당도 높은 야채 최대한 자제
목표 체중	(BMI 정상 범위 최저치 체중)~ (BMI 정상 범위 최고치 체중-5kg)	BMI=체중(kg)÷키(m²) (p121쪽 참조)
기간	목표 체중 달성 시까지	단백질:단백질+야채=격일로 진행
운동	걷기, 조깅 등 가벼운 유산소 운동 가벼운 근육 운동(요가, 웨이트트레이닝)	개인 에너지 수준에 비례하되 무리한 운동 자제
신체 변화	살이 지속적으로 빠짐(정체기 가능성)	변비에 주의
주의점	먹는 양, 칼로리를 무리하게 줄이지 않음	피부염 등 주의

크게 다른 점은 바로 야채가 등장한다는 것이다. 5일간 동물성 단백질만 먹으면서 케토시스 상태로 바뀐 신체 시스템은 체중 감량이라는 확실한 효과를 보여준다. 하지만 동물성 단백질만으로는 식이섬유, 비타민, 무기질 등의 영양소가 결핍될 가능성이 높기 때문에 2단계에서는 당분을 엄격히 제한하면서도 비타민과 미네랄 등 영양소를 충실히 채워주는 작업을 해야 한다. 이때 주역으로 등장하는 것이 바로 상대적으로 당분은 낮고 영양소는 풍부한 야채다.

1단계 시작 후 3일 정도가 지나면 평소에 야채를 싫어하던 사람마저도 야채가 그리워진다. 수년간 직접 몸으로 체험해본 결과, 단백질만 먹는 날과 단백질과 야채를 함께 먹는 날의 가장 뚜렷한 차이점은 에너지 수준인데 아마도 이런 점이 큰 작용을 하는 것으로 보인다.

어려서부터 식사량이 많았던 나는 '노 슈거 프로젝트 2090'을 시행하는 중에도 식사량이 결코 줄지 않았다. 회사에서는 예능본부 여자 PD들의 정기 모임이 있는데 다들 꽤 잘 먹는 편이다. 그중에서도 나는 유난히 잘 먹는 축에 속하는데 혼자 스테이크 3인분까지 먹는 걸 보면 다들 놀라서 그저 물끄러미 바라보고만 있을 정도다. 이렇게 잘 먹어대지만 스테이크 3인분만 먹는 것보다는 스테이크 1인분과 쌈채소 한 접시를 함께 먹는 것이 기력, 즉 에너지 수준을 한결 높이는 방법임을 내 몸으로 느끼곤 한다. 비록 여리고 약해 보이는 채소들이지만 그 안에는 이렇듯 뛰어난 효능이 있다.

2단계가 시작되면 '단백질 → 단백질+야채 → 단백질 → 단백질+야채'와 같은 사이클로 식사를 하게 되어 메뉴의 선택 폭이 넓어진다. 하지만 기간이 정해져 있는 1단계와 달리 목표 체중까지 얼마나 걸릴지 모르는 상황이기 때문에 반드시 '목표 체중'을 설정하고 끈기 있게 달려가는 것이 필요하다.

그렇다면 나의 목표 체중은 어떻게 계산하면 될까? 목표로 설정하는 적정 체중에 대한 기준은 다양하겠지만 일반 의료 기관에서 비만의 척도로 사용되고 있는 체질량 지수를 활용하는 것이 무난해 보인다. 이에 대한 설명은 앞에서 잠깐 했지만 다시 한번 복습해보자. 내 남편의 경우 '노 슈거 프로젝트 2090' 실시 직전 몸무게는 88kg, 키는 181cm였다.

남편의 BMI = 88 ÷ (1.81 × 1.81) = 26.9(과체중)

↓

〈BMI 정상범위 18.5~24.9를 기준으로 역산〉

정상 BMI 최저치 18.5 → 60.6kg(18.5 × (1.81 × 1.81))

정상 BMI 최고치 24.9 → 81.9kg(24.9 × (1.81 × 1.81))

↓

목표치 = 정상 BMI 최저치~(정상 BMI 최고치−5Kg)

= 60.6(약 61)~76.9kg(약 77kg)

위에서 보듯 본인의 체중과 신장을 기준으로 BMI 정상 범위 최저치와 최고치에서 5kg을 뺀 수치 사이를 목표치로 설정하면 되는데, 최고치에서 5kg을 빼는 이유는 염분 과다섭취 등으로 유발되는 수분 무게와 잠깐 방심할 때 늘어날 수 있는 체중, 운동을 통해 증가할 근육의 무게 등을 고려하기 때문이다. 보통의 경우 염분 섭취 정도에 따라 하루에 1~1.5kg의 몸무게가 늘어날 수 있다. 또 1, 2단계를 충실히 실행하여 건강한 몸이 되면 3단계로 넘어가 운동을 할 경우 근육이 잘 붙는데, 증가 가능한 근육 무게를 미리 계산해두는 것이 좋다.

이렇게 목표 체중을 설정하고 나면 격일로 단백질, 단백질+야채 조합의 식단을 끈기 있게 이어나가면 된다. 개인차는 있지만 대부분은 2단계 실천 기간 동안 매일 최소한 0.1kg 이상의 체중 감량을 경험할 수 있다. 물론 호르몬 변화, 염분 섭취, 식사량에 따라 어떤 경우에는 체중이 살짝 늘어날 때도 있고 며칠 혹은 몇 주의 정체기가 올 수도 있는데, 이럴 때는 너무 조바심 내지 말고 운동량을 조금 늘려보거나 잠시 1단계 단백질 식단을 이틀 정도 실천해보는 것이 좋다. 1단계에서는 가급적 운동을 자제하고 휴식을 취하는 것이 중요하지만 2단계부터는 걷기, 조깅 등 가벼운 유산소 운동을 하는 것이 좋은데, 이는 야채 섭취를 하면서 확연히 기력이 붙기 때문이다. 경험상 꼭 체육관에 가서 러닝머신 위를 걷거나 뛸 필요 없이 공원이나 박물관, 쇼핑센터 등을 걷는다든지 가까운 거리는 교통수단을 이용하기보다 의도적으로 걷는 등 생활 속에서 자연스럽게 실천하는 것이 효과가 좋았다.

1단계에서는 단백질 위주로만 섭취하기 때문에 개인에 따라 변비가 생길 가능성이 있다. 나 또한 케토시스 초기 단계에서 가장 난감했던 것이 바로 변비였다. 지인들이나 남편의 경우 같은 식이요법을 하면서 변비 증상을 딱히 겪지 않았는데 왜 나만 이런가 싶어 속상하기도 했지만, 이런 사실만 보더라도 인간의 몸은 공장에서 똑같이 찍어져 나온 물건이 아니라 하나하나 너무도 다른 유기체란 생각에 내 몸에 대해 관심과 애정을 더 갖게 되었다.

사실 주위를 둘러보면 변비로 고생하면서도 그것을 딱히 병이라 여기며 살아가는 사람은 많지 않아 보인다. 하지만 식이요법을 공부하면서 변비는 반드시 고쳐야 할 병이라는 것을 알게 되었고 어떻게 하면 약물이나 설사를 유발하는 음식을 먹지 않고 자연스럽게 고칠 수 있을지 특별한 관심을 갖게 되었다. 최근 읽고 있는 미국 전문가의 책에 따르면 인체가 정상적으로 가동하는 경우 배변 횟수는 하루에 2회라고 하는데 그렇게 따지면 의외로 많은 사람은 경미할지언정 변비를 앓고 있는 상태라고 볼 수 있을 것이다. 과일 디톡스와 단식을 역설한 독일의 아놀드 에레트Arnold Ehret박사 또한 모든 병의 근원을 몸에 쌓인 찌꺼기, 즉 변비로 간주할 정도로 변비는 건강의 가장 중요한 지표이자 중심축이다. 우리의 일반적인 생각과 달리 미국 등 서구에서는 전문가의 시술에 의한 정기적인 장청소나 관장을 권장하고 있고 슈퍼마켓에 가면 개인이 간단하게 시술할 수 있는 관장용 키트들도 판매되고 있다.

2단계부터는 야채를 충분히 먹을 수 있기 때문에 큰 문제가 없지만, 처음 5일간은 단백질만 섭취하기 때문에 식이섬유와 기름기가 부족해 변비가 시작되고 이것이 2단계 초기까지 도미노 효과처럼 이어질 수 있다. 나의 경우 뒤캉 다이어트를 시작한 지 3일째부터 변비 증상이 나타났다. 결국 부작용이 가장 적다는 차전차 껍질을 물에 타서 마시기도 했지만 이것마저도 장내 수분을 빨아들인 채 며칠간 뱃속에 남아 있어 편하지 않았다. 지금은 올바른 식이요법과 노하우를 통해 변비 증상이 사라졌는데, 그 비결은 바로 아마씨 가루와 괄약근 운동이었다.

'노 슈거 프로젝트 2090'를 실천하면서 애용하고 있는 식재료 중 하나인 아마씨 가루는 오메가3 지방산과 식이섬유가 다량 함유된 슈퍼 푸드로 서구에서는 각광받는 식품이다. 아마씨는 열과 빛에 노출되면 쉽게 변질되는 경향이 있으므로 유통기한, 보관 방법에 각별한 주의를 기울여야 하고 절대적으로 신뢰가 있는 브랜드의 것만을 구입해야 한다.

125쪽의 표는 내가 먹는 아마씨 가루의 영양성분 분석표를 참고한 것이다. 하루 두 숟가락 속에 들어있는 주요 영양소의 양(g)과 2,000kcal 식단을 기준으로 한 일일권장량 대비 비율(%)을 표시한 것인데 한눈에도 '노 슈거 프로젝트 2090' 아군으로서의 자격이 있다는 것을 알 수 있다. 특히 식이섬유 양과 오메가3:오메가6 지방산의 비율을 보면 '노 슈거 프로젝트 2090'의 이상적인 식재료로서 아마씨 가루의 장점을 잘 알 수 있다.

통상적으로 변비뿐 아니라 과민성 대장증후군, 심혈관계 질환, 골다공증을 예방하고, 콜레스테롤 수치 조정, 고혈압 완화, 유방암 예방, 신장 기능 강화 등 폭넓은 범위의 질환에 효과적이라 알려져 있는 아마씨 가루는 아마씨를 갈아서 가루 형태로 만든 것인데, 하루에 한두 숟가락 정도 셰이크에 넣어 먹었더니 변비가 감쪽같이 사라져버렸다. 더 놀라운 것은 프룬 주스, 차전차 껍질의 경우처럼 가스가 차거나 설사 형태로 배변이 되는 부작용이 전혀 없고, 상당 기간 섭취를 하지 않아도 한 번 먹으면 그 효과가 매우 즉각적으로 나타났다. 다만 집중적으로 지방을 연소시켜 체중 감량을 달성해야 하는 1, 2단계에서는 섭취를 금하고, 3단계부터는 부작용이 특별히 없는 경우에 한해 적당량 꾸준히 섭취하길 권한다. 민감한 사람의 경우에는 헛배, 설사 등의 증상이 나타날 수 있고, 혈당 저하제, 과대망상증, 혈액 희석제 등의 약물을 복용하고 있는 환자들의 경우 반드시 의사와 사전에 상의하고 먹어야 아마씨 가루의 부작용을 미연에 방지할 수 있다. 앞에서도 언급했지만 아마씨 가루에 대해서도 '남에게 좋은 음식이 나에겐 독이 될 수 있다'는 '노 슈거 프로젝트 2090'의 황금률을 잊지 말고 반드시 체크하는 것이 좋을 것이다.

한편 아마씨 가루와 달리 1단계부터 변비 퇴마술로 활용할 수 있는 방법은 괄약근 운동이다. 괄약근 운동이 건강에 좋다는 말은 어려서부터 수없이 들어왔지만 꾸준히 해본 적은 없었다. 하지만 변비

아마씨 가루(2tsp=15g)의 영양성분 분석표

영양소	함유량(하루 권장 섭취량 대비 %)
지방	6g(9%)
포화 지방	0g(0%)
탄수화물	5g(16%)
식이섬유	4g(16%)
당분	1g
단백질	3g(6%)
칼슘	35mg(4%)
오메가3 지방산	3g
오메가6 지방산	1g

를 고칠 수 있는 방법을 열심히 찾아 헤매던 중 시험 삼아 매일매일 취침 전후 500번씩 해보니 즉각적이고 확실한 효과를 느끼게 되었다. 500번이 힘들다면 처음엔 10회씩 3세트를 아침저녁 또는 잠자기 직전과 기상 직후에 실시해봐도 좋다. 몇 번만 해도 배에 미꾸라지 한 마리가 들어있는 것처럼 장이 꿈틀꿈틀대는 것이 느껴지고 결과는 언제나 해피엔딩이다. 경험상 변비는 장시간 비행기를 타고 해외를 가는 경우나 앉아 있지 못하고 장시간 서서 작업을 하는 경우에 악화되기 쉬우므로 이런 상황이 예상될 때에는 의도적으로라도 더 열심히 괄약근 운동을 하면 좋은 결과가 있을 것이다.

　매우 드물긴 하지만 위의 두 가지 방법도 정 안 통한다면 약국에서 파는 관장제를 사용해볼 수도 있다. 단, 이것은 어디까지나 최후의 방법으로 추천하는 것이다.

급격한 식단 변화를 통한 식이요법의 경우 가장 주의해야 할 것은 피부염이다. 앞에서 케토제닉 다이어트의 불청객이 될 수 있는 색소성 양진에 대해 이야기했지만 남자보다 여자들이 상대적으로 더 취약한 피부염에 대해 다시 한번 짚고 넘어갈 필요가 있다.

몇 년 전부터 채식주의자임을 공개적으로 선언한 유명 여가수는 본격적인 채식 위주 식단으로 바꾸면서 두드러기가 난 자신의 팔뚝 사진을 SNS에 올려 화제가 되기도 했는데 이와 비슷하게 효소 요법을 이용한 한방 다이어트의 경우에도 급성 피부염이 부작용으로 동반되는 경우가 있다. 다이어트와 피부염이 짝을 이루어 다니는 이유는 기존의 신진대사 체계가 급격히 바뀌면서 일시적으로 면역력이 약해질 때 가장 민감하게 반응하는 것이 피부이기 때문이다. 나의 경우 케토제닉 다이어트를 하면서 기대 이상 많은 것을 얻었지만 단 한 가지 원치 않는 결과는 피부염이었다. 따라서 급격한 식단 변화를 통한 다이어트를 시작하면서 피부염의 징조가 보이기 시작한다면 다음 사항에 따라 침착하고 신속하게 대처하길 권한다.

---

1. 식이요법 초창기에는 평소 민감하게 반응했던 음식을 절대 먹지 않는다(예: 커피, 갑각류, 영양제 등).
2. 피부염의 조짐이 보일 시 즉각 전문의의 진료를 받는다.
3. 병명이 밝혀지면 처방에 충실히 따르며 최대한 단기간에 완치되도록 한다.
4. 한방 요법보다는 양방 치료법을 권한다.
5. 마찰이 많은 의류 착용이나 운동을 피한다.

6. 열이나 햇볕에 피부가 노출되지 않도록 주의한다.

7. 샤워는 미지근한 물과 거품을 이용하여 가능한 한 짧은 시간 내
   에 마친다.

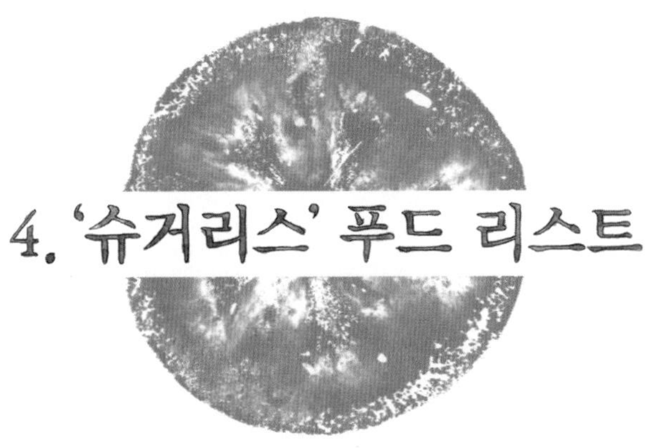

4. '슈거리스' 푸드 리스트

그렇다면 2단계 식단에 사용될 음식에는 어떤 것이 있을까? '노 슈거 프로젝트 2090' 2단계 식단을 보면 갑자기 호텔 뷔페식이 된 기분이 든다. 1단계에서의 단백질 음식에 야채, 해조류만 추가했을 뿐인데 식탁이 이렇게 풍성해지다니! 하지만 아무 야채나 맘껏 먹을 수 있다고 생각해서 그렇게 하다 보면 당분 과다섭취로 정체기가 오거나 체중이 늘 수 있다.

야채 선택 방법은 의외로 간단하다. 일반적으로 흰색, 녹색 등 한색 계열 야채의 당분 함량은 노란색, 빨간색 등 난색 계열의 야채보다 낮다. 좀 아리송한 경우에는 앞에서 소개했던 식품 영양성분표를 통한 당분 함량과 당 지수 및 당 부하 지수를 검색하면 좋은 참고가 된다. 129페이지 하단의 표는 야채임에도 당분과 전분 함량이 높아 가급적 섭취를 자제하는 것이 좋은 감자의 영양분석 비교표다.

'슈거리스' 푸드 리스트

2단계	허용 음식	금지 음식	기타
음식	1. 육류: 1단계 육류＋저지방 햄 2. 해산물/어패류: 1단계와 동일 3. 난류: 1단계와 동일 (노른자는 하루 1개 이하) 4. 우유, 유제품류: 1단계와 동일 5. 채소류: 한색 채소 위주(파, 양파, 마늘 포함), 난색 야채(단호박, 파프리카, 토마토 포함), 버섯류, 곤약, 연근 등 6. 해조류: 미역, 김, 톳, 우묵 가사리 등(염분 주의) 7. 유지류: 1단계와 동일 8. 조미료, 향신료: 1단계와 동일 9. 음료: 1단계＋야채즙, 커피(소량) 10. 주류: 소주, 브랜디, 위스키 등 증류주 매주 2회 이하 소량 11. 가공식품: 1단계＋야채 통조림(조미된 경우 반드시 세척) 12. 감미료: 1단계와 동일	· 두부, 두유, 팥 앙금, 콩나물, 숙주 등 콩류 · 모든 과일 · 옥수수, 감자, 고구마 등 전분 야채, 당근, 비트 등 고 당분 야채 · 소금, 고추장, 된장 · 설탕, 꿀, 정제당, 아가베 시럽, 메이플 시럽, 콘 시럽 등 정제 가공 감미료	· 양파, 마늘 당분 주의 · 주류는 2단계까지만이라도 최대한 자제 시도 · 난색 야채, 구근류는 소량섭취 · 야채즙의 경우 고형물에 비해 양을 가늠하기 어려우므로 주의해서 적정량만 섭취
요리 **(예)**	'노 슈거 프로젝트' 1단계 요리＋쇠고기 야채 불고기, 닭고기 야채 꼬치, 시금치 오믈렛, 단호박 수프, 야채즙, 미역국, 각종 나물, 쇠고기 무국, 새우·샐러리 샐러드, 파전(밀가루 없이), 야채 파이 등	1단계 금지 요리＋ 두부요리, 감자조림, 찐 고구마, 당근주스, 양념 갈비, 곱창전골, 고추장 김치찌개 등	*추천 요리법: 데치기, 삶기

감자의 영양분석 비교표

	탄수화물	당분	전분	당 부하 지수
감자(100g)	21.2g	1.2g	17.3g	13
흰 빵(100g)	50.6g	4.3g	40.6g	30
현미밥(100g)	23g	0.4g	극소량	22

앞의 표에서 알 수 있듯이 감자는 무기질 함량은 높다고 알려져 있지만 단순 당인 전분 비율이 높고 당 부하 지수도 13이나 되어 '노 슈거 프로젝트 2090' 식단에서는 환영받지 못하는 야채에 속한다. 야채이면서도 감자처럼 경고 식품으로 분류되는 것으로는 비트, 당근 등이 있는데, 전문가들마다 찬반 의견이 다르므로 양쪽 모두를 살핀 후 다수의 의견을 따르는 것이 좋다.

한편 우리가 섭취한 음식물은 몸에서 연소, 소화되면서 찌꺼기를 남기는데, 이 찌꺼기는 음식물 원재료들이 갖고 있는 성질에 따라 산성 혹은 알칼리성의 성질을 띤다. 이러한 물질들이 혈관, 타액 등에 남으면서 우리 몸은 산성 혹은 알칼리성이 되는데 이상적인 밸런스는 pH 7.35~7.45, 즉 약한 알칼리성이다. 다음의 표는 주요 식품별 알칼리성/산성도를 나타낸 것이다. 아군 역할을 하는 대부분의 음식들은 알칼리성으로 분류되지만 쇠고기, 생선, 계란 등 드물게 산성을 띠고 있는 음식도 있으므로 이들 음식을 섭취할 때 레몬, 스테비아, 야채 등 알칼리성 음식들과 함께 먹기를 권장한다.

주요 식품별 알칼리성/산성도

	알칼리성(확장, 팽창)	산성(수축)
음식	• **강 알칼리성**: 레몬, 스테비아, 시금치, 오이, 상추, 자몽, 아스파라거스, 파슬리, 허브, 올리브 오일 • **중 알칼리성**: 사과, 키위, 블루베리, 호박, 아몬드, 모유, 녹차 • **약 알칼리성**: 오렌지, 바나나, 파인애플, 아보카도, 토마토, 양배추, 두부, 퀴노아	• **강 산성**: 쇠고기, 인공 감미료, 초콜릿, 땅콩, 호두, 밀가루, 시판 제과 제품, 치즈, 아이스크림, 탄산음료 • **중 산성**: 백설탕, 흑설탕, 감자, 호두, 닭고기, 우유, 커피 • **약 산성**: 생선, 계란, 버터, 요구르트

어떤 기름과 감미료를 사용해야 할까?

'노 슈거 프로젝트 2090'에서 허용되는 조미용 유지류는 양질의 무염 버터, 발효 버터, 정제 버터인 기ghee 버터와 올리브 오일 정도다. 물론 경우에 따라 코코넛 오일, 아마씨 오일, 월넛 오일, 팜 쇼트닝 등도 요리에 이용될 수도 있지만 기본적으로는 앞에서 이야기한 유지류 위주로 사용할 것을 추천한다.

정제 버터인 기는 원래 인도 등지에서 사용되어온 것으로 연소점이 일반 버터보다 높아 튀김, 볶음 등에 적합한데 저밀도 콜레스테롤을 낮추는 효과가 있는 것으로 밝혀지면서 최근 미국 등지에서 많은 사랑을 받고 있다. 일반 버터에 비해 고린내가 강하고 워낙 질감이 물러서 제과, 제빵에서는 실패율이 높은 편이지만 특유의 풍미와 부드러운 질감, 연소점이 높기 때문에 요리 시 타거나 눌러 붙을 위험성이 적어 개인적으로는 일반 요리에서 가장 즐겨 사용하는 버터 중 하나다.

하지만 아무리 질이 좋다 해도 유지류를 과다섭취하는 것은 삼가야 한다. 특히 한국 가정 요리에서 거의 빠짐없이 들어가는 옥수수기름, 콩기름, 해바라기씨유, 참기름, 카놀라유 등 식물성 가공 유지는 지방산 구성 성분에 있어서 건강에 이롭지 못한 결과를 초래할 수 있으므로 아예 사용하지 않거나 최소량만 사용하도록 서구 전문가들은 권하고 있다. 최근에 미국 등을 중심으로 체내 축적률이 낮고 바로 바로 에너지원으로 전환되어 사용된다고 알려진 미디엄체인medium chain 지방산이 다량 함유된 코코넛 오일이 이들의 훌륭한 대체품으로 각광받고 있긴 하지만 불포화 지방산의 함유량을 결코 우습게 볼 수는 없으므로 지나친 섭취는 금물이다.

한편 '노 슈거 프로젝트 2090' 1단계는 최대 5일간 지속되기 때문에 단 것을 좋아하는 사람이라도 어느 정도는 참고 견딜 수 있다. 하지만 장기간 지속되는 2단계 내내 단맛을 아예 포기하고 사는 것은 불가능한 일이라서, 가끔은 '설탕이 들어간 디저트를 한 입만이라도 먹으면 안 될까? 아니면 적어도 일주일에 한 번, 아니 한 달에 한 번만이라도?' 하는 유혹이 엄습하곤 할 것이다. 하지만 답은 '절대, 절대, 절대 금지!'다. 3단계로 가면 일반 자유식을 할 수 있는 날이 있으므로 일주일에 1~2회 정도는 소문난 디저트 가게의 아이스크림이나 조각 케이크를 맛볼 수 있지만, 2단계 실천 기간까지는 섭취하지 않는 것이 좋다.

이유는 간단하다. 백설탕(100g)의 경우 당분은 99.9g, 당 부하 지수는 무려 70에 해당한다. 또한 칼슘, 마그네슘 섭취를 방해하고 크로뮴(크롬) 부족증을 유발하며 비만, 알레르기, 충치, 관절염, 생리통, 신장 결석 유발 등 건강에 있어 악역을 담당하는 데다 섭취하면 할수록 뇌의 특정 부위를 활성화시켜 마약과 같은 중독성을 유발하기 때문에 '노 슈거 프로젝트 2090' 식단에서 반드시 축출해야 하는 대상이다. 백설탕뿐만 아니라 건강식품으로 잘못 알려진 아가베 시럽, 메이플 시럽, 꿀, 나아가 최근 정부 기관에서도 과다섭취를 경고한 콘 시럽, 물엿 또한 '노 슈거 프로젝트 2090' 식단 퇴출 1순위에 올라있는 감미료들이다. 다음은 대표적인 시판 감미료와 소스에 포함된 당분의 양이다.

시판 감미료 및 소스에 포함된 당분의 양(TSP=테이블 스푼)

	백설탕	흑설탕	꿀	아가베 시럽	콘 시럽	메이플 시럽
g/TSP*	8	6	17	16	6	12

케첩	마요네즈	허니 머스터드	테리야끼	파스타용 토마토 소스	바비큐 소스	파스타용 크림 소스
4	1	3.5	7.5	6.5 (1/2컵)	4.5	1 (1/2컵)

하지만 평생 단맛을 포기해야 한다면 나 또한 '노 슈거 프로젝트 2090'을 지금까지 지속할 수 없었을 것이다. 딱히 단맛이라기보다는 유제품 디저트를 유난히 좋아하는 나의 경우, 일반 감미료가 섭취 불가 항목이 되어버리자 대체 감미료를 찾아내는 것이 무엇보다 절실해졌다.

이때 구세주처럼 나타난 것이 스테비아와 라칸토, 자일리톨 삼총사였다. 먼저 '노 슈거 프로젝트 2090'이 공식적으로 인정하는 감미료 중의 감미료, 감미료의 여왕은 바로 스테비아다. 수천 년 전부터 남미 원주민들이 사용해온 스테비아는 100% 천연 허브 추출 감미료로 칼로리와 당분은 실질적으로 제로이고 매우 강한 알칼리성을 띠며 충치 예방에도 좋은 효능이 있는 것으로 알려져 있다. 잎의 형태인 스테비아 허브를 분말, 액상 형태로 개발한 것은 모두 일본인들이었는데 아스파르탐, 스플렌다^{splenda}와 같은 인공 감미료가 갖고 있을 법한 부작용의 염려가 전혀 없어 최근에는 농법에도 응용되고 있다. 만일 이 세상에 스테비아가 존재하지 않았더라면 나의 식이요법은 식단 구성과 요리 면에서 굉장히 지루하고 실천하기 힘들어졌을 것이다. 나의 경우에는 아이허브닷컴www.iherb.com을 통해서 검증된 브랜드의 스테비아 제품만 까다롭게 선택하여 사용하고 있는데 제조사에 따라 약간 씁쓸한 뒷맛의 정도에 차이가 날 수 있다.

스테비아는 유제품, 과일, 음료 등을 함께 했을 때, 맛과 조리면에서 궁합이 잘 맞고 내열성도 있어 제과나 디저트 요리에도 사용할 수 있지만, 백설탕과 달리 부풀어 오르는 성질은 없어서 제과, 제빵 조리 시엔 실패할 가능성이 높다.

스테비아와 함께 추천할 수 있는 또 하나의 100% 천연 감미료는 일본에서 개발된 라칸토다. 소금, 간장 위주의 한국 음식과 달리 거의 모든 일본 요리에는 설탕이 사용된다. 그래서인지 건강 장수국으로 알려졌음에도 일본에는 당뇨병을 앓고 있거나 당뇨 예비군으로 구분되는 잠재 환자수가 무려 2,300만 명에 달한다고 한다.

평균적으로 우리보다 적게 먹는 경향이 있을 뿐이지 점심 메뉴만 예를 들더라도 가장 일반적인 메뉴는 오니기리(주먹밥), 덮밥, 돈가스, 면, 스시 종류다. 또한 미국에도 진출하지 않는다는 까다로운 프랑스 제과 장인들의 지점이 일본에는 하나씩 있을 정도로 일본인은 남녀노소를 막론하고 케이크, 빵, 빙과, 초콜릿, 사탕 등 단 것에 대한 애정이 매우 높다.

재배 조건이 매우 까다로워 중국 본토 구이린桂林이라는 곳에 전문 공장을 설립하여 소량 생산하고 있는 라칸토는 '나한'이라는 나무 열매의 추출물인데 주성분은 당 알코올의 일종인 에리스리톨erythritol이다. 원산지인 중국 광시廣西 지방에서 라칸토는 예로부터 '장수 열매'로 불렸는데 타 지역에서는 지위가 아주 높은 왕족들마저도 먹기 어려운 음

백설탕과 천연 감미료 비교

1g	백설탕	스테비아	라칸토	자일리톨
칼로리 (cal)	4	0	0.2	2.4
당분(g)	1	0	0	0
당도(%)	100	1200	80	100
당 부하 지수	28	0	0	8
부작용 (과용시)	대사증후군, 당뇨 퇴행성 질환	×	×	복부 가스, 설사
주용도	모두	일반 요리, 음료, 디저트, 제과/제빵 일부	일반 요리, 음료, 디저트, 제과/제빵 일부	일반 요리, 음료, 디저트, 제과/제빵 대부분

식이었다고 한다.

　당분이 발효되는 과정에서 얻어지는 당 알코올은 설탕의 단맛은 살아 있지만 칼로리와 당분 함량이 실질적으로 제로에 가까워 오랫동안 백설탕의 대체품으로 사용되었는데, 특히 당뇨 환자들을 위한 식품에 활용되어왔다. 당 알코올에는 여러 종류가 있는데 모양이 백설탕과 가장 흡사해 많이 사용되면서 일반인에게 널리 알려진 자일리톨을 비롯해 몰티톨, 소르비톨sorbitol, 에리스리톨 등이 있다. 이러한 당 알코올의 이름들은 시판 가공품, 특히 검 등의 포장 라벨 뒷면에서 종종 볼 수 있는데, 이들이 설탕 대용으로 당뇨 환자들을 위해 사용되어온 가장 큰 이유로는 설탕의 단맛은 갖고 있는 반면 혈관으로 배출, 흡수되는 당분의 양과 칼로리가 적어 혈당 상승 측면에서 보다 유리하고 충치를 유발하지 않기 때문이다. 특히 에리스리톨의 경우 다른 당 알코올들과 달리 소장에서 완전히 흡수되긴 하지만 혈관이 아닌 소변으로 모두 배출되기 때문에 실질적으로는 당분이 거의 제로에 가깝다. 라칸토가 각광받는 이유 또한 이러한 에리스리톨이 주성분이기 때문이다.

라칸토의 경우 원재료의 희소성으로 인해 스테비아보다 높은 가격이 다소 부담이 될 수도 있지만 씁쓸한 뒷맛 없이 일반 요리, 베이킹 등에 폭넓게 사용할 수 있다는 장점이 있다. 다만 스테비아와 마찬가지로 제과 제빵 시 보습작용을 통해 부풀어오르는 효과를 거두기가 다소 힘들기 때문에 이런 조리법에는 어울리지 않는다. 당분 제로, 칼로리 제로, 부작용 제로에 가까운 이들 천연 감미료 삼총사는 절대적인 필수 아이템이니 갖춰놓도록 하자.

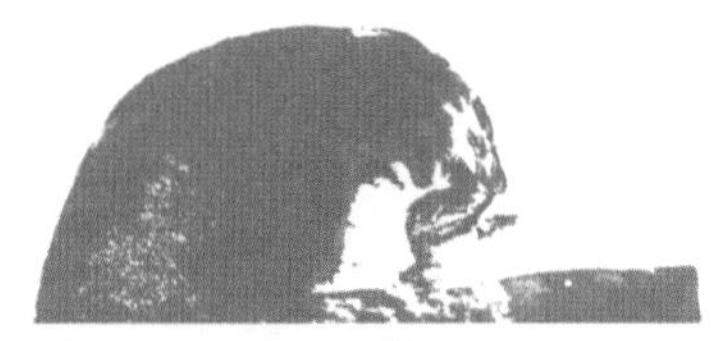

5. '노 슈거 프로젝트 2090' 3단계
: 노 슈거 2090

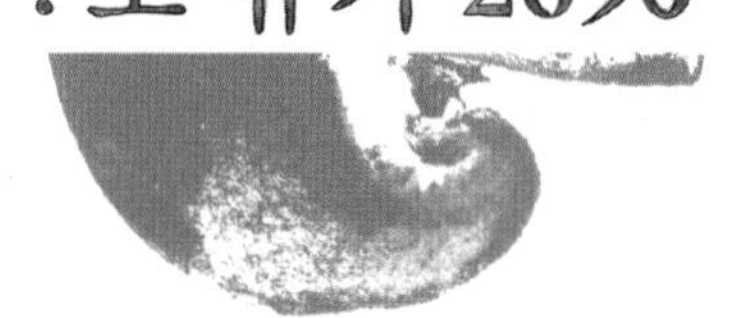

주요 일과

기상 → 화장실 → 속옷만 입은 상태에서 체중, 허리둘레 측정 → 기록 → 레몬 워터를 마신다 → 아침 식사 → 음식일지 기록 → 출근 등 업무 → 점심 → 음식일지 기록 → 업무 → 저녁 (배가 안 고프면 단식) → 음식일지 기록 → 여가 및 취침

1단계인 슈거 디톡스는 5일간, 2단계인 슈거리스는 목표 체중에 도달할 때까지 진행되는데, 마지막 3단계는 본인의 의지만 있다면 '평생' 지속하는 것이 바람직하다. 3단계의 슬로건을 '노 슈거 2090'으로 정한 이유는 매일 당분 섭취량을 20g으로 제한하면 90세까지 청년처럼 건강하게 살 수 있다는 믿음을 다시 한번 마음속에 영원히 각인하고자 하는 의도에서였다.

　　물론 1일에 20g이라는 당분 섭취량은 전문 의료 기관 등에서 권장하는 것에 비하면 매우 적은 양일 수도 있다. 실제로 수 년 전, 당질 제한 식이요법이 인기를 끌었던 일본의 경우에는 의사협회에서 매일 50g 이상의 당분을 섭취할 것을 권장하면서 해당 요법에 대한 불신감을 표하기도 했다. 아울러 앞서도 언급했던 메타볼릭 타이핑에 근거한다면 탄수화물형의 체질인 경우 20g이라는 당분을 섭취하다 보면 도리어 병이 생길지도 모른다. 한 아이돌 그룹의 A양은 피자 파이를 먹을 때 두세 조각을 겹쳐 한 번에 먹을 정도로 무엇이든 잘 먹는 편이라고 한다. 멋진 각선미 및 잘록한 허리 라인과는 도저히 매치되지 않는 모습이지만 인스턴트 탄수화물을 맘껏 먹어도 비만이 되지 않는 것이 그녀의 체질이다. 하지만 이런 특수한 경우는 많지 않다.

　　한편 "평생 하는 다이어트가 어디 있어? 말도 안 돼!"라며 책을 집어던지고 싶은 생각이 드는 독자도 있을 것이다. 이런 비난의 소지가 있음에도 평생 지속을 권유하는 가장 큰 이유는 '노 슈거 프로젝트 2090'의 기본 철학 및 효험에 있다. 다이어트는 곧 라이프스타일을 의미하기 때문에 바뀐 식단을 중심으로 시간관리, 셀프 쿠킹, 운동, 대인 관계 등 전반적인 생활방식 또한 바꾸지 않는다면 '노 슈거 프로젝트 2090'은 미완성이라는 믿음이 있기 때문이다.

　　살생금지라는 종교적 신념과 채식주의가 연결되어 있는 불교의 식이요법, 동물보호라는 사명 아래 동물성 식품 섭취를 거부하는 서구의 채식주의자vegetarian, 모세의 가르침에 따라 돼지, 새우 등 '불결한' 음식을 먹지 않는 유태인들. 이들에게 있어서 식이요법과 라이프스타일은 바늘과 실처럼 떼려야 뗄 수 없는 관계다. 더구나 몇 가지를 제외한 세상의 모든 음식을 마음껏 먹으면서 몸의 탈을 고쳐 주는 이 훌륭한 식이요법을 두고 굳이 몇 개월, 몇 년만 한 뒤 그만 둘 필요가 있을까 하는 의문이 든다. 아울러 병원비 대신 좋은 식자 재를 구입하여 식비에 조금 더 투자한다고 생각하고 '노 슈거 프로 젝트 2090'이 권장하는 식단을 실천한다면 그 혜택은 평생 되돌아올 것이다.

'노 슈거 2090' 과정의 핵심 포인트

3단계	세부 사항	비고
특징	당분 : 탄수화물 양 제한	당분 : 탄수화물 = 20 : 120, 20 : 150, 20 : 180 선택
목표 체중	2단계 목표 체중 유지	체중이 늘 경우 1, 2단계 잠시 복귀
기간	평생	결정은 자유/ 결과는 자기 책임
운동	유산소 3~4회/주 근육운동 2~3회/주	에너지 수준에 따라 결정 운동 종목은 자유
주의점	양, 칼로리를 무리하게 제한하지 않음 기본 영양제 섭취 가능 셀프 쿠킹	지속적인 마인드 콘트롤 전반적인 라이프 스타일 개선

1, 2단계를 거치면서 당분과 탄수화물의 양(g)을 굳이 계산하지 않는 이유는 단백질, 야채(하얗고 검푸른 한색 계열)에 포함된 이들의 양은 일반적으로 적기 때문이다. 하지만 3단계인 '노 슈거 2090'에 돌입하는 시점부터는 당분과 탄수화물의 양에 주의를 기울여야 한

다. 이 단계부터는 단백질, 야채와 더불어 견과류, 과일, 다크 초콜
릿, 치즈 등의 기호 식품, 나아가 제한된 횟수더라도 시판 가공 식
품, 일반식을 먹을 수 있기 때문이다.

물론 이런 음식들을 계획성 없이 무절제하게 섭취하기 시작하면
불량 탄수화물과 당분 과다섭취로 몸이 다시 망가질 수밖에 없고,
오랜 기간 동안 공을 들여 만들어온 '노 슈거 프로젝트 2090' 라이프
스타일이 사상누각沙上樓閣처럼 순식간에 무너져 식이요법 시작 전보
다 더 치명적인 부작용을 겪을 수 있다.

조사기관과 인종, 성별에 따라 차이는 있지만 일반적으로 인간
생존에 필요한 탄수화물 최소 섭취량은 1일에 20g 정도이고, 일상
적인 생활에서는 150g 정도가 권장량이다. 따라서 '탄수화물＝당
분+식이섬유'라는 일반적인 공식을 염두에 두면 '노 슈거 프로젝트
2090' 1, 2단계를 통해 달성한 이상적 체중을 유지하기 위해 당분은
1일 20g, 탄수화물은 1일 150g 정도의 수치를 기준으로 식단을 꾸
려가는 것이 이상적인 체중 유지와 건강 유지를 위해 필요하다.

3단계의 당분 20g과 탄수화물 150g의 공식은 다시 세 가지 유형
으로 나뉘는데, 어느 유형을 택할지 결정하기 전에 다음 페이지의
테스트를 먼저 해보자.

처음엔 다소 타이트한 유형①을 선택하더라도 시간이 흘러 점점
당분에 대한 자제력이 커지고 심신에 자신감이 생기면 유형 ②나 ③
으로 바꿔가는 등 3단계 안에서는 단계 간의 이동이 가능하다.

유형 ①은 1, 2단계를 성공리에 마쳤지만 당분과 탄수화물 중독
에서 심리적, 육체적으로 아직 완전히 해방되지 못한 상태의 실천자
들을 위한 것이다. 이런 유형의 사람들은 마음먹고 식이요법을 하는

3단계 개인별 식단 유형 선택 플랜

질문	O	X
나는 고혈당이(었)다.		
나는 고혈압이(었)다.		
나는 고지혈증이(었)다.		
나는 만성 피로 증세가 있(었)다.		
쌀밥, 빵, 면이 너무 먹고 싶다.		
쌀밥과 빵, 면을 먹은 후 식후 공복감이 있다.		
5kg이상 과체중이었던 적이 있다.		
과일, 디저트를 좋아한다.		
먹는 대로 살이 찌는 편이다.		
과식, 편식, 폭식하는 경향이 있다.		
변비, 설사, 과민 대장 증세가 있다.		
음식으로 스트레스를 푸는 경향이 있다.		

* 결과
O : 7〜12개 → 유형 ① (당분 : 탄수화물＝20g : 120g)
O : 4〜6개 → 유형 ② (당분 : 탄수화물＝20g : 150g)
O : 0〜3개 → 유형 ③ (당분 : 탄수화물＝20g : 180g)

기간에는 큰 문제가 없어 보이지만 조금만 방심하면 바로 당분 남용의 유혹에 빠질 수 있는 스타일이다. 따라서 평생 ①번 유형으로 남을 필요는 없지만 당분과 탄수화물 섭취량을 엄격히 제한하면서 서서히 적응할 필요가 있다. 유형 ①에서는 2단계 허용 음식과 더불어

'노 슈거 2090' 유형 ❶

	월	화	수	목	금	토	일
기본 식단	3단계	3단계	3단계	1단계	3단계	3단계+@	디톡스
추가 사항	2단계+ 과일/유제품 견과류	동일	동일	×	동일	동일	레몬 워터/그린 주스 쉐이크/그린 스무디
운동	유산소 근육	유산소 근육	유산소 근육	유산소 혹은 휴식	유산소 근육	유산소 근육	산책 혹은 휴식

* **1~3단계 공통 금지 음식**: 정제·인공 감미료, 곡물, 전분, 소금.

* **과일**: 딸기, 사과, 레몬, 키위, 자몽 추천 / 1일 섭취량은 사과의 경우 중간 사이즈 반 개, 딸기의 경우 1컵, 키위는 작은 것 2개 이하.

* **유제품**: 치즈의 경우 1일 40g 이하 섭취 = 슬라이스 치즈 한 장(20g) 기준으로 2장 / 리코타, 모차렐라 등 소프트 치즈보다 그뤼에르, 파머산 등 세미 하드 또는 하드 계열 치즈 추천 / 치즈, 생크림, 사우어 크림, 버터 등 유제품은 지방 양을 체크하면서 질 좋은 제품으로 적정량만 섭취.

* **견과류**: 아몬드, 호두 추천/잣, 땅콩은 지방 성분과 소화율, 알레르기 등을 고려해서 최대한 자제 / 1일 25g을 초과하지 않도록 각별히 주의.

* **기타**: 추가된 음식은 먹어도 된다는 뜻이지 매일 의무적으로 먹어야 한다거나 다량 섭취해도 된다는 뜻이 아니다.

* 과일, 유제품, 견과류는 당분, 지방 함유 면에 있어서 매우 민감한 음식들이므로 반드시 적당량을 합리적으로 섭취하는 습관이 중요하다.

추가된 과일, 치즈, 견과류의 경우에는 어디까지나 당분의 양을 체크하면서 적정량만 섭취하는 것이 중요하며 매일 의무적으로 먹을 필요는 없다.

마지막으로 매주 하루 정도는 위, 신장 등 우리 몸의 내장도 쉴 수 있도록 레몬 워터, 그린 주스나 그린 스무디, 허브 차, 쉐이크 등의 유동식으로 디톡스를 하는 시간을 갖는다. 단, 그린 주스나 그린 스무디의 경우 당분이 높은 당근, 토마토 등 난색 계열 야채나 바나

'노 슈거 2090' 유형 ❷

	월	화	수	목	금	*토	*일
기본 식단	3단계	3단계	3단계	1단계	3단계	3단계+@	디톡스
추가 사항	2단계+ 과일/유제품 견과류	동일	동일	×	동일	일반 자유식 (1회)	레몬 워터/야채즙 쉐이크/그린 스무디
운동	유산소 근육	유산소 근육	유산소 근육	유산소 혹은 휴식	유산소 근육	유산소 근육	산책 혹은 휴식

* 과일, 유제품, 견과류: 유형 ①과 같은 기준으로 하되, 탄수화물의 양만 150g으로 늘어난다.

나, 파인애플, 망고 같은 열대 과일은 금하고 오이, 샐러리, 케일, 시금치, 아스파라거스, 파슬리 같은 한색 계열의 야채와 당분 함량이 낮은 레몬, 자몽, 아보카도, 사과, 딸기 등을 섭취한다. 포인트는 이들 즙이나 스무디 등에 시판 가공 설탕, 꿀, 메이플 시럽 등 감미료는 절대 넣지 않는 것이니 꼭 기억하도록 하자. 흔히 셰이크라고 하면 '선식'을 떠올리는데 각종 곡물을 갈아 만든 일반적 의미의 선식 셰이크는 절대 금물이다.

유형 ②는 성공리에 1~2단계를 마치고 당분 중독성 재발의 큰 위험 없이 3단계로 넘어갈 수 있는 사람들이 해당된다. 과일, 유제품, 견과류 섭취와 디톡스에 있어서는 유형 ①과 같은 기준이 적용되는데 당분의 양은 20g으로 동일하고 탄수화물의 양만 150g으로 차이가 나므로 실질적으로는 당분이 거의 제로인 음식에 한하여 양

143

이 다소 늘어나는 효과라고 보면 된다.

예를 들자면 유형 ①에서 아보카도(당분: 탄수화물=0:12)를 한 개 먹었다면 유형 ②에서는 두 개를, 시금치(당분: 탄수화물=0:1)를 1컵 먹었다면 이것이 30컵으로 늘어나는 정도의 효과라고 보면 된다.

한편 유형 ②에서 일주일에 한 끼에 한해 그간 먹고 싶었던 일반 메뉴를 골라 죄의식 없이 먹을 수 있다. 사실 '노 슈거 프로젝트 2090'에 잘 적응한 상태라면 몸과 마음 모두 더이상 일반식을 원하지 않게 바뀌었을 가능성이 높다. 그럼에도 일반 자유식이 필요하다고 보는 이유는 인간은 사회적 동물이기 때문이다. 식이요법, 건강이 물론 최우선 순위이긴 하지만 가끔은 회식, 모임 등 인간관계 유지에 있어 음식으로 사교를 해야 하는 경우가 반드시 생기기 때문이다.

일반식의 경우 단품이어도 좋고 뷔페식이어도 좋지만 당분이 많은 음식을 과식 혹은 과음하지 않도록 주의를 기울이는 것이 좋다. 만일 당분을 과다섭취해버린 경우라면 다음날 섭취할 당분의 양에서 차감을 하는 방법을 써보도록 권한다.

다시 한번 강조하지만 일반 자유식의 경우, 메뉴 선택은 자유지만 고삐 풀린 망아지처럼 팥빙수 곱배기, 생크림 과일 케이크 한 판 등의 폭식을 하는 것은 금물이다. 내 경우에는 생크림 케이크, 수제 피자 등 한 번에 한 가지 메뉴만 정해 먹는 경우가 대부분이고 뷔페 혹은 코스 요리를 먹을 경우에는 먹는 음식들의 종류와 당분의 양을 어느 정도 염두에 두면서 같은 종류의 음식은 한 접시 이상 먹지 않는 것을 원칙으로 삼았다.

목표 체중을 달성했을 뿐 아니라 당분과 탄수화물 중독에서 해방되었다고 생각되면 유형 ③을 선택한다. 이 유형의 식단에서 유형

	월	화	수	목	금	토	*일
기본 식단	3단계	3단계	3단계+@	1단계	3단계	3단계	디톡스
추가 사항	2단계+ 과일/유제품 견과류	동일	일반 자유식 (1회)	×	동일	일반 자유식 (1회)	레몬 워터/야채즙/ 쉐이크/ 그린 스무디
운동	유산소 근육	동일	동일	유산소 혹은 휴식	유산소 근육	동일	산책 혹은 휴식

* 일반 자유식이 일주일 1회에서 2회로 늘어나지만, 이틀 연달아 배치하지 않도록 한다.

②와 다른 점은 일반 자유식 섭취일이 일주일에 1회에서 2회로 늘어났다는 것인데, 이때 주의해야 할 점은 일반 자유식을 이틀 연달아 배치하지 않는 것이다. 유형 ③의 사람들은 당분 중독성과 대사성 증후군의 위험도가 상대적으로 낮으므로 탄수화물 섭취량에 있어서는 비교적 너그러운 기준을 적용해도 된다. 하지만 '요요 다이어터'가 되지 않으려면 운동과 영양 섭취를 통해 체내 당분 수준을 유지하는 노력은 계속 필요하다.

이 유형의 경우, 과식, 폭식, 과음 등의 관리만 잘한다면 일반인들과 같은 식단으로 돌아가도 요요 현상 등의 큰 문제가 발생하지 않겠지만 당뇨, 고혈압 등 성인병, 대사성 질환, 치매, 관절염 등 퇴행성 질환, 우울증 예방에 좋은 식이요법을 굳이 마다할 이유는 없으므로 '노 슈거 프로젝트 2090' 식단을 계속 실천할 것을 권장하고 싶다.

이제까지 '노 슈거 프로젝트 2090'의 평생 유지 단계인 3단계를 유형별로 알아보았다. 나의 식이요법이 스파르타적인 느낌이 강하다는 것을 부정하고 싶지는 않지만, 3년째 이 요법을 실천 중인 내가 40대 중반 여성이라는 것을 감안하면 남녀 불문하고 충분히 실천 가능한 방식이다.

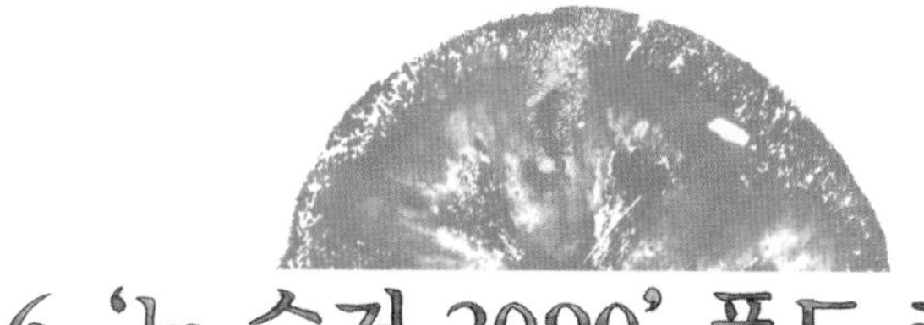

6. '노 슈거 2090' 푸드 리스트

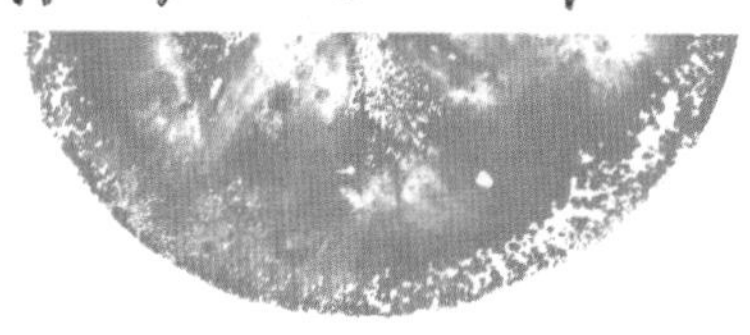

3단계에는 어떤 음식들이 포함되어 있을까? 지난 3년간 '노 슈거 프로젝트 2090'을 실천해오면서 신체적으로도 많은 변화를 겪었지만 무엇보다 가장 큰 소득은 진정한 의미에서 내 자신을 사랑하고 보살피는 방법을 배웠다는 것이다. 그리고 그 과정에서 가장 중요한 매개체는 바로 음식이었다. 흔히 말하는 주걱턱 느낌으로 약간 돌출된 턱선 때문인지 학창 시절부터 아줌마 소리를 듣곤 했지만, 도리어 마흔 중반에 들어선 지금은 아가씨 소리도 들으니 참 요지경 같은 일이다. 아마도 건강하고 날씬한 몸매와 피부가 한몫을 했으리라는 생각이다.

이제 '노 슈거 프로젝트 2090' 마지막 단계의 식단과 푸드 리스트를 통해 50대에도 언니, 아가씨 소리를 들을 수 있는 가능성을 한 단계 더 올려보자. 1, 2단계는 단백질, 야채 위주의 식단으로 구성되

'노 슈거 2090' 푸드 리스트

허용 음식	허용 정도	금지 음식	금지 정도
육류, 가금류	○	모든 곡류(옥수수 포함)	○
해산물, 해조류	○	전분성 야채, 열대 과일	○
야채	○	시판 가당 음료(캔커피, 탄산음료)	○
향신료, 천연 소스	○	콩류(콩나물 포함)	○
천연 감미료(스테비아, 라칸토, 자일리톨)	○	정제, 인공 감미료(설탕, 아스파르탐 등)	○
유지류(버터, 올리브 오일)	○	금지 재료 사용 조미료, 시판 소스	○
난류	○	시판 디저트(금지 재료 사용 품목)	○
물, 허브 티	○	시판 초콜릿(100% 카카오 사용은 일부 허용)	○
유제품	△	소금	○
견과류	△	인스턴트 식품	○
과일	△	과일주스	○
통조림	△	콩기름, 카놀라유, 참기름, 옥수수유, 식용유, 포도씨유, 땅콩 기름, 쇼트닝, 마가린, 해바라기씨유 등	○
주류 (소주, 위스키, 브랜디, 토닉)	△	주류 (맥주, 와인, 막걸리, 사케, 칵테일)	○
발효 콩류 (낫토, 청국장 분말)	△	야채즙	△
카페인 음료 (커피, 홍차)	△	고 당분 야채 (난색 계열)	△

* 위의 리스트는 기본적으로 허용/금지되는 음식들임(일반 자유식의 경우 예외).

* ○=매우 높음/ △=보통, 종류에 따라 다름.

기 때문에 신진대사 유형을 많이 고려하지 못한 상황으로 흘러갈 수 있지만, 3단계에 들어서면서부터는 섭취 가능한 음식의 종류가 다양해지므로 자신의 체질에 보다 더 적합한 유형의 식단을 만들어갈 수 있다.

1. 육류/가금류/어패류

3단계에서는 유형에 따라 일주일에 한두 끼는 일반 자유식을 먹을 수 있지만 절대 과식이나 폭식을 하지 않도록 주의한다. 숨은 당분과 엠티 칼로리가 함유된 일반 자유식을 과하게 먹으면 자칫 버릇이 되어 일반 자유식을 먹지 않는 날에도 정신적으로 해이해지는 등 악영향을 미칠 가능성이 있기 때문이다.

쇠고기의 경우 우리나라와 일본에서는 마블링이 많은 것이 상품으로 여겨져왔지만 다소 퍽퍽하더라도 최대한 기름기가 적고 담백한 부위의 고기가 '노 슈거 프로젝트 2090' 식단과는 맞는다. 나의 경우 목초를 먹여 키운 호주산 쇠고기만 먹는 편이다. 옥수수 사료, 약물 등을 먹여 비대하게 살찌운 소의 경우 그것들이 그대로 우리 몸에 전달되기 때문에 쇠고기의 경우 특히 원산지 및 사육 방식에 관심을 갖고 구입해야 한다.

2년 전, 프로그램 연출로 인해 3박 4일간 흑산도에 머무르면서 홍어, 우럭, 삼치, 가리비, 전복 등 갓 잡은 신선한 해산물을 맘껏 맛볼 수 있었다. 재료의 신선함도 신선함이지만 서울처럼 인공 조미료나 양념소스를 거의 쓰지 않는 현지 요리법 덕분에 재료의 맛을 더욱 잘 느낄 수 있었는데, 이처럼 신선하고 좋은 재료를 쓰면 그 맛을 자랑하고 싶어서라도 양념이나 조미료를 많이 넣지 않게 된다(밀튼 할아버지도 "저급한 재료를 쓰는 식당에서는 맛이 떨어지는 것을 감추기 위해 설탕, 소금 등 양념 간을 많이 하게 되는 거야"라는 말씀을 종종 하시곤 했다).

국가에서 권장하는 탄수화물, 단백질, 지방의 섭취 비율은 평균적으로 65:25:10 정도다. 하지만 '노 슈거 프로젝트 2090'에서는 동물성 단백질 섭취의 비율이 보다 높아진다. 그렇다면 단백질은 매일 얼마나 섭취하는 것이 이상적일까? 다음의 세 가지 계산법을 참고로 대략적이나마 매일 자신에게 필요한 단백질 섭취량을 계산해서 식단을 세우면 도움이 될 것이다. 한 가지 꼭 기억할 것은 당분 함유량이 낮은 동물성 식품도 과도하게 섭취하면 단백질이 당으로 전환되어 결국 지방으로 축적될 수 있으므로 적정량을 섭취하는 것이 필수적이다.

---

1) 순수 체질량(kg) 계산

체중(kg) × 체지방률(%) = 체지방량(kg)

체중(kg) − 체지방량(kg) = 순수 체질량(kg)

2) 개인별 활동성 지수에 따른 측정

- 0.5 : 좌식 생활 / 운동 안함
- 0.6 : 걷기 운동
- 0.7 : 주 3회 헬스 혹은 스포츠 그룹 활동
- 0.8 : 매일 유산소 운동과 가벼운 웨이트트레이닝
- 0.9 : 매일 강한 웨이트트레이닝
- 1.0 : 매일 1~2회 강도 높은 웨이트트레이닝과 유산소 운동

3) 1일 필요 단백질량 계산

순수 체질량(kg) × 2.2 × 개인 활동성 지수

---

2. 야채와 과일

요즘은 백화점이나 마트 등 어딜 가나 '당도' 타령이 늘어지는데, 당도가 높은 야채와 과일이 인기가 많고 값도 비싸 보인다. 하지만 '노 슈거 프로젝트 2090'에서는 당도가 높으면 오히려 단점이 된다는 점을 기억하자. 누차 강조했듯이 좋고 나쁜 야채를 구별하는 가장 좋은 방법은 식품영양 분석표를 참고하거나 당 지수 및 당 부하 지수를 체크하는 것이다. 다음은 몇 가지 야채와 과일의 당 부하 지수다.

물론 '당 지수나 당 부하 지수가 높다고 해서 바나나, 감자, 당근을 무조건 먹지 말아야 하는 거야?'라는 질문에 대해서는 찬반 의견이 분분하겠지만, 무엇보다 중요한 것은 모든 야채와 과일을 건강식품으로 오인하여 과식하는 일이 생기지 않도록 노력하는 것이다. 특히 가장 경계해야 할 것은 과일주스다.

'노 슈거 프로젝트 2090'을 시작하고 3년간 입에 대본 적이 없는 것이 바로 과일주스다. 과거에는 사과, 오렌지, 수박주스를 한 번에 몇 컵이고 내키는 대로 마시곤 했지만 '노 슈거 프로젝트 2090' 실천 이후 시험 삼아 사과 원액 주스를 만들어봤다가 깜짝 놀라고 말았다. 사과 한 개를 온전히 짜내면 3분의 1컵 정도의 주스가 나온다. 그런데 우리가 보통 먹는 천연 사과주스의 경우 이보다 훨씬 많은 양이니 그 안에 도대체 몇 개의 사과와 어느 정도의 당분이 들어가는지는 굳이 계산해보지 않아도 알 수 있을 것이다. 시판 가당주

대표적인 야채 및 과일의 당 부하 지수

야채	당 부하 지수	과일	당 부하 지수
토마토	1.5	딸기	3.6
양배추	0	사과	6.2
브로콜리	0	키위	5.2
시금치	0	오렌지	7.2
감자	13	배	6.9
고구마	12.4	망고	12.8
옥수수	61.5	파인애플	11.9
노란 호박	4	바나나	18
비트	9.6	자몽	2.8
양파	5	건포도	20.5

* 당 부하 지수가 10 이상이면 경계, 위험 그룹이다.

스와 건조 과일의 상황은 더 심각하다. 오렌지, 토마토, 파인애플, 사과 등 인기 높은 과일주스의 라벨을 꼼꼼히 살펴보면 상표에 '천연 과즙' '과일 원액'이라고 표기되어 있음에도 대부분 정제 설탕이 첨가되어 있음을 알 수 있다. 아울러 요즘 인기 있는 포장 견과류와 에너지 바의 경우, 부피를 늘리고 대중의 입맛에 부합하기 위해 건포도나 크랜베리, 블루베리나 망고 등 건조 과일을 첨가하고 있는데 과일과 정제 설탕이 만나면 당분 효과는 두세 배에 이른다는 것을 꼭 기억해두자. 어쩌면 이들 과일주스와 건조 과일을 건강식품으로 착각해서 계속 입에 주워담는 것보다 백설탕 몇 숟가락을 입에 털어넣는 것이 더 나을지도 모른다.

3. 우유, 기타 유제품, 견과류, 콩류

동양인의 경우 유당인 락토스^{lactose}를 분해하는 능력이 떨어지기 때문에 소화, 흡수, 배설 과정에서 탈이 나는 경우가 종종 있다. 나의 경우, 이런 것에 무지했던 과거에는 도리어 이 부작용을 변비 치료 효과로 착각, 유제품을 오남용하기도 했다. 지금도 우유, 치즈, 버터 등 유제품을 좋아하는 편이지만 우유의 경우 당분 함량, 소화 부작용 등을 고려해 섭취량을 대폭 줄였고 아몬드 밀크로 대체하거나 요구르트를 직접 만들어 섭취한다. 그 밖에 치즈, 버터, 생크림 등 유제품도 상당히 좋아하는 편이지만 불포화 지방량을 생각하며 양질의 제품을 적정량만 즐긴다.

견과류는 최근 방송 등을 통해 건강식품으로 알려지면서 과거 어느 때보다 많은 인기를 누리고 있다. 특히 미용, 다이어트 식품으로 알려지면서 여성들의 인기를 한 몸에 받아서 커피전문점이나 생활용품점에서도 낱개로 포장된 견과류를 쉽게 볼 수 있다. 하지만 견과류는 종류와 섭취량, 유통기한 등에 주의를 기울여야 하는 매우 섬세한 식품 중 하나다.

어느 날, 헬스장에서 안면이 있던 여자분과 잠시 대화를 나누게 되었다. 귀여운 얼굴임에도 심한 비만 때문에 매력 발산이 힘든 유형이었다. 아무리 운동을 해도 살이 잘 빠지지 않는다고 하소연을 하기에 어떤 음식을 좋아하는지 물으니까 너무나 활짝 웃으면서 다이어트에 좋은 아몬드를 매일, 그것도 큰 봉지 하나를 거의 다 먹어서 변비까지 한방에 해결하고 있다고 했다. 강도 높은 운동을 매일 하는 것 같은데도 살이 안 빠지는 이유를 너무나 확실히 알게 된 순간이었다.

견과류의 경우 한두 알 집어먹다 보면 자신도 모르게 그 고소한 맛에 빠져 과식을 하게 된다. 물론 호두 등 견과류에는 오메가3 등 좋은 지방이 함유되어 있고 체중 감량 효과도 있긴 하지만 그럼에도 섭취량에는 신경을 써야 한다. 권장량은 하루에 20~25g 정도인데 이것은 여자 손을 기준으로 했을 때 한 줌 정도에 해당하는 분량이다. 특히 실제로는 견과류가 아닌 콩류에 속하는 땅콩은 저밀도 콜레스테롤을 낮추는 역할을 하는 것으로 알려져 있지만 과다섭취 시 설사, 알레르기, 심혈관계 질환을 유발할 수 있다. 잣의 경우도 이와 비슷해서 비타민 K와 마그네슘 함량이 높지만 오메가3와 오메가6의 비율이 무려 1:300이나 되기 때문에 지나치게 섭취하면 도리어 문제가 될 수 있으니 주의해야 한다.

나의 경우 식이요법을 시작하기 전에도 잣과 땅콩의 경우 좀 많이 먹는다 싶으면 바로 설사와 소화불량이 생겼고, 호두의 경우도 좀 과식하면 곧장 복부 팽만감, 소화불량을 느끼곤 해서 지금은 주로 아몬드만 섭취하는 편이다. 그것도 그냥 날것으로 먹기보다는 12시간 정도 물에 불린 후 찌꺼기를 걸러내고 섭취하여 소화불량 등의 부작용을 최소화하고 있다.

콩류는 1, 2단계에서 섭취 금지 항목인데 3단계에서도 일반 자유식인 경우를 제외하고는 최대한 자제하는 것이 좋다. 대두大豆는 한국의 장醬 문화와 뗄 수 없는 중요한 재료이고 이를 재료로 하는 두부, 두유, 낫토 등은 여성에게 좋다 하여 감히 비판하기도 어려워진 일명 '슈퍼 푸드'로 알려져 있다. 사실 나도 과거에는 밥 대신 두부부침이나 삶은 손두부 하나만으로 식사를 대신할 정도로 두부의 엄청난 팬이었다. 고소한 맛과 부드러운 식감, 게다가 밥 대신 먹으면 살까지 빠진다는데 감히 누가 두부를 건강에 안 좋은 식품이라 하겠는가? 하지만 지난 3년간 여러 자료들을 공부하면서 '콩' 식품에 대해 다시 한번 생각해보게 되었다.

연구 결과 중에는 두부, 특히 두유 등 우리가 신성시해온 제품들이 갑상선 기능 저하, 알레르기, 호르몬 불균형 등을 일으킬 수 있다는 내용들이 있었다. 이런 연구 결과들은 서구를 중심으로 점차 많은 지지를 얻고 있는데 특히 청국장 분말, 낫토 등의 발효식품을 제외한 두유, 두부, 콩가루, 콩기름 등의 섭취를 자제하자는 주장들이 이어지고 있다. 일부 전문가들 중에는 콩과 콩 제품뿐만 아니라 더 나아가 콩나물, 숙주 등의 나물도 콩류로 분류, 섭취를 금하는 경우도 있다.

4. 일반 자유식(인스턴트 음식, 일반 외식)

3단계부터는 일반 자유식을 제한된 횟수나마 먹을 수 있다. 앞서 언급했듯이 일반 자유식을 허용하는 이유는 건강상의 이유가 아니라 사회, 조직 활동을 해야 하는 '인간의 조건' 때문인데, 가능하다면 일반 자유식을 금하는 것이 더 바람직한 라이프스타일이다.

156쪽의 표를 참고하면서 일반 자유식의 두 가지 축인 인스턴트 음식과 일반 외식 메뉴를 고를 것을 추천한다.

일반 자유식 섭취 시 기본 룰

1. 당분 함량을 체크해본다.
2. 시판 디저트의 경우 녹차 성분이 들어간 것이 오히려 당분이 높다.
3. 죄의식은 금물이지만, 과식이나 폭식은 하지 않는다!

인스턴트 음식의 당분/탄수화물 함량표(g/1개)

종류	당분/탄수화물	종류	당분/탄수화물
B* 햄버거	5/40	B* 밀크 쉐이크	65/76
K** 치킨 다리	0/14	K** 바비큐 샌드위치	12/32
M*치킨 너겟(10조각)	0/27	M* 햄버거	6/31
M* 아이스크림	44/60	P* 수프림 피자(1/8)	5/38
P* 치즈스틱	2/20	P* 핫윙	13/13
S* 아메리카노(톨 사이즈)	0/2	S* 카페라테(톨 사이즈)	14/15
S* 카페모카(톨 사이즈)	24/31	S* 에스프레소(싱글)	0/2
S* 프라푸치노 그린티 (톨 사이즈)	48/49	S* 파운드 케이크	34/53
연유 (2TSP)	21/21	머핀	19/36
오징어 튀김	0.1/2	떡볶이(200g)	7/60
블루베리 요구르트	17/19	껌	0/2
캐러멜 팝콘	15/22	붕어빵	11/17
에너지바	18/23	민트드롭(3알)	2/2
브라우니	10/18	초코칩 쿠키(3개)	13/21
콜라	39/39	순대	0.1/27
치즈케익(1/8조각)	24/35	초콜릿 우유	37/37
아이스크림	2/23	오렌지 주스	24/27

표만 봐도 인스턴트 음식에 얼마나 많은 엠티 칼로리와 당분이 포함되어 있는지를 알 수 있다. 예를 들어 S*의 그린티 프라푸치노를 보통 사이즈로 한 컵만 마셔도 하루 총 섭취권장량의 2.5배, 다시 말해 2~3일 정도는 당분 금식을 해야만 보상되는 엄청난 양의 당을 먹게 되는 셈이다. 방송국 저녁 회식은 주로 저렴한 삼겹살집이나 치킨 전문점에서 이루어지는데, 나의 경우 치킨 전문점에 전기 구이가 없는 경우에는 프라이드 치킨의 튀김옷을 벗기고 먹거나 번데기탕, 계란말이를 주문하곤 한다. 또한 치킨의 동반자인 무절임에도 백설탕 등 감미료가 반드시 들어가 있음을 잘 알고 있기에 먹지 않거나 물에 헹구어 먹곤 한다.

'노 슈거 프로젝트 2090' 실천 이후 생긴 한 가지 버릇은 예전에 비해 껌을 자주 씹게 되었다는 것이다. 단맛은 있지만 자일리톨을 사용하여 당분이 양은 거의 제로에 가까운 껌의 경우, 일본 교도 대학의 연구에 따르면 식사 10분 전, 잠시 껌을 씹으면 '씹고 있다'는 동작이 뇌로 전달되면서 '씹는다 → 먹고 있다 → 배가 불러온다'는 정보로 환원이 되어 실제로 식사량을 조절할 수 있는 효과가 있고, 눈과 연결된 근육을 자극해 시력 기능 보조에도 효험이 있다고 한다.

향신료와 허브

한국인의 밥상을 지배해온 양념 조미료가 고추장, 간장, 된장이라면 유럽, 중동, 인도 등 서구 요리에서 결코 빼놓을 수 없는 것은 특유의 향미가 강한 향신료와 허브일 것이다. 케첩, 마요네즈, 바비큐 소스 등 각종 가공 식품의 천국인 미국과 달리 이들 지역에서는 아직도 최대한 자연 그대로의 상태를 유지한 향신료를 일반 가정식 요리에서도 매일 사용한다. 특히 인도, 모로코, 중남미 등 향신료의 천국이라고 불리는 지역들에서 나는 강황, 아니스anise, 클로브clove, 수막sumak, 큐민cumin, 넛맥nutmeg(육두구) 등은 일반적으로도 많이 사용되고 있는 향신료들이다. 이들 향신료는 소량만 쓰더라도 충분한 향미를 내뿜기 때문에 천연 조미료로써 역할을 충실히 할 뿐만 아니라 항산화 요소와 항염 작용, 영양소 공급 등 장점을 많이 갖고 있는 것으로 알려지면서 그 자체가 슈퍼푸드로 인정받고 있다. 그러나 국내에 시판되는 커리 제품은 100% 천연 향신료만 넣은 것이 아니라 녹말, 전분 등을 섞어 만든 것이기 때문에 100% 커리 가루와는 다르다.

한편 로즈마리, 라벤더, 바질, 파슬리, 월계수 잎, 민트, 딜 등 잘 알려져 있는 허브류는 우리나라에서 향신료보다 더 다양하게 사용되고 있다. 요즘은 인터넷이나 조금 큰 슈퍼에 가면 건조 허브는 물론 생 허브도 어렵지 않게 구할 수 있고, 부지런한 사람들은 아파트 베란다에서 바질, 로즈마리 등을 직접 키워 먹기도 한다. 이런 생 허브는 소량을 물에 살짝 담가 씻은 후 끓인 물에 5~10분 정도만 우려내면 굉장히 훌륭한 허브 티를 즐길 수 있을 뿐 아니라 요리 시 시각적 효과를 거두고자 할 때에도 매우 유용하다. 또한 차이^{chai} 티처럼 향미가 비교적 강한 경우 끓는 물에 우린 후 고기를 조릴 때 조림 국물로 사용하면 설탕 없이도 달착지근하고 맛있는 요리를 만들 수 있다.

젤라틴과 아몬드 가루

콜라겐 성분이 함유되어 있는 젤라틴은 동물성 단백질과 칼슘을 주성분으로 하고 당분은 거의 제로에 가깝다. 젤라틴 가루는 '노 슈거 프로젝트 2090' 레시피에서 무척이나 중요한 역할을 하는데, 그 이유는 요리의 점도를 높이기 때문이다. 일반적인 요리의 경우 주로 밀가루, 녹말가루, 옥수수 전분, 꿀, 물엿 등을 사용하지만 '노 슈거 프로젝트 2090' 레시피에서는 이런 재료들 대신 젤라틴 가루를 사용하면 된다. 개인적으로는 당분 효과가 전혀 없는 비프 젤라틴 가루와 한천 가루, 애로우루트arrowroot 가루, 산탄 검Xanthan gum, 구아 검을 사용하지만 높은 점도가 요구되는 요리가 아니라면 계란 노른자와 흰자도 좋은 대체재가 될 수 있다. 다만, 애로우루트 가루, 구아 검, 산탄 검 등은 개인에 따라 과민성 대장 증후군, 설사 등의 부작용을 일으킬 수 있다.

요리의 점도 향상에 도움을 주는 원료 및 사용법

1TSP	원료	당분(g)	요리 용도	사용법 예 (액체)
젤라틴 가루	육류 뼈, 가죽 등	0	젤리, 수프. 소스 등	3컵(온, 냉수에 희석)
한천 가루	해조류	0	푸딩, 젤리, 소스 등	3컵(끓는 물에 희석)

애로우루트 가루	열대 구근 야채	2	비 유제품 디저트	3컵(끓는 물에 희석)
구아 검	구아 콩	0	제과, 제빵, 빙과 등	1~2tsp (희석 금지)
산탄 검	옥수수 전분	0	제과, 제빵, 빙과 등	1~2tsp (희석 금지)

* 구아 검과 산탄 검은 테이블 스푼(TSP)이 아닌 티 스푼(tsp)를 사용한다.

아몬드는 여성 다이어트 식품이나 디저트, 안주용으로 사랑받고 있는 것은 물론 '노 슈거 프로젝트 2090' 셀프 쿠킹의 제빵 및 제과에서 꼭 필요한 재료다. 물론 통 아몬드가 아니라 반드시 아몬드를 곱게 갈아 만든 가루 형태의 것을 사용해야 한다. 일반 제과, 제빵에서 아몬드 가루는 대개의 경우 밀가루의 부재료로 이용되지만, '노 슈거 프로젝트 2090'의 경우 주재료로 사용된다.

아몬드 가루 이외에도 코코넛 가루, 아마씨 가루, 호두 가루 등이 제과와 제빵에 활용되는데, 이는 개인의 기호와 이들 식품에 반응하는 몸의 상태에 따라 선택하면 된다.

영양소 비교표

100g	아몬드 가루	밀가루	쌀가루
단백질	22	10	6
당분/탄수화물	0/2	0/76	0/80
당 지수(GI)	1	71	98

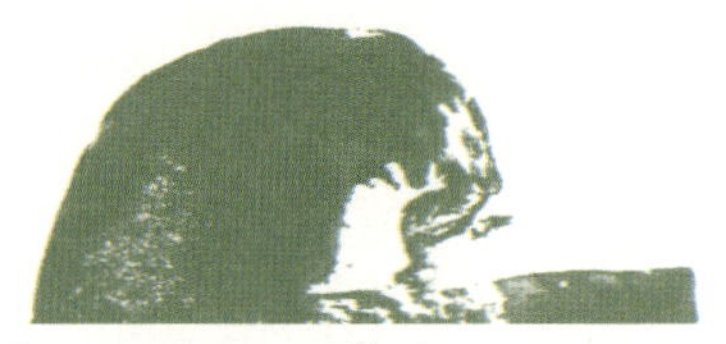

7. '노 슈거 프로젝트 2090' 좋아요!
: 리얼 스토리

'노 슈거 프로젝트 2090'은 3년 전 나 자신을 위해 시작한 것이지만 그 효능을 확실히 느끼게 되면서 비만, 당뇨, 고혈압, 만성 피로 등으로 고생하고 있는 지인들에게도 점차 권하게 되었다. 그리고 결과는 성공적이었다. 심각한 병은 없었지만 자발적으로 식이요법 시도를 결정했던 내 경우와는 달리 초기 당뇨, 고혈압, 고도 비만 등 심각하다면 심각하다고 할 수 있는 신체적 위기와 그에 수반된 정신적 고통을 겪고 있는 지인들의 모습이 하루가 다르게 변해가는 것을 보면서 나도 남에게 진정한 도움을 줄 수 있다는 생각에 난생 처음 삶의 보람을 느꼈다. 다음은 인생의 위기 순간에서 '노 슈거 프로젝트 2090'을 만나 새 삶을 찾고 있는 친구들의 리얼 스토리다.

20대 초반 연예계 매니저로 입문한 최진호 씨는 현재 허각, 에이 핑크 등이 소속되어 있는 연예기획사의 대표다. 2년 전, 최 대표를 처음 봤던 순간 가장 강하게 남았던 인상은 엄청나게 나온 배와 해외토픽에서나 볼 것 같은 어마어마한 허리둘레의 소유자라는 것이었다. 살이 올라 둥글둥글해 보이지만 기본적으로는 갸름한 얼굴선과는 너무 다른 비율을 가진 그의 몸매는 한 번 보면 절대 잊기 힘들었다.

일에 관한 얘기를 나누던 중 최 대표는 자신이 몇 달 전 결혼을 했고 부인이 임신을 했다는 이야기에 덧붙여 며칠 전에 밥을 먹다 갑자기 눈물을 쏟았다는 고백을 해왔다. 마흔도 안 된 나이에 '당뇨 위험' 진단을 받았고 고혈압 약도 복용중인데, 그런 상황에서도 밤늦게 치킨, 백반, 국수 등 닥치는 대로 폭풍 흡입하고 있는 자신의 모습을 보자 태어날 아기와 부인이 생각나서 엉엉 울어버렸다는 것이었다. 그 와중에도 최 대표는 허리 26인치를 자랑하던 군대 시절의 사진을 지갑에서 꺼내며 "저도 이럴 때가 있었어요"라고 서글픈 목소리로 중얼거렸는데, 다시금 그 모습으로 돌아갈 수 있을 것이라는 실낱 같은 희망과 의지를 버리지 않고 있는 듯했다.

그의 얘기를 들은 후 나는 자연스럽게 '노 슈거 프로젝트 2090'에 대해 설명하기 시작했다. 사실 이 식이요법을 아무리 설명해도 이런 저런 핑계를 대며 시도조차 하지 않는 사람들이 대부분이고, 최 대표 같은 유형의 사람들일수록 생활 패턴을 쉽게 바꾸지 못한다는 것을 경험상 알고 있기에 말을 하면서도 큰 기대를 갖지는 않았다. 하지만 몇 분 후, 최 대표는 내게 절실한 표정과 어조로 자기를 좀 도와달라고 간곡히 요청했고, 의사도 약사도 아니지만 어쨌든 나도 최선을 다해 도와주겠다고 약속하기에 이르렀다.

2013년 3월 4일, 다시 태어나겠다는 각오로 식이요법을 시작한 최진호 대표. 당시 그가 내게 보여준 신체 수치는 신장 171cm에 몸무게 110kg, 허리는 자그마치 50inch였다. 혈당은 당뇨 진입 직전 단계였는데 사실 그런 몸 상태에서 당뇨나 혈압이 비정상인 것은 너무나도 당연한 일이었다. 우선 BMI 정상 지수를 기준으로 역산하여 목표 체중을 설정하고 체중계, 물통 등 기본 준비물을 준비하게 한 후 최대한 단순하고 자세히 설명해서 혼자서도 따라 하기 쉽게 일러 줬다.

보통 매니저라는 직업군은 일반 직장인들과 정반대의 낮과 밤을 사는 직업이다. 그마나 최진호 대표처럼 비교적 이른 나이에 자기 사업체를 운영하는 경우는 좀 덜하겠지만 PD직과 마찬가지로 철저한 도제 시스템을 거쳐야 하는 그들의 경우 연예인 스케줄에 맞춰 그림자처럼 따라다니며 밤을 새거나 끼니를 거르거나 야식에 탐닉하거나 접대, 회식 등으로 원치 않는 음주를 해야 하는 일은 빈번할 수밖에 없다. 이러한 생활을 하는 이에게 한꺼번에 많은 것을 설명하면 결국 시작하기도 전에 포기하고 말 거라는 확신이 들었기 때문에 어려운 영양 관련 용어나 지식들은 일단 뒤로 미루고 단순한 사실을 반복적으로 강조, 주입하고자 했다. 예를 들면 '식이요법을 시작하는 내일부터 5일간은 절대로 다른 생각을 하지 말고 일단 동물성 단백질 음식과 무지방 유제품, 물과 허브 티만 먹고 푹 쉬라는 식이었다.

기본적으로 머리가 영리한 최진호 대표는 곧 기본 콘셉트를 파악했고 2013년 3월 4일 첫걸음을 떼었다. 교포 출신이었던 부인은 당시 첫아이를 출산하기 위해 친정이 있는 맨해튼에 가 있었고 최진호 대표 혼자 서울에서 3~4개월간 지내게 되었는데, 오히려 그런 상황이 본격적인 식이요법을 시작하는 데는 더 잘된 일이었다. 아무래도 임산부인 부인에게 음식을 챙겨주다보면 십중팔구 먹고 싶은 욕구가 생길 것이니 차라리 혼자 있는 것이 식단을 따라하는데 편할 수 있었다.

3월 4일부터 5일간, 최 대표는 1단계 '슈거 디톡스' 식단으로 완전히 바꿨고 외식을 줄였으며 쇠고기, 생선, 닭고기 등 직접 장을 봐서 셀프 쿠킹을 시작했다. 내 권유에 따라 음식과 체중, 운동 내용을 적는 일지도 꼬박꼬박 작성했고 섭취하는 음식도 한 끼는 생선, 한 끼는 쇠고기, 한 끼는 닭고기 등 한 가지만 편식하지 않게 주의를 기울였다. 운동은 걷기와 가벼운 달리기 정도만 했다. 피부염이나 변비의 같은 부작용이 전혀 없었던 그는 예상대로 시작한 시 하루가 지난 3월 5일부터 체중 감량과 함께 고혈당, 고혈압이 빠른 속도로 호전되기 시작했다.

내게 있어 '착한 학생'으로 분류되는 그는 '노 슈거 프로젝트 2090'을 시작한 지 불과 한 달도 안 된 4월 1일 드디어 99.8kg이라는 체중을 기록했다. 처음 식이요법을 시작하기 직전 내가 촬영한 그의 인터뷰 동영상에는 배가 너무 나와 허리를 굽히고 운동화 끈을 묶는 것이 안 된다며 재연을 하는 재미난 장면이 찍혀 있다. 하지만 날이 갈수록 몸이 변하는 것을 느낀 최 대표는 완전히 자신감을 얻었고 표정도 눈에 띄게 밝아졌으며, 자신의 가장 큰 신체적 변화는 혈당, 혈압 정상화는 물론 숙면과 피로감 소멸, 배변 호전 등이라고 들뜬 목소리로 얘기하기 시작했다. 그리고 약 8개월이 지난 2013년

날짜	3/4	3/5	3/6	3/7	3/8	3/9	3/10	3/11	4/1	11/20
체중 (kg)	110	108.9	107.6	107.2	107.0	106.3	105.5	105.3	99.8	78
허리 (inch)	50	49	48	48	48	48	48	48	48	34

11월 20일, 처음 몸무게보다 30kg 이상 줄어든 78kg의 최 대표는 예전의 우울한 표정은 사라지고 아이, 부인과 함께 건강한 생활을 보내고 있다.

방송국 사람들 사이에서 나와 최 대표의 이야기는 꽤 많이 알려져 있다. 최 대표의 예전 모습을 기억하는 사람들은 사람 한 명이 그의 몸에서 빠져나간 것 같다고 얘기하며 웃기도 한다. 심지어 시간이 한참 지난 후에 그와 마주친 나는 처음에 누구인지 알아보지 못하기도 했다. 그전까지는 국내에서 맞는 옷을 살 수 없어 미국에 계신 장모님께 큰 옷을 보내달라고 한 후 일일이 줄여서 입어야 했지만, 이제는 도리어 그 옷들을 입을 수가 없어 다시 태어난 몸에 맞는 옷을 사 입는 재미가 쏠쏠하다고 그는 말했다. 아직도 2단계를 성실하게 실천하고 있는 최 대표는 2단계를 성공리에 마치고 '노 슈거 프로젝트 2090' 3단계에 반드시 입문하겠다는 결의를 굳히며 함박웃음을 짓곤 했다.

하지만 그에게도 한 번의 위기는 있었다. SNS를 이용해 나와 수시로 커뮤니케이션을 하며 2단계를 착실히 수행하던 그가 잠시 연락이 뜸해진 사이에 한약을 복용한 것이었다. 체중이 조금만 정체기에 빠지면 불안해지고 조바심이 나서 급격히 의기소침해지곤 하던 그가 체중이 78kg으로 줄어들자 욕심이 생겨 76kg을 만들려고 아는 한의사를 통해 한약을 지어 먹은 것이었다. 한약을 먹자 76kg으로 몸무게가 줄었지만 복용이 끝나자 도리어 80kg으로 다시 불어나서 완전히 풀이 죽어버린 모습이었다. 나는 '지금까지 잘해왔으니 매일의 체중 변화에 지나치게 일희일비하지 말고 초심으로 돌아가라'는 충고와 격려를 해주었다. 아울러 식이요법을 단지 체중계 수치를 줄이는 수단으로만 생각하지 말고 신체적, 정신적으로 건강을 유지하기 위한 라이프스타일의 가이드로 삼아야 같은 일이 반복되지 않을 것이라는 경고도 살짝 곁들였다. 1년 후, 10년 후에 만나는 그의 얼굴에 지금 같은 함박웃음이 계속되길 무명의 식이요법 코치로서 간절히 바랄 뿐이다.

스토리 2. **권시봉**(1975년생, 183cm, 93.5kg / 작곡가, 연예기획사 이사)

몽골 장수를 연상시키는 남자다운 외모의 권시봉 씨는 티아라, 다비치, 스피드 등이 소속된 연예기획사의 이사이자 작곡가로 활동중이다. 최진호 대표와 마찬가지로 업무 특성상 집에서 착실하게 식사하기보다는 술과 안주가 주식이 되는 생활이 이어지는 데다 아직 미혼이다 보니 자연히 식습관이 나빠지기 쉽고, 어떤 의미에서 보면 결혼해서 가정을 꾸린 최진호 대표에 비해 안정감이 더 부족한 상황이었다.

권 이사를 처음 알게 된 것은 10년도 더 이전의 일이다. 중간에 의류업과 요식업에 잠시 종사하긴 했지만 매우 어린 나이에 매니저 일을 시작해서 지금까지 그 분야에 있는 그는 어디로 튈지 모르는 스타일이었다. 나는 그와 성격이 잘 맞았고, 그래서인지 일을 떠나 동생처럼 챙겨주고 싶은 마음이 들었다.

하지만 외향적이고 밝아 보이는 그의 모습 뒤에는 나름 슬픈 개인사가 있었다. 잠시 방송계를 떠나 있을 때 오랫동안 자신을 키워주신 할머니가 치매를 앓다 돌아가시는 일을 겪은 것이다. 그 일로 우울증에 걸려 한동안 외부와 인연을 끊고 고립된 생활을 하기도 했던 그는 당시 건강이 너무 안 좋아져 살도 많이 쪘고 정신적으로도 공황상태에 빠졌다고 한다. 그런 성격일수록 스트레스를 그때 그때 풀어야 하지만 사람 세일즈를 해야 하는 직업 특성상 스트레스 해소는커녕 불규칙한 생활 패턴에 음식도 제대로 챙겨먹지 못하다가 2013년 2월, 급성 케톤증에 걸려 며칠 사이에 8kg이나 빠지면서 급기야 응급실에 실려가는 상황에 이르렀다. 병원 검진 결과 당뇨 초기 및 고혈압으로 진단받으며 치료와 약을 병행하게 된 그는 최진호 대표와 동년배의 친한 친구였던지라 최 대표와 함께 '노 슈거 프로젝트 2090'을 시작하게 되었다.

전형적인 귀차니스트 권시봉 이사. 셀프 쿠킹이나 야채 섭취를 소홀히 하는 경향이 있었지만 단것이나 군것질을 좋아하는 편은 아니어서 밥, 국수, 과자, 빵 등에 대한 금단 현상은 전혀 없었다. 식이요법 시작 이후 혈당, 혈압이 다시 정상으로 돌아간 것은 물론이지만 무엇보다 가장 뚜렷한 변화는 바로 피부였다.

권 이사는 원래 홍조가 많은 얼굴이기도 했지만 그냥 보기에도 항상 여드름 비슷한 것들이 돋아 있고 피부는 윤기 없이 매우 거칠어 보였다. 하지만 '노 슈거 프로젝트 2090'을 시작하고 2주 정도 지나자 얼굴의 붉은 기운과 잡티들이 없어지고 피부 톤이 맑게 살아나

권시봉 이사의 변화

날짜	3/4	3/5	3/6	3/7	3/8	3/9	3/10	3/11	3/12	3/18
체중 (kg)	93.5	92.5	92	92	92	91.8	91.5	91.0	90.5	85
허리 (inch)	40	39	39	39	39	39	39	39	39	35

며 윤기가 흐르기 시작했는데, 정작 본인은 느끼지 못했지만 2주 만에 권 이사를 다시 만난 나는 그의 피부 변화에 깜짝 놀라고 말았다. 아울러 고등학교 시절 이후 체중이 90kg 이하로 내려간 적이 한 번도 없었는데 80kg대로 감량되니 믿을 수가 없다면서 예전에 사두고 입지 못하던 옷을 이제는 이것저것 골라 입으며 멋을 부린다며 즐거워했다.

하지만 권 이사는 성격이 느긋하고 종종 꾀를 부리려는 성향이 있기에 나의 스파르타식 관리와 감시가 주기적으로 필요했다. 한 달 정도 얼굴을 보지 못하다가 만났는데 몸이 약간 불어 보여 자초지종을 물었더니, 부업으로 오픈하려는 음식점 사업 때문에 최근 식단 관리에 소홀해졌다고 대답했다. 더구나 오픈하려고 하는 음식점의 종류가 매운 숯불 꼬치와 짬뽕집이라는 얘길 듣고 의심 반, 걱정 반으로 "그거 준비한다고 또 막 집어 먹고 그런 거 아니에요?"라고 했더니 대답을 얼버무리며 우물쭈물하는 것이 여지없이 그랬던 것 같았다.

더구나 머리카락이 좀 빠지기에 병원에 갔더니 의사가 영양부족이라고 했다는 것이다. 사실 2단계에 돌입하면서 나는 수시로 그에게 연락해서 '힘들더라도 야채를 꼭 잘 챙겨 먹어야 한다'는 주문을 입이 닳도록 해오고 있었다. 원칙만 잘 따르면 영양부족이란 있을 수 없는 식이요법인데 말이다. 나는 농담 반 진담 반으로 나의 식이요법에 먹칠을 했다며 이제부터라도 당장 야채 섭취에 온갖 노력을 기울이라고 얘기했다.

권 이사의 사례를 통해, '노 슈거 프로젝트 2090'을 잘못 이해하거나 왜곡하여 시행할 경우 엉뚱한 부작용이 발생할 수도 있음을 알 수 있다. 나의 식이요법은 엠티 칼로리와 몸의 염증을 일으키는 나쁜 성분의 음식 섭취를 제한하는 것이지, 단백질만 먹고 탄수화물은 안 먹는다는 흑백 논리의 원 푸드 다이어트가 절대 아니다. 이런저런 시행착오를 거치면서 해야 하는 것과 하면 안 되는 것들에 대한 자각을 해나가고 있는 권 이사. 여전히 그는 건강한 몸으로 열대 휴양지에서 멋진 휴가를 즐길 날을 기대하며 2단계를 열심히 실행해 가고 있다.

스토리 3. 남편 조동식(1972년생, 181cm, 88kg / 회사원)

올해로 9년차를 맞는 나의 결혼 생활은 외조의 왕인 남편 덕분에 항상 행복과 기쁨으로 넘친다. 그렇다고 모든 면에서 둘의 취향이 같은 것은 절대 아니다. 특히 운동과 음식에 대한 생각 및 습관은 애초부터 많이 달랐다. 골프 이외의 운동을 거의 하지 않고 피자, 치킨 등 인스턴트 음식을 매우 좋아하는 남편은 키 181cm, 몸무게 88kg, 허리둘레 36inch로 건강검진을 하면 항상 과체중 진단을 받아왔다. 사실 '노 슈거 프로젝트 2090'은 내 지인들보다 남편에게 제일 필요한 것이었지만, 막상 회사 생활에 힘든 남편에게는 안쓰러운 마음이

들어 강요하지 않고 그대로 방치하고 있었다.

초중고 시절에는 날씬했던 남편이지만 대학 입학 이후 얼굴은 점차 사각형으로 변해갔고, 결혼 초에는 이미 82kg이었기에 날씬하다고 할 수는 없었다. 설상가상 신혼 초에는 건강에 무지했던 나의 기름진 요리를 폭풍 흡입하면서 꾸준히 살이 붙어 86kg까지 체중이 불었는데, 덕분에 나는 시어머니로부터 '남편 잘 해먹인다'는 칭찬 아닌 칭찬을 듣곤 했다.

본격적인 식이요법을 시작하기 직전, 잠시 빵 만들기에 재미를 붙였던 나는 직접 만든 밀가루 빵을 반강제적으로 매일 아침 남편에게 먹이곤 했다. 결국 2주일 만에 86kg에서 2kg이 늘면서 남편은 밀가루 빵의 가장 큰 부작용 중 하나인 심한 식후 공복감을 호소하기 시작했다. 지금 생각하면 가장 소중한 사람에게 가장 몹쓸 짓을 한 셈이었다는 생각에 미안한 마음이 들기도 한다.

그러던 어느 날, 남편은 늘어난 체중 때문인지 골프를 칠 때 무릎이 아프다고 호소하더니 '노 슈거 프로젝트 2090' 실천자들의 건강과 외모가 급격히 좋아지는 것을 목격하면서 자기도 한 번 해보겠다고 자발적으로 제안해왔다. 강요하진 않았지만 듣던 중 반가운 소식이었다. 하지만 일반 회사에 다니는 남편의 경우 회식, 음주 등 조직 생활에서 자유롭기는 매우 힘든 상황이었다. 그래서 이런 점을 감안하여 '노 슈거 프로젝트 2090' 1단계 슈거 디톡스는 5일간, 2단계는 2주 정도만 시행했다. 1, 2단계를 합친 약 20일간 체중은 8kg 감량되어 80kg이 되었고 이후 회사 생활에서는 탄수화물과 당분의 섭취량에 주의하며 일반 자유식을 먹었으며 주말에는 집에서 내가 직접 만들어주는 식단으로 무리 없이 2개월 사이에 10kg을 감량했다.

날짜	3/30	3/31	4/1	4/2	4/3	4/4	4/5	4/6	4/7
체중 (kg)	88.0	86.3	85.4	84.8	84.3	83.6	83.0	82.5	81.9
허리 (inch)	36.5	36	36	36	35.5	35.5	35	35	34.5

고등학교 이후로 80kg 이하를 기록했던 적이 없었다는 남편은 자신의 체중 변화를 보며 무척 신기해하곤 한다. 예전에 입던 바지는 이제 줄줄 흘러내려 더이상 입을 수가 없게 되었고 목과 구분이 잘 안 가던 얼굴 라인도 날렵하게 살아났기 때문이다. 평소 몸에 특별한 이상이 있지는 않았기에 '노 슈거 프로젝트 2090'을 통해 병을 고친 건 아니지만 남편은 내 식이요법의 가장 큰 장점으로 '동기부여'를 꼽는다.

이전에는 체중을 재는 일이 거의 없었지만 이제는 매일 아침 일어나서 화장실에 다녀오자마자 체중계에 올라간다. 0.1kg씩이라도 꾸준히 줄어드는 모습에 자신감이 생겨 식이요법을 계속하게 된다는 것이 무엇보다 좋다는 남편은 태생적으로 조바심내거나 초조해하는 성격이 아니기 때문에 잠시 정체기가 오더라도 크게 스트레스를 받거나 낙담하지 않고 기본 수칙을 조용히 지켜 정체기를 극복하는 스타일이다. 때로는 친구처럼 때로는 남매처럼 죽는 날까지 함께할 남편의 건강은 내가 곁에서 함께하며 끝까지 지켜줄 것이다.

1994년에 처음 만난 수경 언니는 결혼 12년차의 전업주부로 13세의 외동딸을 두고 있다. 피아노를 전공한 언니는 외모와 매너에서부터 귀태가 흐르는 멋쟁이였다. 2005년 내 결혼식에서의 만남을 마지막으로 한동안은 각자 생활이 바쁜 가운데 전화 연락만 주고받으며 지내다가 2012년에 다시 만났는데, 그때의 언니 모습은 내 기억 속의 모습과 많이 달랐다. 고상하고 아름다운 느낌은 그대로였지만 피부는 다소 거칠었고 말투에도 기력이 없어 보였다. 몸 상태는 좋은지 조심스럽게 물었더니 언니는 몸에 힘이 없고 피로감을 계속 느끼며 여기저기 아프다고 했다. 오로지 가사와 육아에 올인하면서 자신에게 쓰는 시간이 점점 줄어들어 신체적, 정신적으로도 다소 힘든 시간을 보내고 있는 것이 분명했다.

피로감 해소에 대해 이야기하다가 우리의 화제는 자연스럽게 '노 슈거 프로젝트 2090'으로 흘렀다. 나는 내 경험담을 들려주며 언니에게도 한번 시도해볼 것을 권했다. 사실 아이가 없이 매우 독립적이고 자유로운 생활을 하는 나와 달리, 본인보다는 남편과 딸을 위해 음식을 준비해야 하는 언니에게는 '노 슈거 프로젝트 2090'을 100% 따라하라고 제안하기가 쉽지 않았기에 절충안으로 쌀밥 등 곡물 섭취량을 절반으로 줄이고 무염에 가까운 저염식과 레몬 워터를 매일 섭취할 것을 권했다. 또한 커피와 초콜릿을 좋아하는 언니였기에 감미료도 '노 슈거 프로젝트 2090'이 추천하는 스테비아나 자일리톨로 바꿀 것을 추천했다. 알고 보니 언니의 아버지께서도 오랜 기간 당뇨병을 앓고 계신 상황이었는데, 스테비아에 관한 이야기를 들은 언니는 아버지에게도 스테비아를 사드리겠다며 매우 반겼다.

　이후 언니는 운동과 함께 '쁘띠petit' 노 슈거 프로젝트 2090을 실천하기 시작했는데, 몇 개월 후 SNS에 포스팅된 언니의 수영복 사진을 보고 난 너무나 깜짝 놀라고 말았다. 누가 봐도 엄청나게 날씬해진 몸매와 자신감 있는 미소! 언니는 난생 처음 정기 건강검진에서 100점 만점에 가까운 좋은 진단을 받았다면서 "나는 약한 버전으로 했는데도 이렇게 몸이 좋아졌는데, 너처럼 제대로 하면 10kg 빼는 건 전혀 어렵지 않겠더라. 얼마 전 친구를 만났는데 내가 요즘엔 아프다는 소릴 안 한다며 신기해 하더라"라고 말하며 크게 기뻐했다.

　육체적, 정신적으로 인생의 터닝 포인트에 해당하는 여자나이 40대. 지금까지 나는 10대는 20대를 위한 준비 시기로, 20대와 30대는 각각 30대와 40대를 위해 준비하는 시기라고 생각하며 살아왔는데, 마흔이 넘어 시작한 '노 슈거 프로젝트 2090'을 통해 나의 40~50대는 20~30대보다 몸과 마음의 에너지가 더 가득할 것이라 생각하면 벌써부터 즐거움과 기대감으로 가슴이 벅차다.

　요즘 일본에서는 '아라포Around Forty'라고 하여 40대 전후반 여성들의 라이프스타일이 큰 주목을 받고 있는데 '노 슈거 프로젝트 2090' 이야말로 '아라포' 여성들에게 반드시 필요한 라이프스타일 다이어트법이 될 수 있다는 점을 기억하자. 특히 사회생활을 하는 경우가 많아졌음에도 여러 이유로 인해 섭생과 건강관리에 있어서는 외려 우리의 어머니, 할머니 세대보다 열악한 환경에 처해 있고 스트레스는 커져가는 것이 오늘날 여성들의 현실이다. 그러므로 아라포의 한 사람으로서 직접 체험을 통해 만들어온 '노 슈거 프로젝트 2090'이 나나 수경 언니만의 이야기로 끝나지 않고, 아름답고 여유롭고 건강한 40대, 더 나아가 50~60대를 꿈꾸는 많은 이들에게 조금이나마 도움이 되기를 진심으로 바란다.

'노 슈거 프로젝트 2090'
셀프 쿠킹 레시피

* 레시피에 사용된 재료는 1~2인분을 기준으로 한다.
* TSP는 테이블스푼을, tsp는 티스푼을 의미한다.
* 레시피에 사용된 1컵은 계량용 컵으로 237ml를 기준으로 한다.
* 레시피에 사용된 젤라틴 가루는 100% 비프 젤라틴 가루를 말한다.
* 일부 베이킹 요리를 제외하고는 개인의 취향과 입맛에 따라 양념, 향신료, 주/부 재료들의 양과 비율 조정이 가능하다.
* 레시피는 어디까지나 가이드용이므로 이를 참고하여 개인 취향에 맞는 요리를 만들어 먹는 것을 추천한다.

'노 슈거 프로젝트 2090'을 평생 실천하고자 한다면 대장금 수준은 아니더라도 기본 수준의 셀프 쿠킹은 필수적이다. 개인적으로 가장 존경하는 미국의 요리운동가이자 유명 셰프인 앨리스 워터스Alice Waters는 "훌륭한 요리는 풀 수 없는 수수께끼가 아니다. 전문 요리 교육이나 비싼 재료, 백과사전 같은 지식도 필요하지 않다. 오직 '오감'만 있으면 된다"라는 명언을 남겼다. 이것은 프랑스의 저명한 요리 평론가 큐르논스키Curnonsky의 "예술과 마찬가지로 요리의 완성은 단순함이다"라는 명언과도 일맥상통한다.

수십만 원 혹은 수백만 원짜리 칼을 휘두르며 팬에 불을 붙이고 이름 모를 향신료를 수없이 나열하고 이런저런 양념을 무한정 첨가하는 요리법은 우리가 지향해야 할 목적지가 아니다. 주머니 사정이 허락하는 범위에서 가장 신선하고 좋은 재료를 사서 최소한의 양념과 영양소 손실을 최대한 줄이는 단순한 조리법을 통해 재료의 참맛을 느끼고 영양소로 똘똘 뭉친 음식을 만들어내는 것이 '노 슈거 프로젝트 2090' 셀프 쿠킹의 핵심 명제다. 실제로 베이킹을 제외하고 남편과 내가 해먹는 모든 요리는 거의 대부분 다섯 가지 이하의 재료를 이용하고, 방식 또한 찜과 데치기 등 열로 인한 영양소 손실을 최대한 줄이는 요리법이 주를 이루고 있다.

정체 모를 재료와 다량의 첨가물로 뒤범벅된 음식 섭취를 최대한 자제하고 자신이 직접 구입한 재료로 직접 음식을 만들어 자기 몸에 꼭 필요한 영양분을 섭취하는 똑똑한 요리사가 되어 보길 바란다.

참고로 계란 부침, 계란 찜, 생선 구이 등 너무 기본적인 메뉴들의 경우는 리스트에서 제외했고 '노 슈거 프로젝트 2090'의 레시피의 활용 범위가 매우 다양하다는 것을 보여주기 위해 조금은 독특한 요리 위주로 정리해봤다.

1. 1단계-슈거 디톡스 레시피

1단계 슈거 디톡스 기간이야말로 가장 때묻지 않은 순수한 음식으로 식생활을 유지하는 '클린 타임'이라고 할 수 있다. 복잡한 요리나 불필요한 양념을 많이 쓰고자 애쓰지 말고, 양질의 식재료를 구입하여 재료 본연의 맛을 음미할 수 있는 요리를 만들어보자.

사전 준비 도구

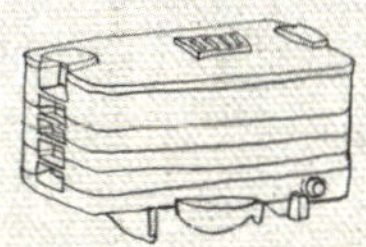

식품 건조기

육포, 생선포는 물론, 과일 칩, 야채 칩 나아가 요구르트도 만들 수 있고 생화를 건조시켜 푸드 스타일링에도 사용할 수 있다.

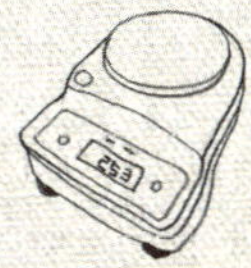

요리용 저울

요리용 저울은 값도 그렇게 비싸지 않고 활용 범위가 넓기 때문에 갖추면 유용하게 쓸 수 있다. 단순하지만 내구성 좋은 것을 추천한다.

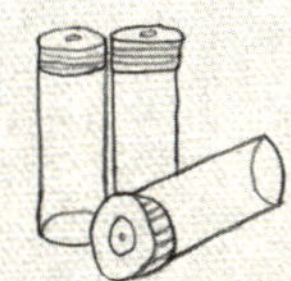

밀폐용기

환경 호르몬 등을 감안해서 안전하고 내구성 좋으며 세척도 편한 것을 구입하는 것이 좋다.

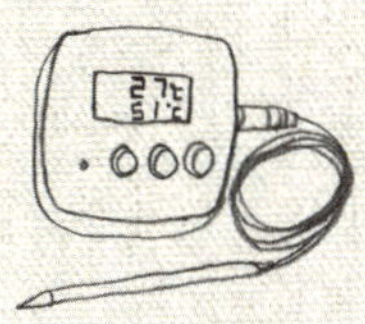

요리용 온도계

요구르트 제조나 베이킹 등에 폭넓게 사용할 수 있다. 가격도 천차만별이고 모양도 제 각각인데 초심자의 경우 제일 간단하고 내구성 좋은 제품을 구입하면 된다.

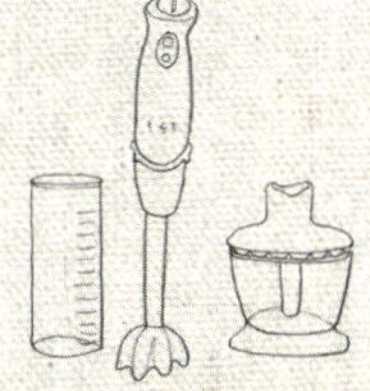

핸드 믹서

도깨비 방망이로 더 잘 알려진 핸드 믹서는 베이킹 요리엔 꼭 필요하다. 휘핑크림과 머랭을 만들거나 과일, 야채 퓌레 등을 만들 수 있다.

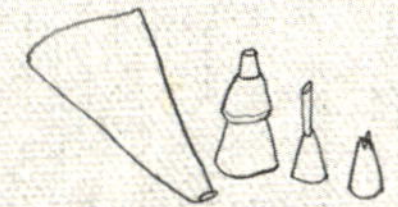

짤 주머니와 깍지

제과용 도구로 많이 사용되지만 소시지 등 일반 요리에서도 의외로 활용 범위가 넓다. 저렴한 가격에 다양한 종류를 구입할 수 있는데 일회용 지퍼백을 사용해도 좋다. 짤주머니에 쓰이는 깍지는 지름 1cm 원형 깍지나 별 깍지가 가장 일반적이다.

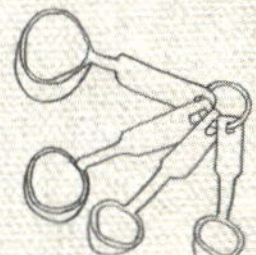

계량 스푼

요리를 위해서는 칼, 도마와 함께 절대 빼놓을 수 없는 항목이 계량 스푼이다. 계량 스푼의 용량 기준은 나라마다 약간씩 다른데 예를 들어 서구식의 1TSP, 1tsp은 일본이나 우리의 1큰 술, 1작은 술과는 용량 차이가 있다. 때문에 계량 스푼을 사용할 것을 권한다.

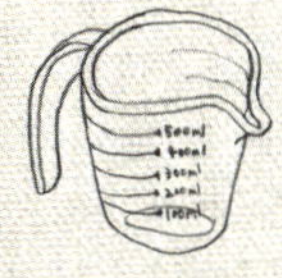

계량 컵

가장 단순하고 가벼운 것을 구입하되 용량에 따라 대, 중, 소형의 세 가지 정도로 구입해 두면 편리하다. 전문 베이킹 등에서 정확한 용량은 매우 중요하지만 우리의 경우 상업용 요리가 아니므로 지나치게 강박관념을 가질 이유가 없다.

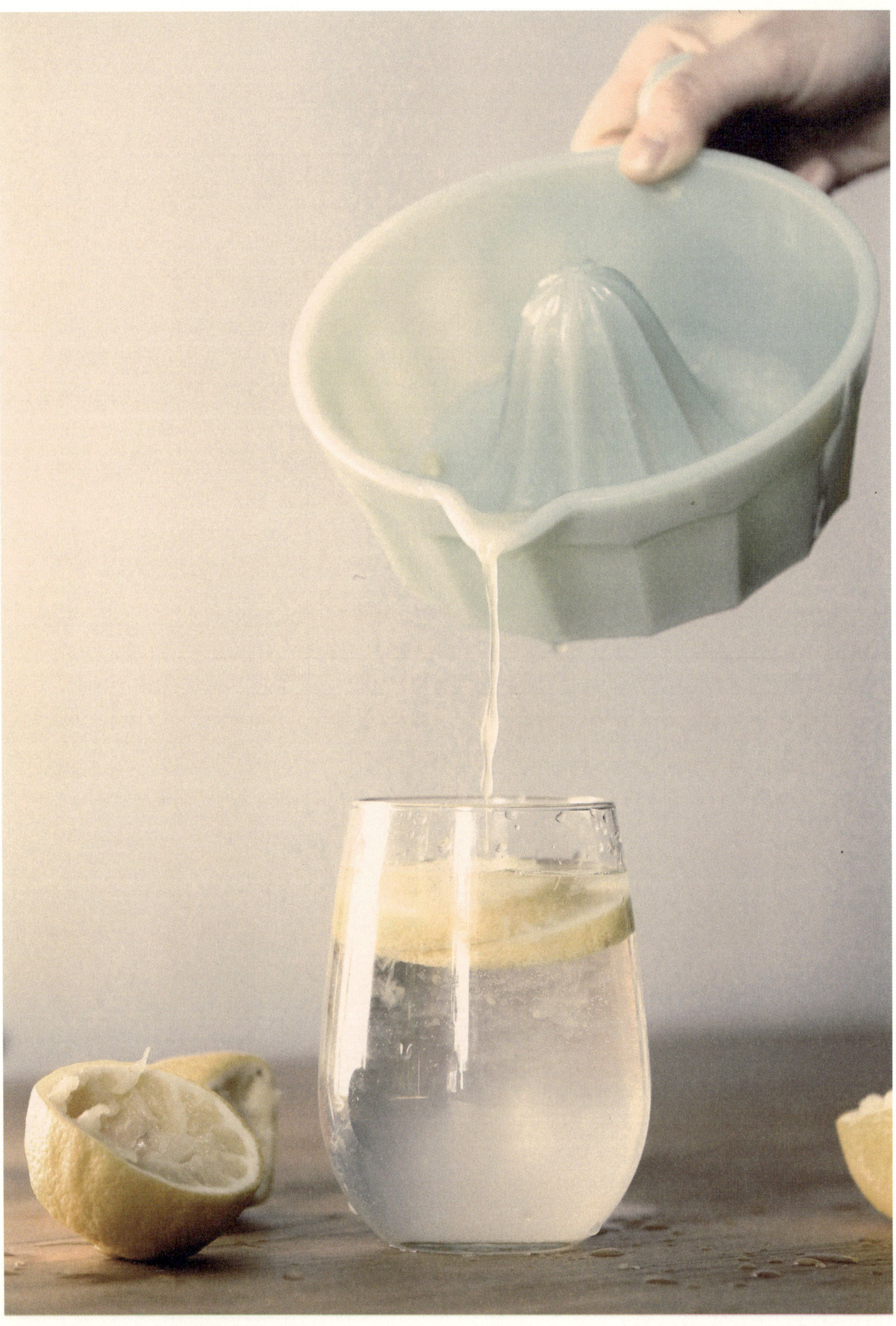

1. 레몬 워터

알칼리성은 높으면서 당도는 거의 없는 레몬 워터는 동물성 단백질의 산도를 상쇄하는 효과가 있다.

레몬·························· 1/2개
물·························· 500ml

❶ 물은 끓여 따뜻하게 하고, 레몬은 깨끗이 씻은 후 반으로 자른다.

❷ 손이나 착즙기를 이용해 레몬즙을 짜낸 후 원형으로 얇게 썬다.

❸ 썰어놓은 레몬과 짜낸 즙을 따뜻한 물에 넣어 마신다. 차게 해서 마셔도 좋다.

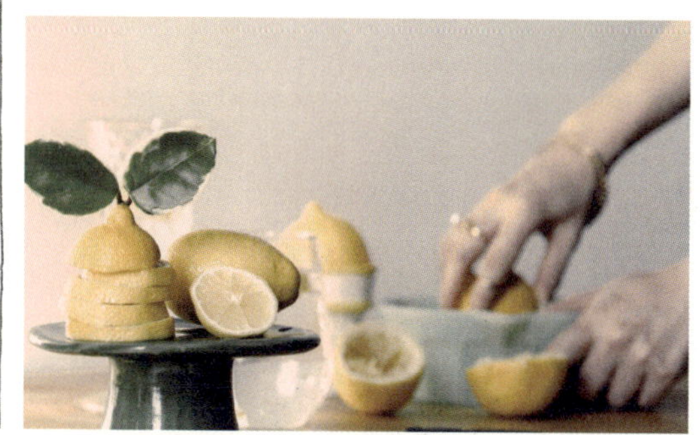

TIP

* 레몬은 1, 2단계에서는 하루 1/2개 이하, 3단계에서는 하루에 1개 이하를 사용한다.
* 씻은 레몬을 칼로 자르기 전에 필러나 강판을 이용해 껍질만을 벗겨 갈거나 다져서 레몬 제스트zest로 만들어 보관하면 향신료처럼 사용할 수 있다(메인 요리나 요구르트 위에 살짝 뿌림).
* 레몬을 매번 착즙하는 것이 귀찮다면, 100% 사과 식초를 물 500ml당 1/2tsp 비율로 섞어 마셔도 좋다.

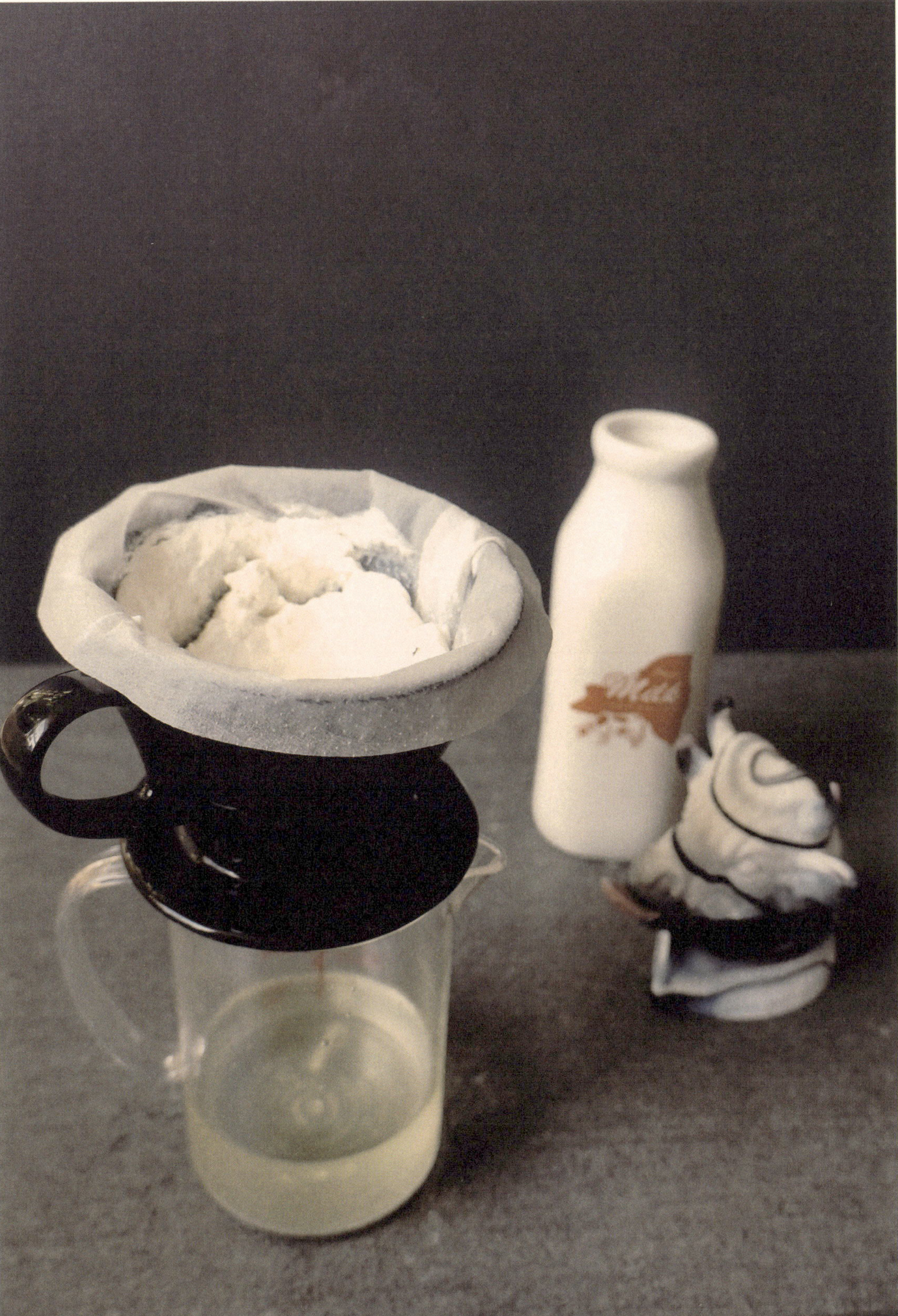

2. 요구르트와 치즈 요구르트

2007년 뉴욕에 가서 처음 알게 된 음식 중 하나가 그리스식 요구르트Greek yogurt였다. 우리가 흔히 먹는 요구르트에 비해 수분이 적고 점도가 매우 높은 그리스식 요구르트는 아래의 요구르트 레시피를 이용해 쉽게 만들 수 있다. 최근 일본에서는 시오 요구르트塩ヨーグルト(떠먹는 요구르트를 짧게는 30분에서 길게는 하룻밤 정도 거름종이에 받쳐 물기를 뺀 후 약간의 소금을 더해 마구 저어 만든 크림치즈 형태의 요구르트)가 인기를 끌고 있는데 이러한 방식을 응용해 만들어낸 치즈 요구르트는 그냥 떠먹기도 하고 파스타, 수프 등 각종 요리에 생크림, 우유 대용으로 혹은 향신료, 허브, 과일즙 등과 섞어 다양한 소스로 활용할 수 있다.

● 요구르트

우유·····················900ml

요구르트 유산균·············1봉지(5g)

도구

식품 건조기, 요리용 온도계, 밀폐용기

❶ 우유를 약 86℃(육안으로 봤을 때 살짝 거품이 일며 끓기 시작하는 정도)까지 눌러붙지 않도록 저어주며 끓인다. 우유는 저지방 우유나 원유도 가능하다.

❷ 불에서 내린 우유를 약 20~25℃까지 식힌 후 1/2컵을 덜어내 요구르트 유산균과 섞은 후 다시 냄비에 붓고 남은 우유와 잘 섞는다.

❸ ❷를 식품 건조기 전용 용기에 담고 43℃, 24시간에 맞춘 후 발효시킨다. 발효가 끝나면 잠시 식힌 후 보관용 밀폐용기에 옮겨 냉장 보관한다(약 2주 보관 가능).

TIP

* 요구르트 유산균은 인터넷쇼핑몰에서 구입가능하며 없는 경우 무가당 플레인 요구르트를 1/4컵 정도 사용하면 된다.
* 요구르트 발효 시간은 24~34시간 범위를 벗어나지 않도록 하며, 발효 온도는 38~43℃ 사이를 엄수한다.

치즈 요구르트

요구르트·······························1컵
스테비아 가루·····················1tsp

도구

거름종이, 거름망, 컵, 밀폐용기

❶ 거름망에 거름종이를 깔고 요구르트 적당량을 부은 후, 원하는 농도에 따라 30분~6시간 정도로 다양하게 선택한다. 보통 1시간이 되면 푸딩 정도의 농도가 되며 4~6시간이 지나면 점도가 있고 쫀득쫀득한 상태가 된다.

❷ 걸러진 요구르트를 거름종이에서 떼어내고 밀폐 용기에 담아 보관한다(가급적 일주일 이내에 사용). 기호에 따라 스테비아 가루를 섞어도 좋으며 스테비아 대신 라칸토를 사용해도 무방하다.

TIP

* 요구르트를 거르고 남은 액체는 웨이whey라고 하는데 이것은 피클을 만들거나 빵을 만들 때 사용할 수도 있고, 웨이와 물의 비율을 1:9로 섞어 화초에 주거나 천연 세척제로 사용해도 좋다.
* 수프에 우유, 생크림 대신 치즈 요구르트를 넣어 사용할 경우에는 약 1~3시간, 크림치즈나 소스로 사용할 경우에는 약 6시간 정도 거르면 좋다.

치즈 요구르트 머스터드 소스

치즈 요구르트·····················1/2컵
디종 머스터드 소스··············1/8컵
통후춧가루·························적당량
스테비아 가루·····················1tsp
홀 그레인 머스터드 소스········적당량

❶ 치즈 요구르트와 시판용 디종 머스터드 소스를 잘 섞는다. 치즈 요구르트와 디종 머스터드 소스의 비율은 개인 기호에 따라 조절한다.

❷ 기호에 따라 통후춧가루, 스테비아 가루, 홀 그레인 머스터드 소스로 간을 맞춘다.

치즈 요구르트 핫소스

치즈 요구르트·····················1/2컵
스리라차 소스······················2TSP
고춧가루 및 스테비아 가루
·······························각 1tsp(옵션)

❶ 치즈 요구르트에 스리라차 소스를 넣고 잘 섞는다. 치즈 요구르트와 스리라차 소스의 비율은 개인 기호에 따라 조절한다.

❷ 기호에 따라 고춧가루, 스테비아 가루로 간을 맞춘다.

TIP

* 시판 핫소스의 경우 가장 안전한 것이 빨간 용기에 하얀 닭 그림이 그려진 스리라차 소스인데 1tsp당 당분 함량은 1g 정도다.

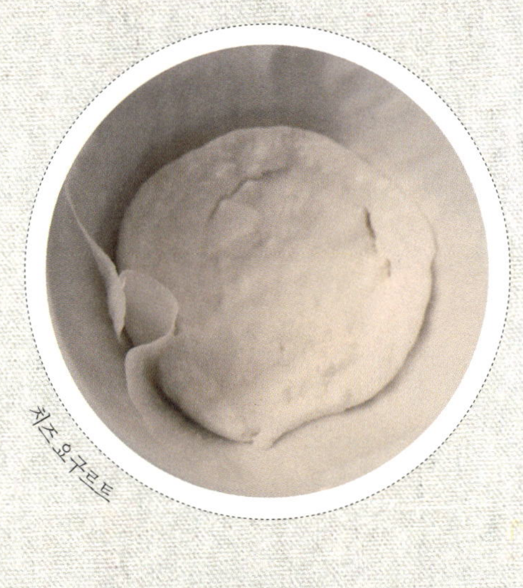

치즈요구르트

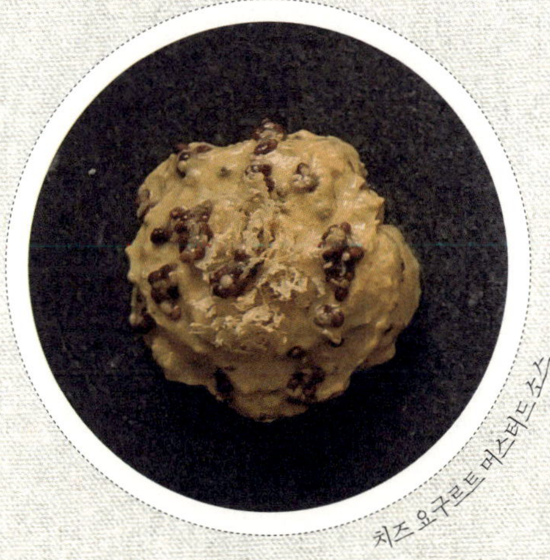

치즈요구르트 머스터드소스

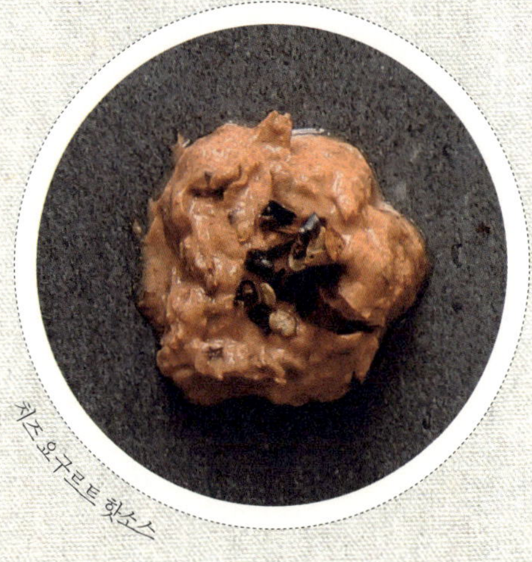

치즈요구르트 핫소스

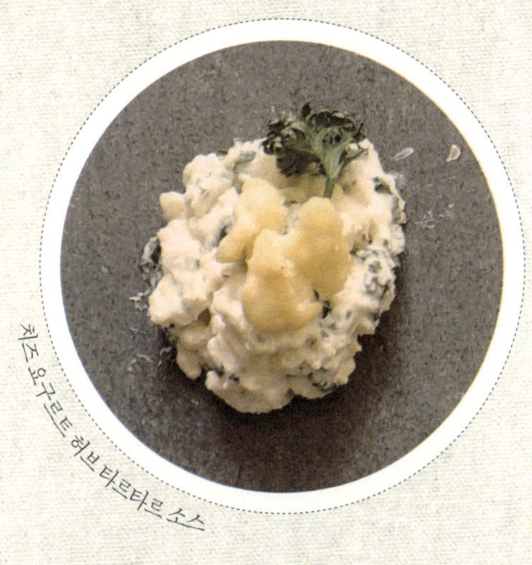
치즈 요구르트 허브 타르타르 소스

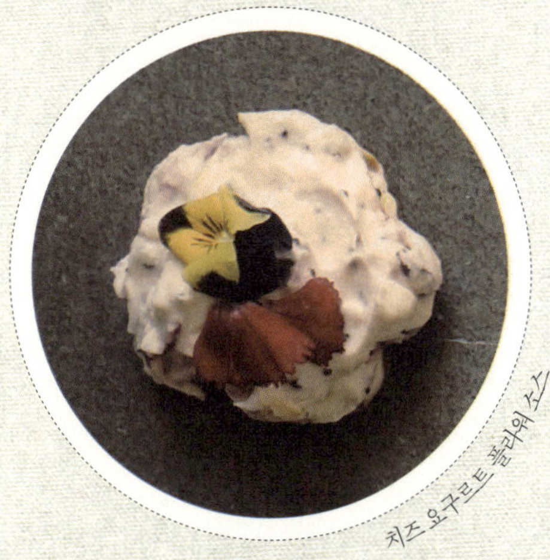
치즈 요구르트 플라워 소스

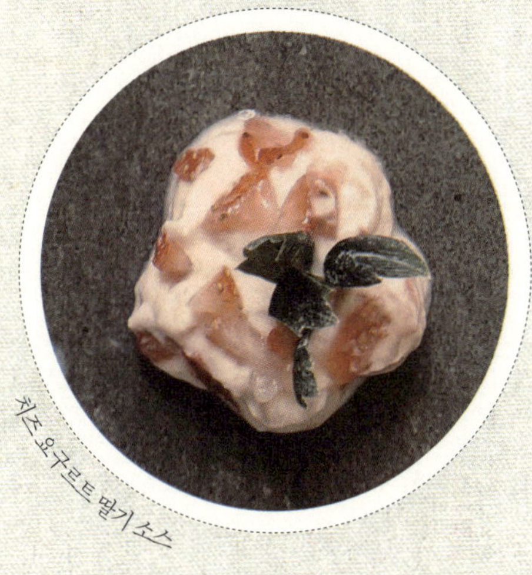
치즈 요구르트 딸기 소스

치즈 요구르트 허브 타르타르 소스

재료	분량
치즈 요구르트	1/2컵
계란	1개
파슬리	2TSP
통후춧가루	1/2tsp
레몬즙	1/2tsp

❶ 계란 흰자와 노른자를 잘 섞은 후 중불로 달군 팬에 붓고 나무젓가락으로 살살 저어 스크램블을 만든 다음 식힌다. 이때 팬에는 기름을 두르지 않는다.

❷ 파슬리는 잘게 썬다(생 파슬리가 없는 경우에는 건조 파슬리도 가능하다).

❸ 치즈 요구르트에 ❶, ❷를 넣고 계란 입자가 깨지지 않도록 잘 섞는다.

❹ 기호에 따라 통후춧가루, 레몬즙으로 간을 맞춘다.

치즈 요구르트 플라워 소스(3단계에서 섭취 가능)

재료	분량
치즈 요구르트	1/2컵
무염 버터(기 버터)	2TSP
식용 꽃	2TSP
타히니Tahini 소스	1TSP
퍼피 시드(양귀비 씨)	2tsp(옵션)

❶ 무염 버터는 실온에 두어 크림 상태로 만들고 식용 꽃은 물에 살짝 씻은 후 키친 페이퍼로 물기를 제거하여 손으로 잘게 뜯는다.

❷ 치즈 요구르트에 무염 버터를 넣고 골고루 잘 섞는다. 기호에 따라 타히니 소스를 넣어도 된다.

❸ 이상의 혼합물에 식용 꽃과 퍼피 시드를 넣고 조심스럽게 잘 섞는다.

TIP

* 버터는 좋은 제품을 쓰는 것이 좋다. 일반 요리의 경우에는 기 버터를 추천한다.
* 식용 꽃의 경우 알레르기가 있는 사람은 민트, 바질 같은 허브로 대체할 수 있다.
* 100% 참깨만을 갈아 만든 타히니 소스는 그 풍미가 매우 깊은데, 지방 함유량을 고려해 과다섭취하지 않도록 한다.
* 퍼피 시드는 항산화 작용에 좋은 음식으로 흰색 계열의 소스나 프로스팅 위에 뿌리면 시각적 효과를 낼 수 있다.

치즈 요구르트 딸기 소스(3단계에서 섭취 가능)

재료	분량
치즈 요구르트	1/2컵
생 딸기(냉동 딸기)	5~6개
스테비아 가루	2tsp
레몬 제스트	1tsp

❶ 딸기는 흐르는 물에 씻어 꼭지를 떼어내고 잘게 썰어둔다.

❷ 스테비아 가루를 치즈 요구르트와 잘 섞는다.

❸ 썰어둔 딸기와 레몬 제스트(179쪽 참조)를 ❷와 잘 섞는다.

TIP

* 딸기 대신 키위, 사과 등을 이용해도 좋고, 생과일 대신 과일잼을 사용해도 좋다.

3. 불고기

'노 슈거 프로젝트 2090' 전 단계를 거쳐 가장 유용하게 활용할 수 있는 재료는 다름 아닌 쇠고기다. 그중에서도 불고기는 손쉽고 빠르게 만들어 먹을 수 있다. 지방질이 적고 신선한 쇠고기에 양념을 최소화하여 재료 본연의 맛을 살리는 불고기를 만들어보자.

쇠고기 등심	200g
파	1줄기
양파	1/2개
다진 마늘	적당량
올리브 오일	적당량
통후춧가루	적당량

❶ 쇠고기는 찬물에 살짝 씻어 핏물을 제거하고 키친 티슈로 닦은 후 기름기를 제거하고 불고기용으로 적당히 썬다.

❷ 파는 잘게 썰고 양파는 강판으로 갈거나 잘게 다진다.

❸ 고기에 잘게 썬 파, 다진 양파, 다진 마늘, 통후춧가루 등을 넣고 잘 섞어 1시간 정도 잰다.

❹ 키친 티슈에 올리브 오일을 살짝 묻힌 후 프라이팬 바닥 전체를 살짝 닦듯이 훔쳐낸다.

❺ 강한 중불에 팬을 달구고 재놓은 고기를 굽는다.

TIP

* 쇠고기는 마블링이 고운 부위를 선호하는 경향이 있지만 건강을 위해서는 기름이 적은 부위를 고르는 것이 좋으며, 곡물 사료를 사용하지 않은 호주산 목초 사료 쇠고기를 추천한다.
* 간장 양념을 하고 싶다면 일반 간장을 물에 희석하거나 고춧가루 등을 사용해 염분과 당분 섭취를 최대한 줄인다.

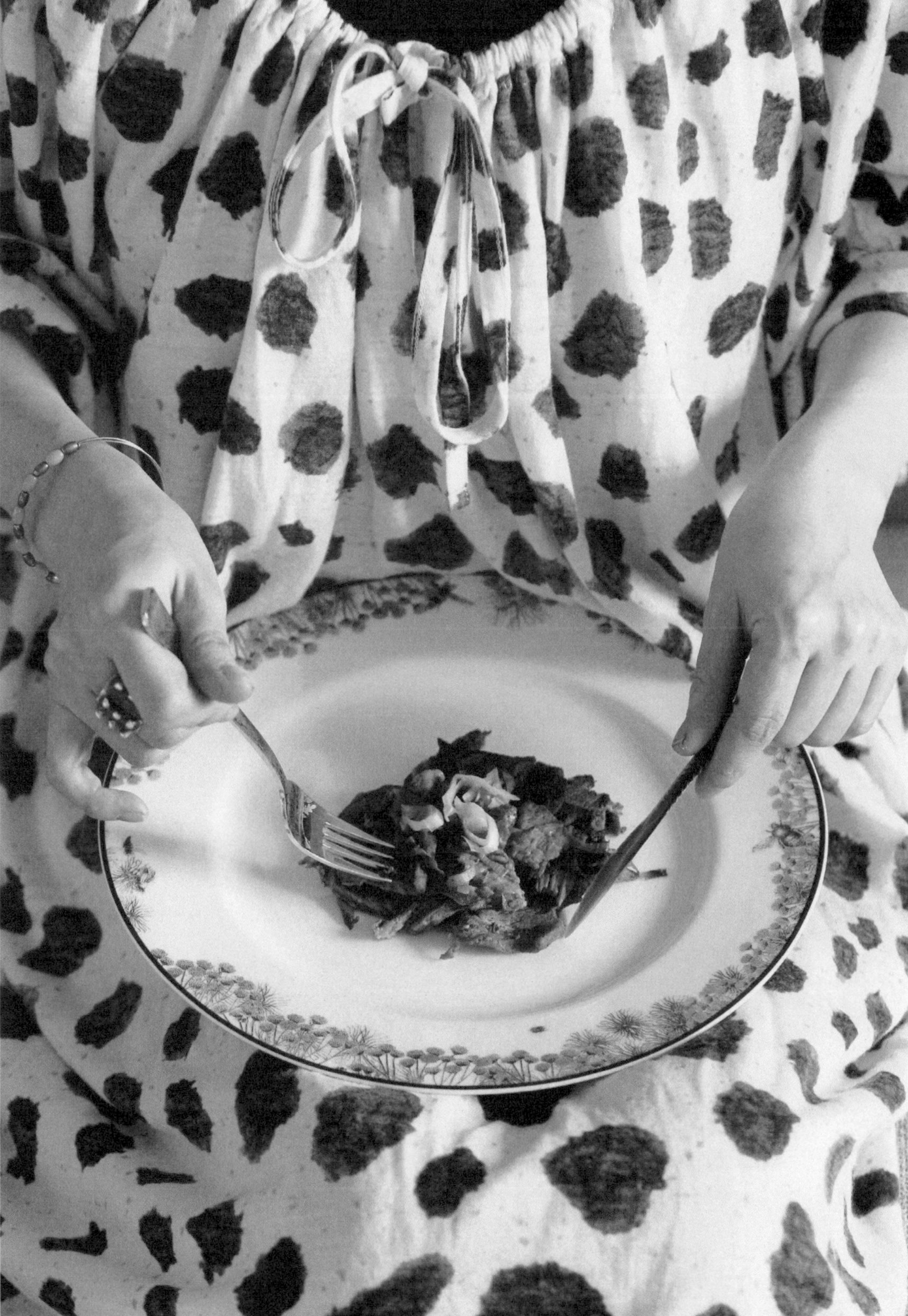

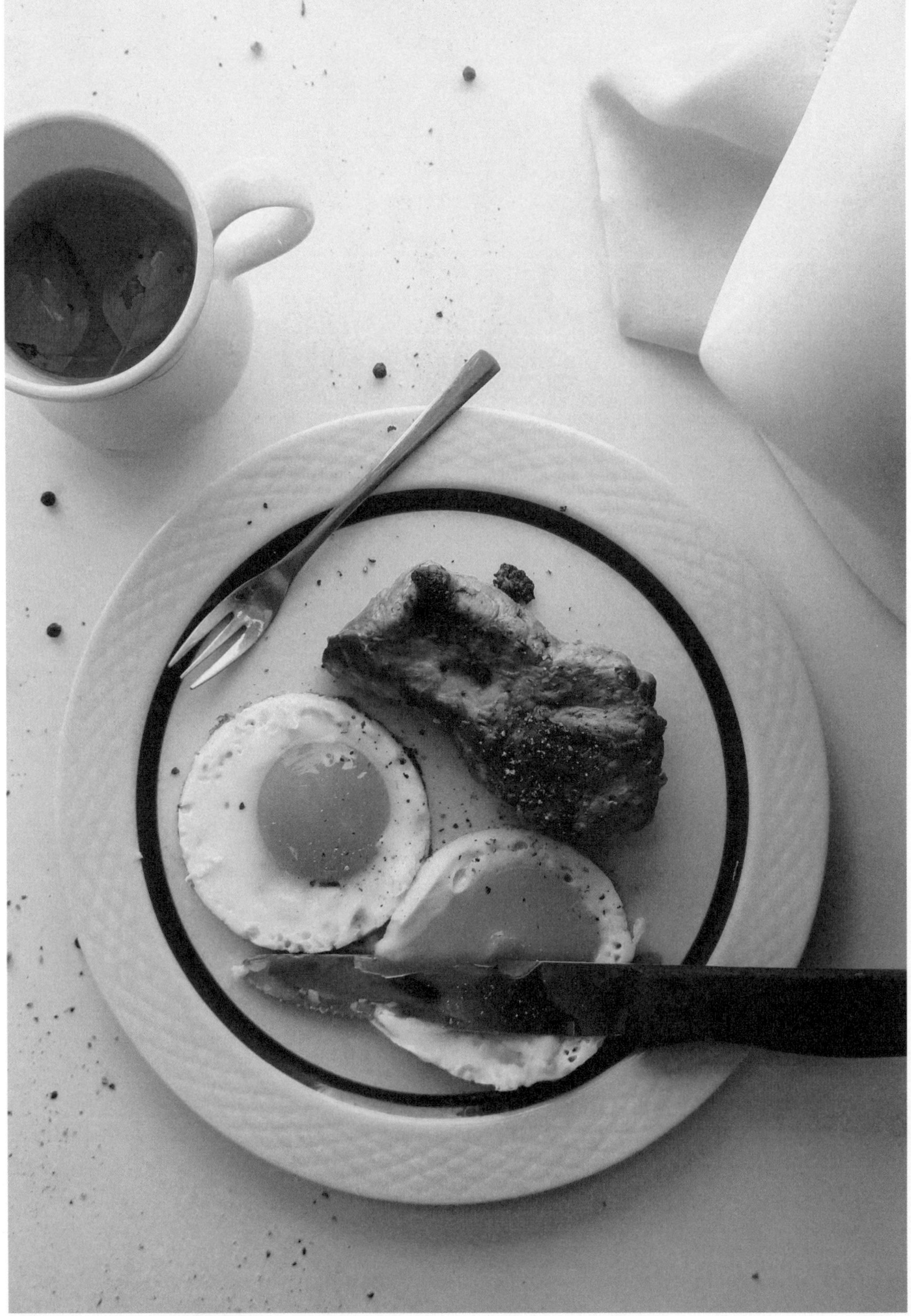

4. 밀튼식 포크 스테이크와 버터 계란 프라이

매일 아침 7시에 일어나는 밀튼 할아버지의 아침식사는 과일을 곁들인 오트밀 죽과 원두커피, 그리고 무지방 코티지 치즈와 계란 프라이다. 하지만 내가 할아버지댁에 머무를 때는 단백질로 아침을 시작하는 나를 위해 돼지고기 등심 스테이크와 계란 프라이를 큰맘 먹고 만들어주시기도 했다. 이 세상에 태어나 먹어본 돼지고기와 계란 요리 중 최고의 맛으로 기억되는 밀튼식 포크 스테이크pork steak와 버터를 듬뿍 넣은 서니 사이드업sunny side up 계란 프라이의 비법을 함께 배워보자.

돼지고기 등심	200g
계란	2개
무염 버터	1TSP
통후춧가루	적당량

❶ 돼지고기는 기름을 제거하고 앞뒷면에 통후춧가루를 조금 뿌려둔다.

❷ 강한 중불에 팬을 달군 뒤, 손바닥을 팬 바닥 근처에 댔을 때 열기가 느껴지면 버터를 충분히 두른다(버터를 넣었을 때 지글지글 소리가 나는 시점).

❸ 버터가 녹고 있는 팬에 돼지고기를 올리고 불을 약간 줄인 후 먹음직스런 갈색이 될 때까지 충분히 굽는다. 한쪽 면이 익으면 뒤집어 다른 쪽 면도 굽는다.

❹ 버터를 두른 팬에 계란을 올리고 흰자 가장자리가 갈색으로 바삭하게 구워질 때까지 굽되 뒤집지는 않는다.

❺ 잘 구워진 돼지고기와 계란 프라이를 접시에 담고 통후춧가루를 뿌려 먹는다.

TIP

* 스테이크용 돼지고기는 두툼하게 써는 것이 나중에 다 구웠을 때 바삭한 바깥쪽과 부드러운 안쪽의 식감을 느낄 수 있어 좋다.
* 질 좋은 무염 버터를 충분히 사용하여 고기 겉면과 계란의 가장자리가 바삭하게 구워지도록 강불에 굽는 것이 포인트다.

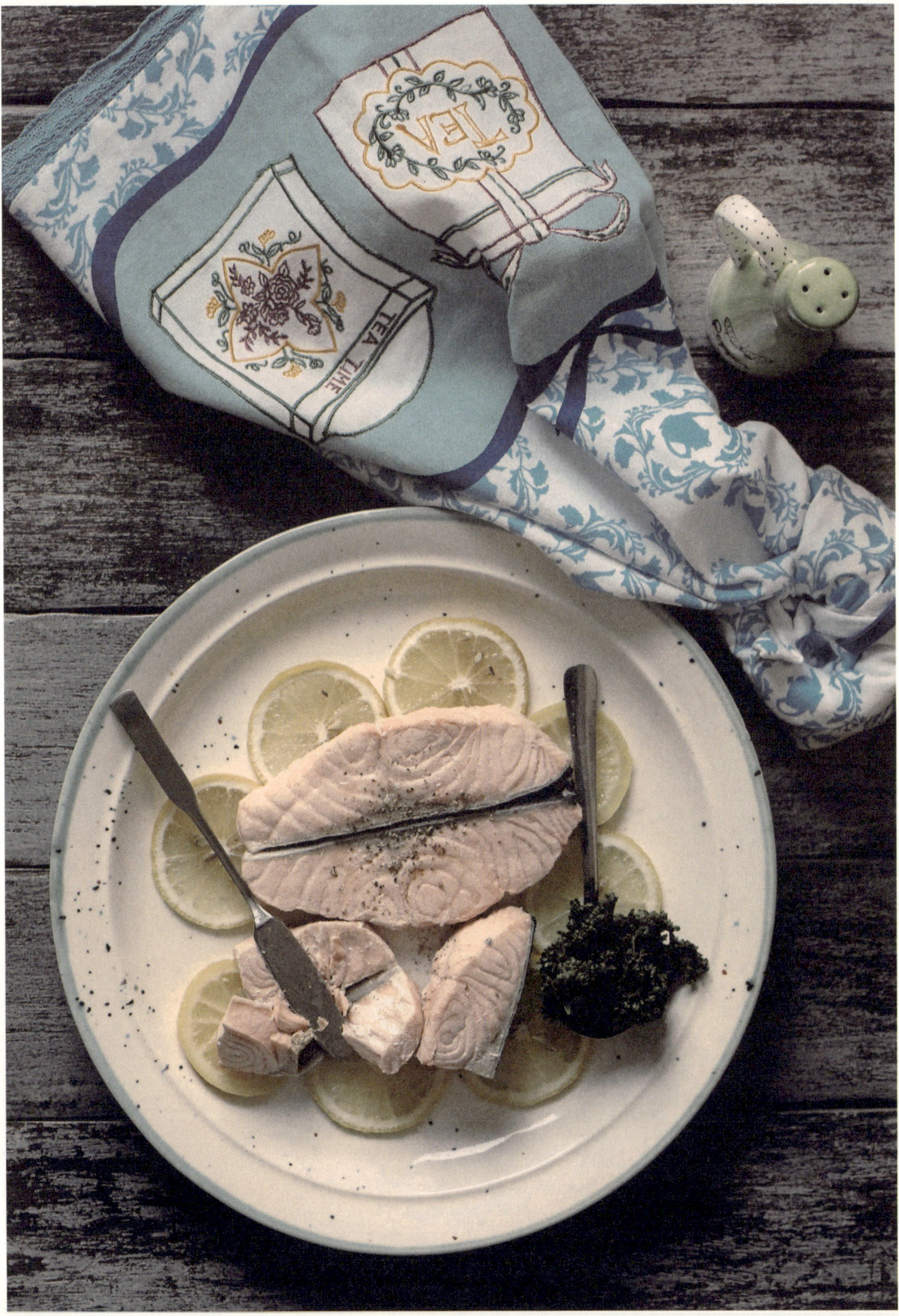

5. 연어 스테이크

연어에 대한 사람들의 반응은 대개 호불호가 분명히 나뉘고, 남자들에 비해 여자들이 좋아하는 경우가 많다. 연어는 일주일에 1~2회 정도 섭취하면 필수 지방산 오메가3의 좋은 공급처가 될 수 있다. 가격도 비싸고 보관도 까다로운 생 연어를 먹는 것은 다소 부담스럽지만, 주부들의 장보기가 끝나고 한산해진 마트의 해산물 코너에 가면 세일 가격으로 판매되는 포장 연어를 발견할 수 있다. 이를 구입해 레몬을 넣은 물에 데쳐 먹으면 매우 고급스럽고 담백한 한 끼 식사가 된다.

연어·····························1~2토막

레몬······························ 1/2개

통후춧가루······················· 적당량

❶ 연어는 흐르는 물에 가볍게 씻는다.

❷ 레몬은 흐르는 물에 씻은 후 반을 잘라 반쪽은 너무 얇지 않게 자르고, 나머지 반쪽은 즙을 낸다.

❸ 냄비에 물과 잘라 놓은 레몬을 넣고 끓인다.

❹ 물이 완전히 끓기 시작하면 연어를 넣고 5~8분 정도 데친다(원하는 정도에 따라 시간 조절 가능).

❺ 데친 연어를 접시에 담고 레몬즙과 통후춧가루를 뿌려 먹는다.

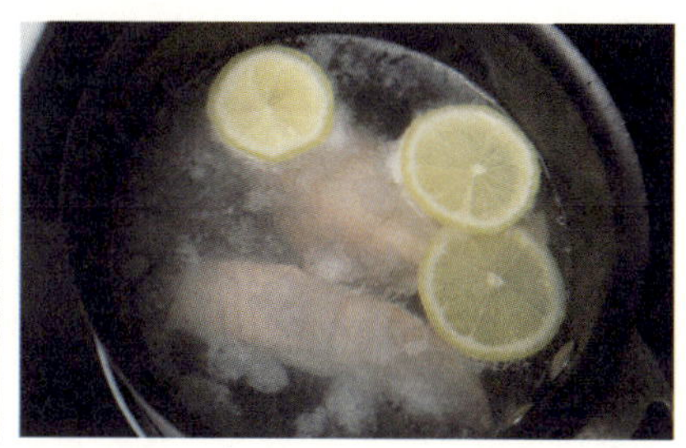

TIP

* 치즈 요구르트 머스터드 소스(182쪽 참조)에 다진 양파를 넣어 곁들이면 더욱 맛있게 즐길 수 있다.
* 연어는 몸집이 크고 오래 사는 물고기라 중금속 축적량이 높을 가능성이 있기 때문에 임산부는 되도록이면 섭취하지 않도록 한다.

6. 육포

육포는 예로부터 양반 가문에서 먹는 특별한 음식이었다고 한다. 어릴 적 미국에 사는 이모가 주셨던 '비프 저키Beef Jerky'에는 보통 맛과 매운 맛 두 가지가 있었는데 씹으면 씹을수록 단맛이 우러나와 아빠와 경쟁하듯 먹었다. 물론 지금은 당분을 많이 첨가한 시판 육포는 먹지 않지만 가끔 집에서 직접 만들어 남편과 함께 간식으로 먹거나 여행 식량으로 쓰기도 한다.

쇠고기(장조림용)·················500g

고춧가루, 통후춧가루····· 각 1~2TSP

레몬즙··························1TSP

액상 라칸토······················4TSP

코코넛 아미노coconut aminos

···························1TSP(옵션)

도구

식품 건조기, 밀폐용기

❶ 쇠고기는 따뜻한 물에 적신 키친 티슈로 살살 닦아 핏기를 제거한다.

❷ 고춧가루, 통후춧가루, 레몬즙, 액상 라칸토, 그리고 원할 경우 코코넛 아미노를 그릇에 담고 골고루 잘 섞는다.

❸ 쇠고기를 ❷에 넣고 잘 섞은 뒤 밀폐용기에 넣어 하룻밤 잘 재워둔다.

❹ 식품 건조기의 온도와 시간을 맞춘 후 양념된 고기를 충분히 건조시킨다(건조기에 따라 매뉴얼이 다를 수 있으니 제품의 매뉴얼에 따른다).

TIP

* 쇠고기 대신 연어, 가재미 등 생선이나 야채, 과일을 양념 없이 활용해도 좋다.
* 시간이 부족할 경우 양념을 묻힌 고기를 바로 건조시켜도 무방하다.
* 고기를 재울 때는 양념이 충분한 편이 좋지만, 건조 시에는 최소량만 묻어 있게 한다.
* 건조 시간은 원하는 고기 굵기에 따라 조절한다.
* 코코넛 아미노는 코코넛 열매 원액에서 추출된 아미노산 진액으로 만든 소스로 전통 간장과 비슷한 맛이 나며 당분 함유량은 0이고 나트륨 함량은 보통 간장의 30%에 불과하다(amazon.com을 통해 구입 가능). 코코넛 아미노가 없는 경우 간장을 아주 옅게 희석하거나 아예 사용하지 않아도 된다.

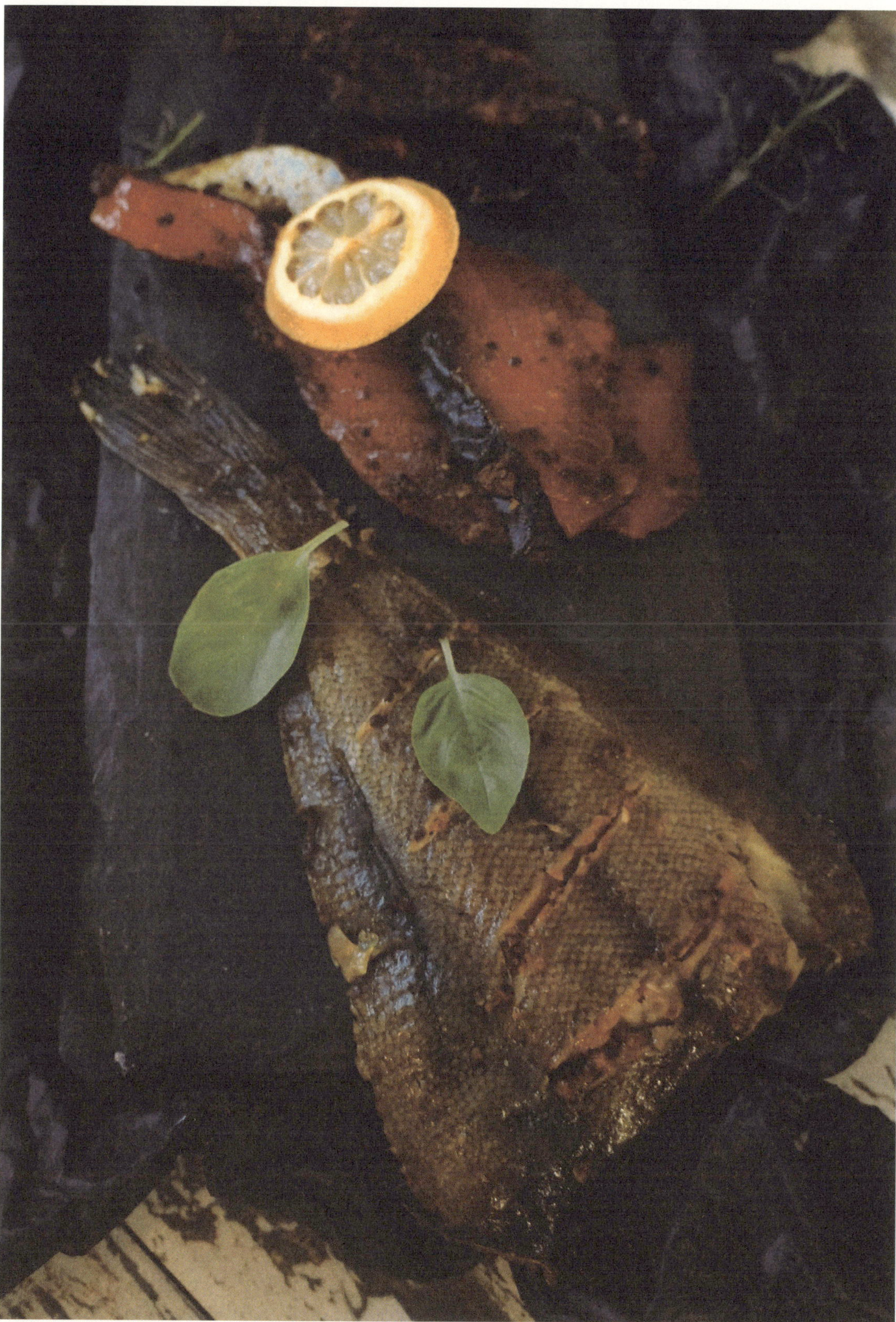

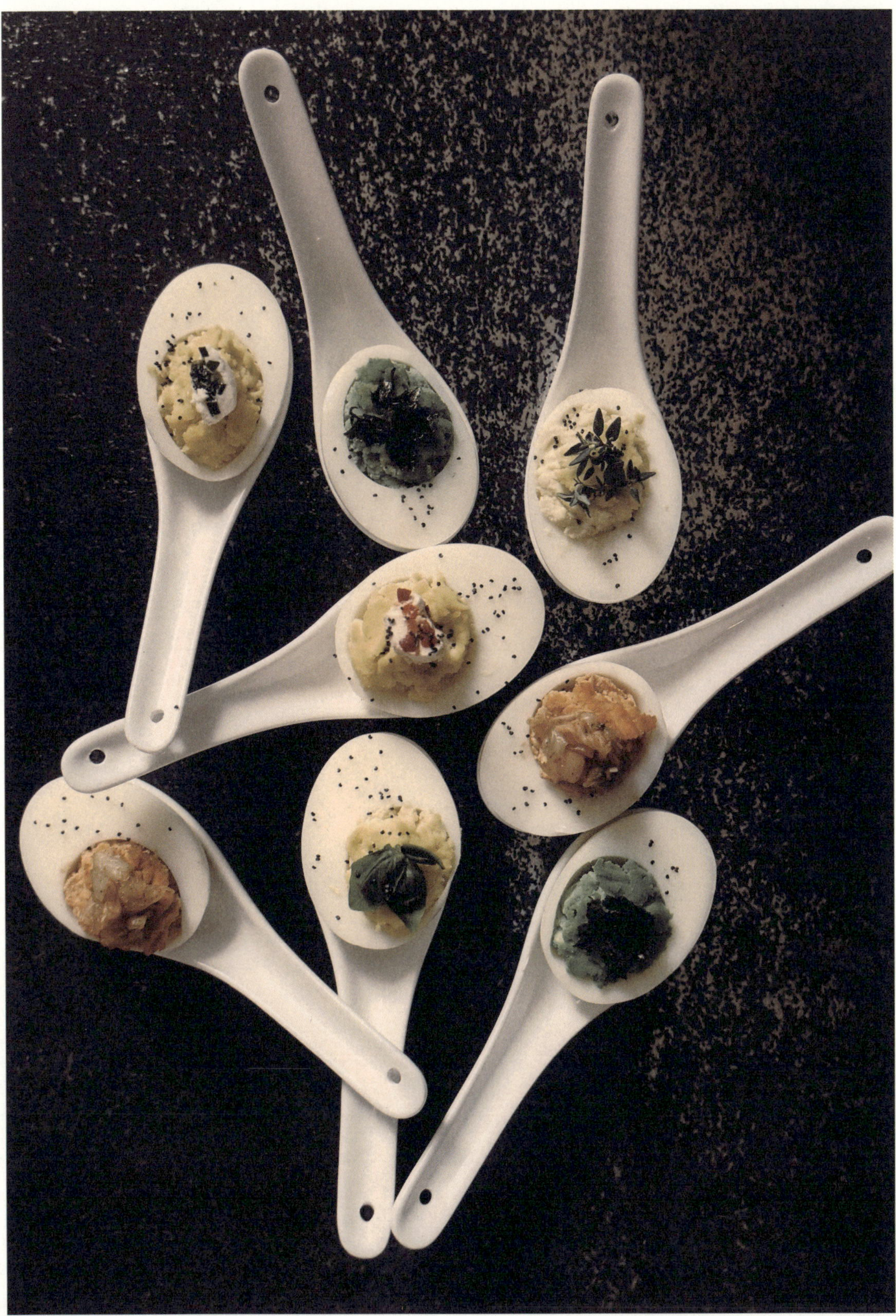

7. 에그 카나페

원래 명칭은 '데블드 에그deviled egg'로 그 기원이 로마 시대까지 거슬러 올라가는 에그 카나페는 삶은 계란을 반으로 자른 뒤 계란 노른자에 마요네즈나 겨자, 고춧가루 등을 섞어 얹은 애피타이저로서, 미국 등지에서는 할로윈 시기의 대표적인 레시피로 인기 만점이다. 손님 접대용으로 아주 훌륭한 일품 요리이며, 정해진 형식은 없으니 레시피를 참고하여 자신만의 에그 카나페 제조법을 뽐내보자!

계란······························4개

액상 라칸토······················1/8tsp

(계란 노른자 1개당)

굵은 소금························약간

김 가루, 바질 잎, 고춧가루, 다진 김치,

고추냉이························적당량

❶ 냄비에 물이 끓으면 굵은 소금을 넣고 계란을 넣어 15분 정도 삶는다.

❷ 삶은 계란을 꺼내 찬물에 담가서 완전히 식힌 후 껍질을 깐 계란을 반으로 예쁘게 자른다.

❸ 작은 스푼을 이용해 조심스럽게 계란 노른자를 흰자에서 분리해 그릇에 담고 액상 라칸토를 넣어 잘 섞어준다.

❹ 섞은 노른자를 흰자에 올린 후, 김 가루, 바질 잎, 고춧가루 등으로 장식해서 예쁘게 담아낸다. ❸의 노른자를 다진 김치, 고추냉이 등과 섞어도 좋다.

8. 치킨 버거

닭고기는 부드러운 식감과 맛 때문에 어떤 요리법과도 잘 어울리고 다른 재료의 풍미도 그대로 살린다는 장점이 있다. 게다가 가격도 다른 육류에 비해 비교적 저렴한 편이어서 자주 사용할 수 있는 식재료다.

닭가슴살······················350g

계란 노른자··················· 1~2개

파슬리···························· 1/4컵

통후춧가루, 고춧가루, 커리 가루,

건고추 ·························· 적당량

올리브 오일(혹은 무염 버터)······· 1tsp

물································· 적당량

도구

핸드 믹서

❶ 닭가슴살은 미지근한 물을 묻힌 키친 티슈로 깨끗하게 닦는다.

❷ 닭가슴살과 계란 노른자, 올리브 오일 1/2tsp, 파슬리, 통후춧가루, 고춧가루, 커리 가루 등 원하는 향신료를 핸드 믹서에 넣고 원하는 점도로 간다(점도를 보고 계란 수를 조절).

❸ ❷번에 건고추를 잘게 다져 섞은 후 모양을 빚어 패티를 만든다.

❹ 달구어진 팬에 올리브 오일을 1/2tsp 정도 두른 후 패티를 얹고 중불에서 1분 정도 굽다가, 패티 높이의 반 정도 잠길 수 있게 물을 부은 다음 뚜껑을 덮고 중불에 구워낸다(이 방식을 브레이징braising이라고 부른다).

❺ 수분이 완전히 증발하고 패티의 겉부분이 노릇하게 구워지면 접시에 담아낸다.

TIP

* 핸드 믹서가 없을 경우에는 재료들을 다진 후 섞어 패티 모양으로 빚어도 좋다.
* 치킨 버거 패티를 구울 때 팬에 기름만 두르고 구우면 시간도 오래 걸리고 다소 퍽퍽해질 수 있는데 브레이징 방식을 활용하면 이런 문제점을 해결할 수 있다. 또한 이는 겉은 바삭하고 안은 부드러운 식감을 원하는 요리라면 어디에나 손쉽게 활용할 수 있다.

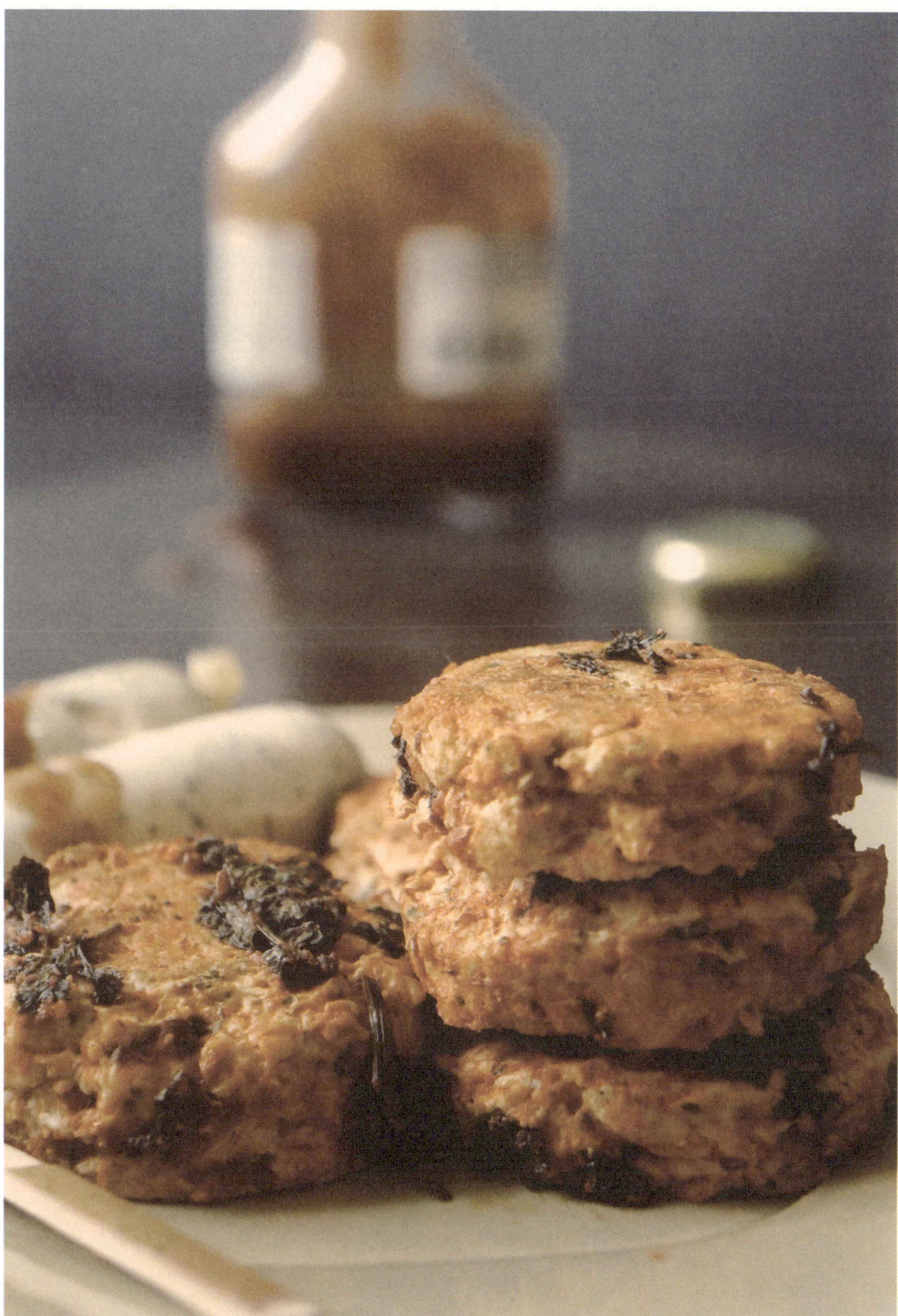

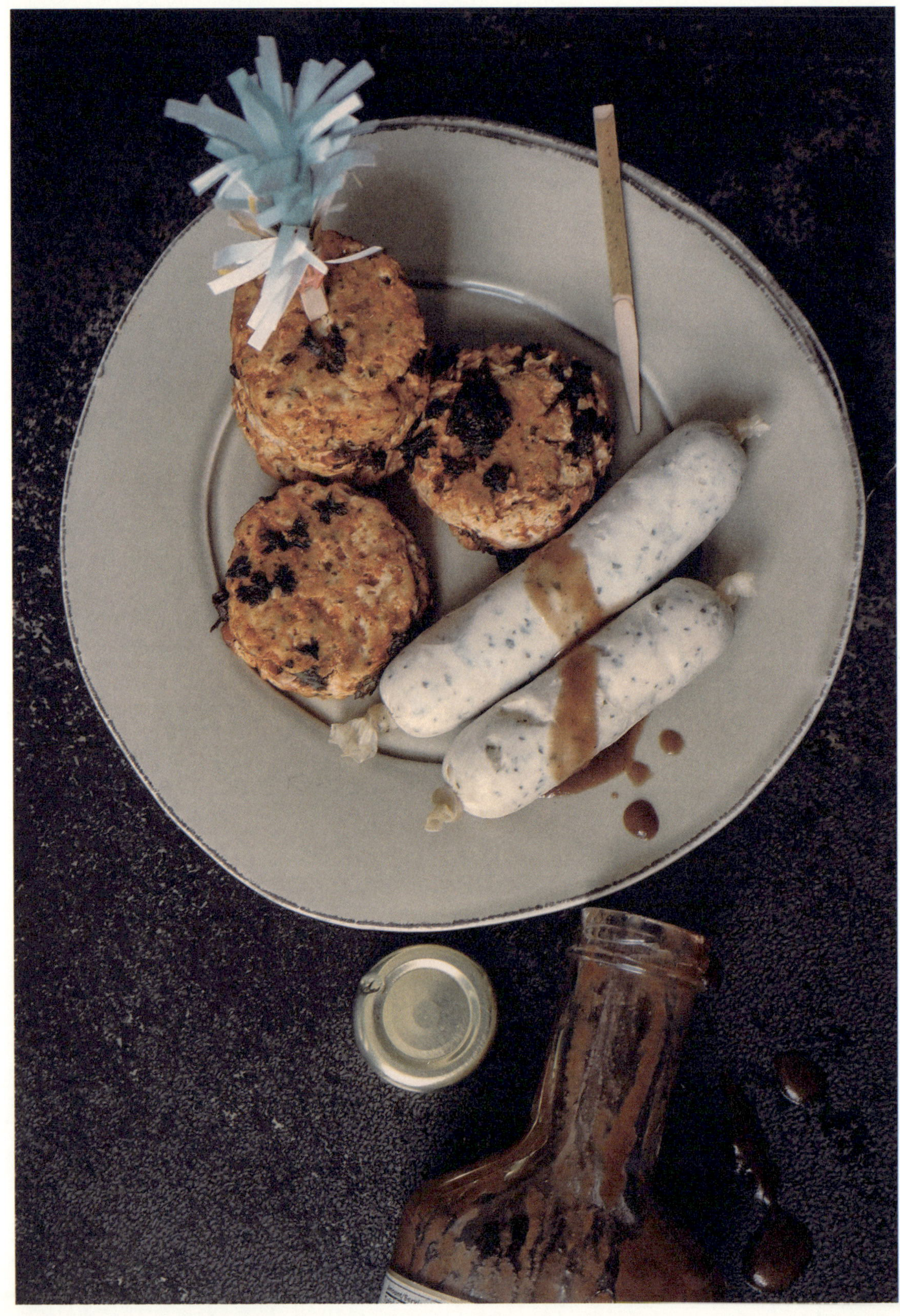

9. 치킨 소시지

학창 시절, 도시락은 친구 집의 생활수준을 알려주는 키트와도 같았다. 도시락 뚜껑을 여는 순간 비엔나 소시지와 계란말이가 보이면 일단 중산층 이상이라는 증거였으니 말이다. 하지만 시판 소시지에는 정제염, 설탕, 전분과 각종 화학 첨가물이 다량 함유되어 있는 경우가 매우 많다. 최근 미국에서는 피클은 물론 치즈, 소시지까지 직접 집에서 만드는 것이 유행하고 있어 호기심에 한 번 따라해보았는데 생각보다 어렵지 않고 맛도 훌륭해 수제 소시지의 팬이 되어버렸다.

치킨 버거 패티·····················300g

소시지 케이싱·····················50cm

물·····························적당량

도구

짤 주머니, 지름 1cm 원형 깍지

❶ 소시지 케이싱은 원하는 길이보다 10~15cm 정도 여유 있게 잘라 물에 잠시 담가놓는다.

❷ 치킨 버거 패티를 원형 깍지를 끼운 짤주머니에 담는다.

❸ 소시지 케이싱의 물기를 잘 닦아내고 한쪽을 묶은 뒤 짤주머니를 이용해서 패티를 조심스럽게 채우고 반대쪽도 묶어 소시지 모양을 만든다.

❹ 냄비에 소시지가 충분히 잠길 정도의 물을 붓고 소시지를 넣어 10분 정도 약한 중불에서 끓이거나 냄비에 찐다.

❺ 다 익으면 물에서 건져 잠시 식힌다. 치즈 요구르트(182쪽 참조)나 케첩(204쪽 참조)을 곁들여 먹어도 좋다.

TIP

* 인터넷 쇼핑몰에서 구입할 수 있는 소시지 케이싱은 100% 비프 젤라틴으로 만들어진 것을 사용하도록 한다.

* 소시지 케이싱에 패티를 채울 때 한꺼번에 무리해서 집어넣으면 케이싱이 터질 수도 있고 공기가 들어가 나중에 헐렁해질 수도 있으니 천천히 넣는 것이 좋으며, 조리 시 터질 수 있으므로 90%정도 채우는 것이 이상적이다. 공기가 들어간 부분은 이쑤시개로 찔러 공기를 빼준다.

* 소시지는 데치기 이외에 삶거나 찌는 것도 가능하다. 또한 닭고기 외에 쇠고기, 돼지고기, 새우 등으로도 만들 수 있다.

2. 2단계- 슈거리스 레시피

동물성 단백질과 수분 위주로 된 1단계 슈거 디톡스 식단과 달리 야채가 도입되는 2단계 슈거리스의 요리에서는 종류와 기법이 다양해진다. 하지만 당분의 양을 엄격히 제한하는 기본 원칙은 변함없다.

사전 준비 도구

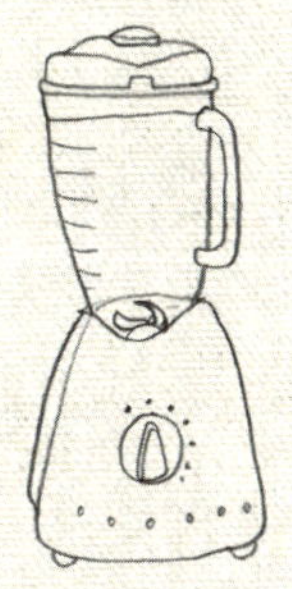

블렌더와 푸드 프로세서

음식 재료를 갈거나 자르는 기계들은 가정용 요리 도구 중에서 가격도 비싸고 그 종류도 많다. 우리가 흔히 말하는 믹서는 정확한 용어로 '블렌더', 도깨비 방망이는 '핸드 믹서'라고 부른다. 푸드 프로세서는 세로 원통형의 블렌더가 가로도 더 넓어지고 크기도 좀더 커진 형태라고 할 수 있다. 블렌더와 푸드 프로세서 중 한 가지만 택해서 구입하는 것도 좋은데 최근엔 얼음까지 갈 수 있는 제품들이 있으므로 가급적 내구성 좋으면서 몇 가지 주요 기능이 합쳐진 것을 구입하는 것이 좋다.

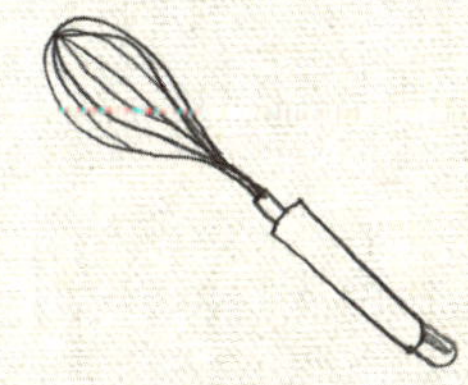

거품기

흔히 제과용 도구로 인식되는 거품기는 일반적인 요리에도 잘 활용할 수 있다. 크기는 중간 사이즈가 활용범위가 가장 넓은데 계란찜 만들 때 계란을 잘 갠다든지, 계란 흰자위로 거품을 내거나 마요네즈를 만드는 등 2090 셀프 쿠킹 초기 단계에서부터 잘 활용할 수 있으므로 한 두 개 정도 크기별로 구입해놓고 활용해도 좋다.

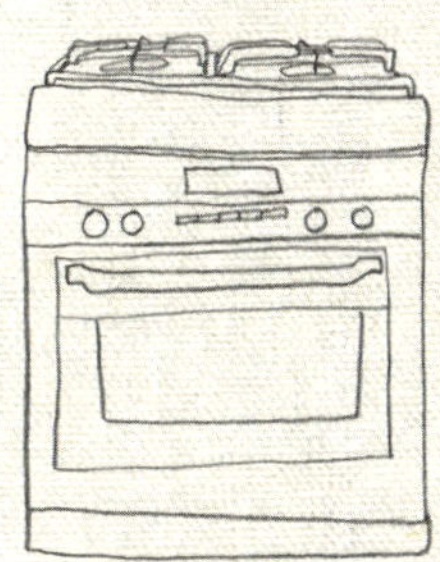

오븐

오븐의 경우 요리 초심자들은 매우 부담이 되는 도구일 수 있다. 일단 크기도 그렇지만 값도 가정용 조리 도구 중에 최고가에 해당하는 항목이기 때문이다. 그럼에도 불구하고 오븐만큼은 돈을 좀 들이더라도 제대로 된 제품을 구입해두고 잘 쓰기를 바라는 심정이다. 요리에 관심과 취미가 있는 사람이라면 이것만큼은 머스트 해브 아이템! 개인적으로는 고가의 독일제를 큰맘 먹고 사서 몇 년째 쓰고 있는데 신혼 초 구입했던 국산제품도 훌륭한 편이었다.

1. 만능 소스 삼총사

1단계에서 소개된 치즈 요구르트와 더불어 2단계부터 활용할 수 있는 만능 야채 소스, 미트 토마토 소스, 마요네즈 소스 삼총사는 어떤 요리에도 활용이 가능한 효자 소스들이다. 밀폐용기에 담아 냉장 보관하면 최소 2주~1개월까지 사용 가능하다. 한색 계열의 야채에 비해 당분 함량이 상대적으로 높은 난색 계열의 야채를 사용하는 만큼 과다섭취하지 않도록 주의한다.

● 만능 야채 소스

파프리카(노랑, 빨강)················· 4개

미니 단호박··························· 2개

양파································· 1개

방울토마토························· 20개

통후춧가루, 생 파슬리········· 적당량

올리브 오일···················· 1~2TSP

물······························· 2~3TSP

도구

푸드 프로세서

❶ 파프리카, 단호박, 양파, 방울토마토는 흐르는 물에 깨끗이 씻어둔다.

❷ 파프리카와 단호박은 4등분하여 씨를 제거하고 양파는 굽기에 적당한 크기로 썰어놓는다.

❸ 오븐용 사각팬에 썰어 놓은 야채들을 담고 올리브 오일과 통후춧가루를 충분히 뿌린다.

❹ 야채가 약간 그을릴 때까지 30~40분간 구워낸 후, 충분히 식힌다.

❺ 구운 야채와 파슬리를 푸드 프로세서에 넣고 걸쭉하게 퓌레 상태로 간다. 너무 걸쭉해서 푸드 프로세서가 작동하지 않으면 물을 조금씩 넣어가며 원하는 점도로 맞춘다.

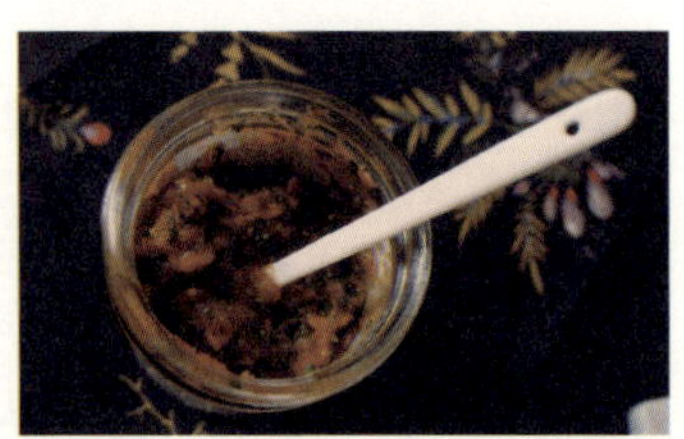

TIP

* ❹까지만 진행하여 야채구이로도 먹을 수 있다.

* 단호박의 경우 다른 야채에 비해 굽는 시간이 더 오래 걸릴 수 있으므로 먼저 살짝 찐 후 굽는 것도 좋다.

* 만능 야채 소스에 물이나 우유, 요구르트(181쪽 참조) 등을 조금 넣고 수프로 만들어 먹어도 좋다.

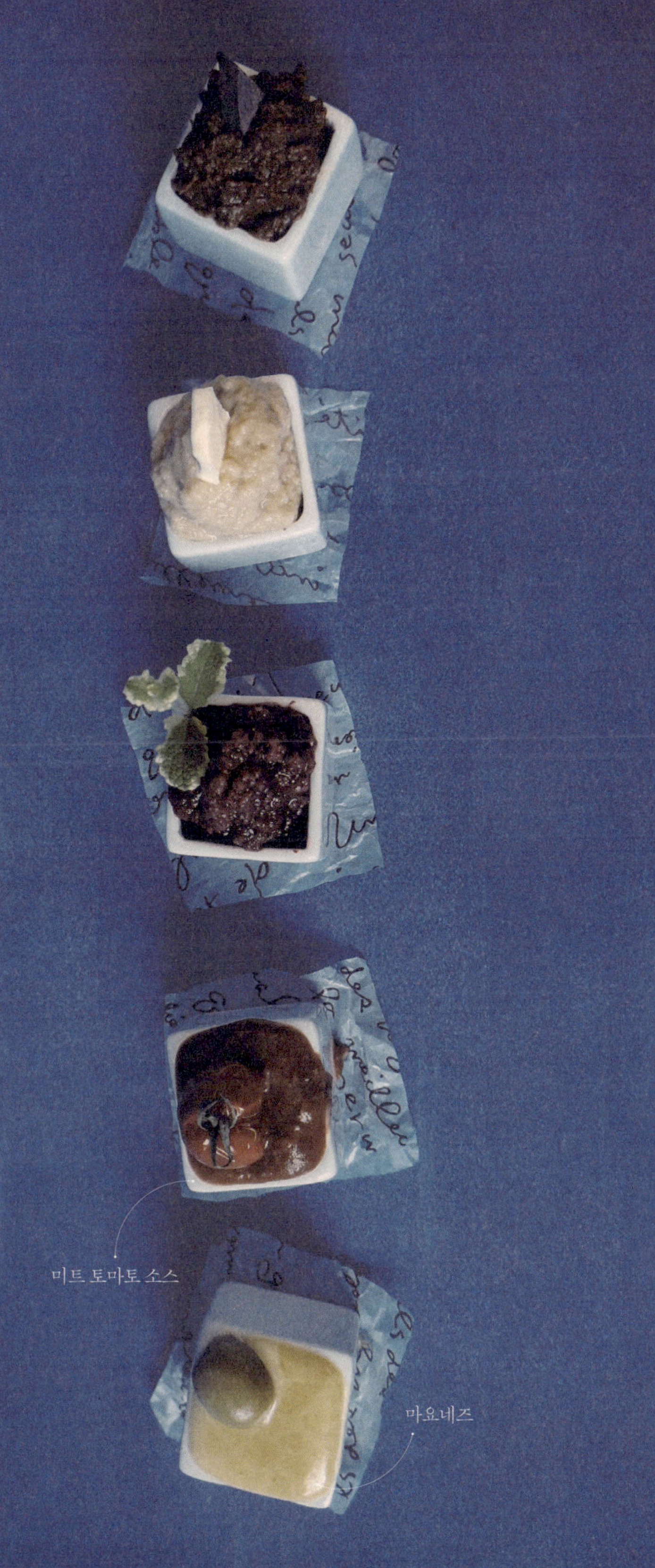

미트토마토 소스
마요네즈

시판 케첩보다는 농도가 연하지만 토마토 퓌레 대신 토마토 페이스트를 사용하고 다진 고기를 빼면 훌륭한 케첩을 만들 수 있다.

쇠고기 간 것	150g
돼지고기 간 것	150g
파슬리, 양파	적당량
토마토 퓌레(시판용)	1/2컵
젤라틴 가루	1tsp
월계수 잎	1장
레몬즙	1/2tsp
라칸토	1~2TSP
올리브 오일	1tsp
물	1TSP

❶ 쇠고기와 돼지고기 간 것은 잘 섞어두고 파슬리와 양파는 잘게 썬다.

❷ 올리브 오일을 팬에 두르고 ❶을 넣고 중불에서 반쯤 볶는다.

❸ ❷에 토마토 퓌레, 젤라틴 가루, 월계수 잎, 레몬즙, 물을 넣고 고기가 다 익을 때까지 중불에서 은근히 끓인다. 이때 끓어서 넘치지 않도록 계속 지켜보면서 화력을 조절한다.

❹ 고기가 다 익고 수분이 줄어들어 어느 정도 점도가 생기면 불을 끈 뒤 라칸토를 넣고 잘 저어준다.

❺ 식힌 후 밀폐용기에 보관한다(2~3주 사용 가능).

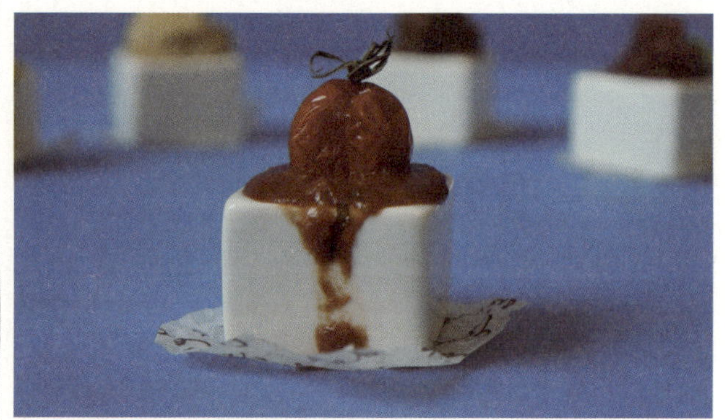

TIP

* 토마토 퓌레는 100% 토마토를 사용하고, 토마토 페이스트를 사용할 경우 토마토 퓌레의 양을 반으로 줄이고 나머지 반을 페이스트로 대체한다. 고기 양은 개인의 취향에 따라 결정하며, 레몬즙 대신 사과 식초를 사용해도 좋다.
* 젤라틴 가루는 요리의 점도를 향상시키는 역할을 하는데 한천 가루 등을 사용해도 무방하다.
* 향신료를 좋아할 경우에는 올스파이스all spice를 넣어도 좋다.

마요네즈에 사용하는 올리브 오일의 경우 특유의 풍미가 너무 강한 엑스트라 버진보다는 라이트한 것을 쓰는 편이 좋다.

계란 노른자·····························3개

디종 머스터드 소스···············2TSP

레몬즙·································1/2tsp

올리브 오일··························2컵

통후춧가루·························적당량

도구

거품기

❶ 큰 그릇에 계란 노른자, 디종 머스터드 소스, 레몬즙을 넣고 잘 섞는다.

❷ ❶에 올리브 오일을 아주 천천히 조금씩 따라부으면서 거품기로 잘 저어준다.

❸ 통후춧가루로 간을 맞춘다.

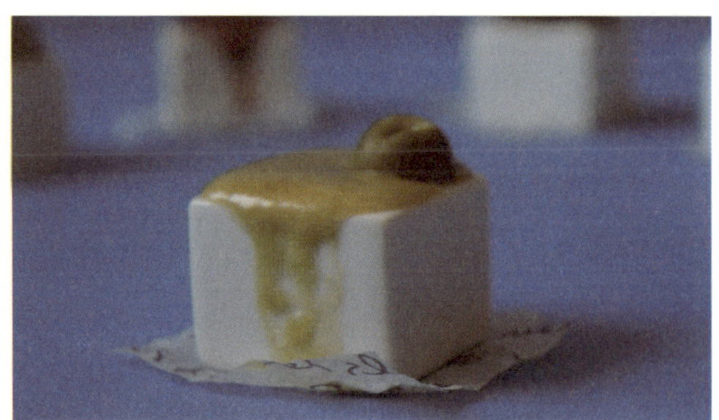

TIP

* 거품기 대신 블렌더나 믹서를 사용해도 좋지만 계란과 올리브 오일이 분리되지 않게 올리브 오일은 천천히 나누어 넣는 것이 좋다.

2. 허브 아이스 큐브와 오일 큐브

허브는 식재료 본연의 풍미를 지니면서도 요리에 악센트를 제공하는 향신료 역할을 한다. 뿐만 아니라 생 허브는 비타민, 무기질을 다양하게 함유하고 있어 약초로서의 기능도 갖고 있다. 하지만 야채, 과일에 비해 보관 기간이 짧고 쉽게 시들어버리므로, 구입 후 바로 사용하지 못한 허브가 있다면 물이나 올리브 오일에 넣고 냉동하여 큐브 형태로 만들어보자. 허브뿐만 아니라 식용 꽃을 이렇게 이용해도 매우 좋다.

허브(로즈마리, 바질, 타임 등)····적당량
식용 꽃····························· 적당량
올리브 오일····················· 적당량
물································· 적당량

도구

얼음 트레이

❶ 허브와 식용 꽃을 얼음 트레이에 들어갈 크기로 자른 후 물이나 올리브 오일을 붓고 얼린다.

❷ 얼린 허브 아이스 큐브는 음료에 넣어 먹고 오일 큐브는 조리시 넣어 사용하면 풍미를 더할 수 있다.

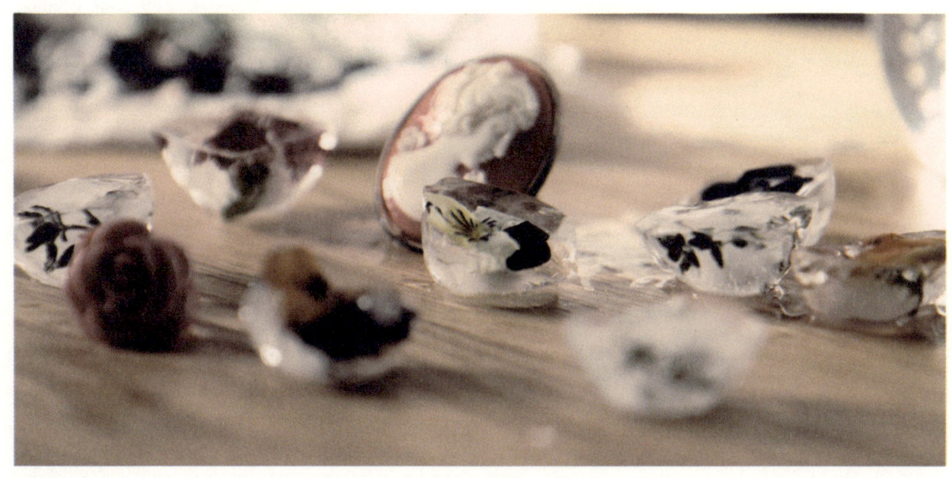

3. 허브 플라워 티와 펀치

내가 가장 애용하는 재료 중 하나인 생 허브와 식용 꽃은 육류, 채소 요리는 물론이고 제과, 제빵 등 디저트에도 어김없이 활용된다. 시중에 파는 허브 티백은 대부분 건조 허브를 혼합하여 만든 것들인데 좋은 제품들도 많지만 대다수의 경우 카페인이나 감미료를 포함하고 있는 경우가 많다. 때문에 생 허브와 식용 꽃을 우려낸 허브 플라워 티를 마시거나 무가당 탄산수와 혼합하여 달콤 시원한 펀치를 만들어 먹는 것이 좋다.

히비스커스 hibiscus ············ 1/2TSP
라벤더 ························· 1/2TSP
로즈마리 ························· 2줄기
페퍼민트 ························· 1/2TSP
식용 꽃 ························· 1/2TSP
액상 스테비아 ··············· 1~2 방울
물 ······························· 500ml
무가당 탄산수 ················· 500ml

❶ 허브와 식용 꽃은 물에 살짝 담가 씻는다.

❷ 원하는 조합의 허브와 식용 꽃을 잔에 담는다.

❸ 물을 끓인 후 ❷에 붓고 5~10분 정도 우린다.

❹ 액상 스테비아를 한두 방울 떨어뜨려 잘 저은 후 마신다.

❺ 펀치의 경우는 물의 양을 줄이거나 우리는 시간을 늘려 농도를 좀더 진하게 맞춘 후, 차게 식혀 무가당 탄산수를 넣고 기호에 따라 액상 스테비아로 당도를 맞춰 마신다.

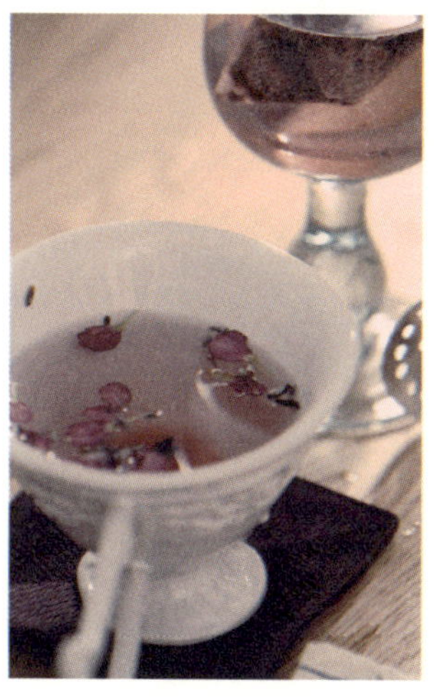

TIP

* 로즈마리의 경우 너무 오래 담가두면 본연의 맛을 제대로 느낄 수 없으니 10분 이상 우리지 않는 것이 좋다.

4. 그린 스무디

채식주의가 각광받기 시작하면서 검푸른 야채와 당도가 낮은 시트러스 계열의 과일을 주재료로 한 '그린 주스' '그린 스무디'가 디톡스 주스라 하여 인기를 끄는가 하면 수준 높은 전문 요리책도 속속 출간되고 있다. 원액으로 먹는 그린 주스의 경우 스무디에 비해 영양분의 집약도는 높다고 하지만 적은 양의 원액을 만드는 데에 많은 야채가 필요하고, 야채의 양을 가늠하기 힘들다는 어려움이 있다. 아울러 생야채의 경우 식이섬유로 인해 사람에 따라 배에 가스가 차는 경우가 있는데, 이럴 때는 야채를 살짝 데친 후 사용하는 방법을 추천한다.

시금치·······························1/3단

브로콜리···························1/4통

샐러리·······························1줄기

오이·································1/2개

케일·································3장

레몬즙·······························1TSP

스테비아(분말 혹은 액상)········적당량

도구

블렌더

❶ 시금치와 브로콜리는 숨이 죽지 않도록 살짝 데쳐 찬물에 씻어 물기를 뺀다.

❷ ❶과 샐러리, 오이, 케일을 적당한 크기로 썬 후, 레몬즙, 스테비아와 함께 블렌더에 넣고 갈아준다.

❸ ❷를 컵에 담아 낸다. 이때 레몬을 곁들여도 좋다.

TIP

* 과일을 추가하는 경우 총 당분 양에 각별히 신경을 쓴다.
* 과일의 경우 당 지수가 낮은 딸기, 사과, 자몽 등을 추천한다.
* 당도가 높은 토마토, 당근 등 난색 계열 야채보다 한색 계열의 검푸른 야채를 사용하는 것이 좋다.

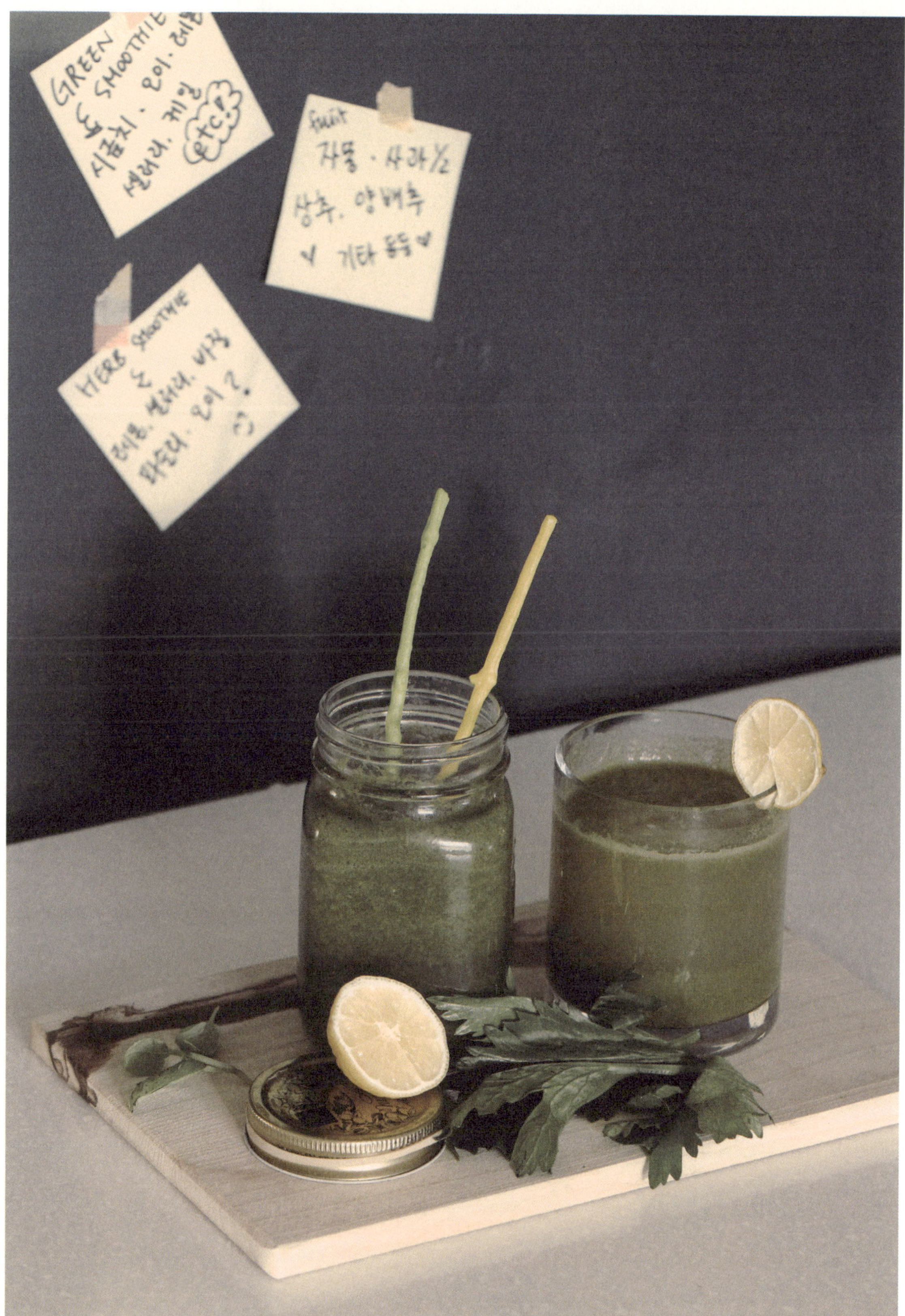
GREEN SMOOTHIE
시금치 · 오이 · 케일
셀러리. etc!?

fruit
자몽 · 사과 ½
상추. 양배추
✓ 기타 등등 ♥

HERB SMOOTHIE
깻잎. 셀러리. 바질
파슬리 · 오이 ?

5. 스키야키

● 무 다시마 국물 만들기

다시마··············· 1장(5×10cm 정도)
가다랑어포···················· 1~2줌
말린 무························· 1줌
물··························· 5컵

도구

거름용 면보

❶ 다시마는 마른 헝겊으로 흰 가루를 닦아내고 냄비에 물을 부은 뒤 20분쯤 담가둔다.

❷ 다시마가 담긴 물을 강불에서 끓이다가 끓어 넘치기 직전 다시마를 꺼낸다.

❸ 찬물을 조금 부어 물의 온도를 낮춘 후 가다랑어포를 넣는다.

❹ 찌꺼기를 바로 걷어낸 후 가다랑어포가 물 아래로 모두 잠기면 면보에 걸러낸다.

❺ ❹에 말린 무(무말랭이) 한 줌을 넣어 무의 시원하고 깊은 맛이 충분히 우러나도록 중불에서 20~30분 정도 푹 끓인다.

● 스키야키 만들기

쇠고기··················· 400g(불고기용)
배춧잎······················· 5장
대파························· 2줄기
쑥갓························· 5줄기
팽이버섯 및 표고버섯········ 각 1봉지
계란 노른자··················· 2~3개
무 다시마 국물················· 5컵
코코넛 아미노(혹은 희석 간장)·· 적당량

❶ 야채를 깨끗이 씻은 후 배춧잎과 대파, 쑥갓을 굵게 채썬다.

❷ 냄비에 쇠고기, 채썬 대파, 코코넛 아미노(희석 간장)를 넣어 함께 볶다가 무 다시마 국물을 붓는다.

❸ ❷에 버섯과 썰어 놓은 배추와 쑥갓을 넣고 졸지 않도록 적당히 끓인다.

❹ 종지에 계란 노른자를 잘 풀고 끓여놓은 스키야키 건더기를 찍어 먹는다.

TIP

* 쇠고기 외에도 흰살 생선으로 만든 동그랑땡을 함께 끓여도 좋다.
* 흰살 생선 동그랑땡은 흰살 생선을 블렌더로 간 후 계란 노른자, 파 다진 것을 넣고 둥글게 굴려 완성한다.

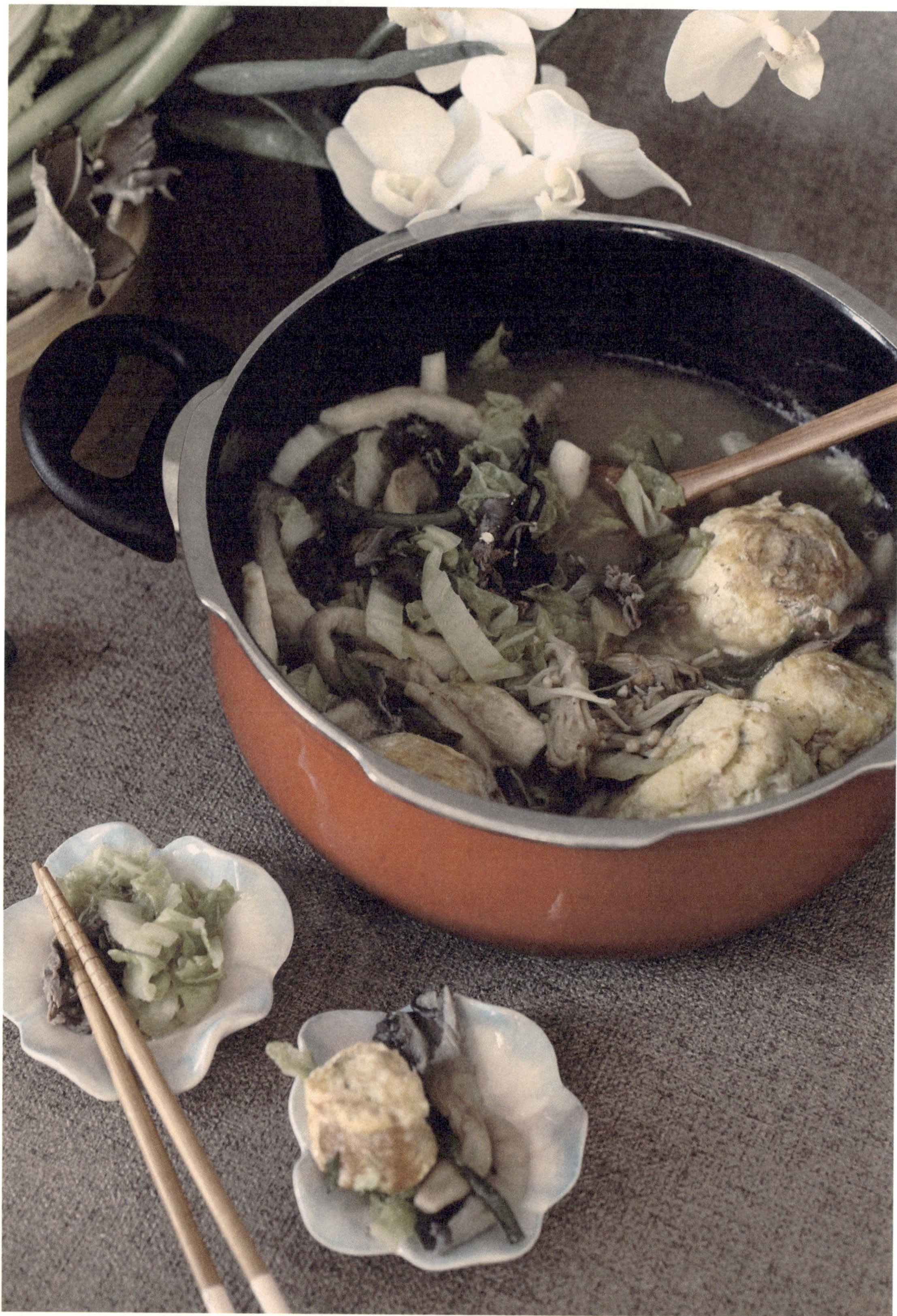

6. 단호박 치킨롤

일본의 〈아사이치アサイチ〉라는 아침 정보쇼는 내가 즐겨보는 TV 프로그램 중 하나인데 특히 '스고와자 Q すごワザ Q'라는 코너에는 유용한 생활 정보가 가득하다. 이 요리법은 바로 그 코너를 시청하던 중 알루미늄 호일을 100% 활용하는 법에서 배운 것이다. 사실 처음에는 큰 기대를 안 하고 시도해봤는데 식감과 간편성, 맛에 반해 지금은 자주 해먹는 요리가 되었다. 단호박과 허브를 첨가하여 탄생한 단호박 치킨롤은 모양도 영양도 만점이다.

닭가슴살······························350g

단호박······························· 1개

로즈마리(타임, 파슬리)········ 5~6줄기

통후춧가루···························· 약간

도구

알루미늄 호일, 요리용 면실(실리콘 실)

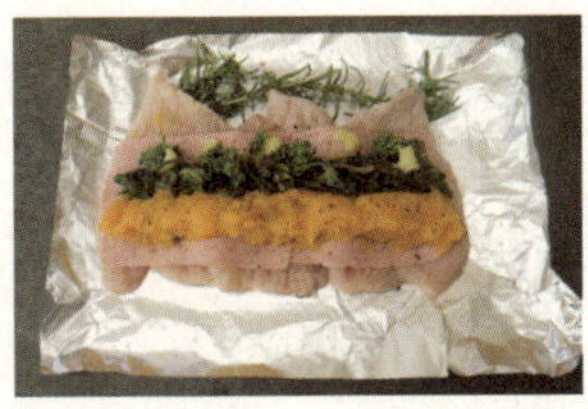

❶ 닭가슴살은 요리용 망치로 살살 두들겨 찢어지지 않을 정도로 얇고 넓게 편 뒤 통후춧가루를 뿌려둔다.

❷ 단호박을 쪄낸 후 씨 부분을 제거하고 살 부분을 퍼내 숟가락 등으로 짓이겨 단호박 퓌레를 만든다.

❸ 로즈마리(타임, 파슬리)는 흐르는 물에 살짝 씻어놓는다.

❹ 알루미늄 호일을 잘라 펴고 그 위에 닭가슴살을 얹는다. 고기는 하나씩 한쪽 끝이 서로 겹치게 놓는다.

❺ 닭가슴살 중간 부분에 단호박 퓌레를 한 줄로 균일하게 덜어놓는다.

❻ 단호박 퓌레 위로 로즈마리(타임, 파슬리)를 가지런히 놓는다. 닭가슴살 옆에 로즈마리를 더해도 좋다.

❼ 알루미늄 호일을 김밥 말듯이 말아 요리용 면실이나 실리콘 줄로 꽉 묶어 고정해놓는다

❽ 오븐에 넣고 180~200℃에 맞춰 예열한 뒤 12분 정도 굽는다.

❾ 굽기가 끝나면 호일에 싼 상태로 충분히 식힌 후 호일을 벗겨내고 모양이 무너지지 않게 썰어 낸다.

TIP

* 단호박 퓌레를 놓기 전에 천연 햄을 서로 살짝 겹치게 깔아주면 한결 고소한 맛을 느낄 수 있다.
* 단호박 퓌레 위에 그뤼에르 치즈나 파머산 치즈를 갈아 뿌려주면 좀더 깊은 맛을 느낄 수 있다(단, 이것은 3단계에서 가능하다).

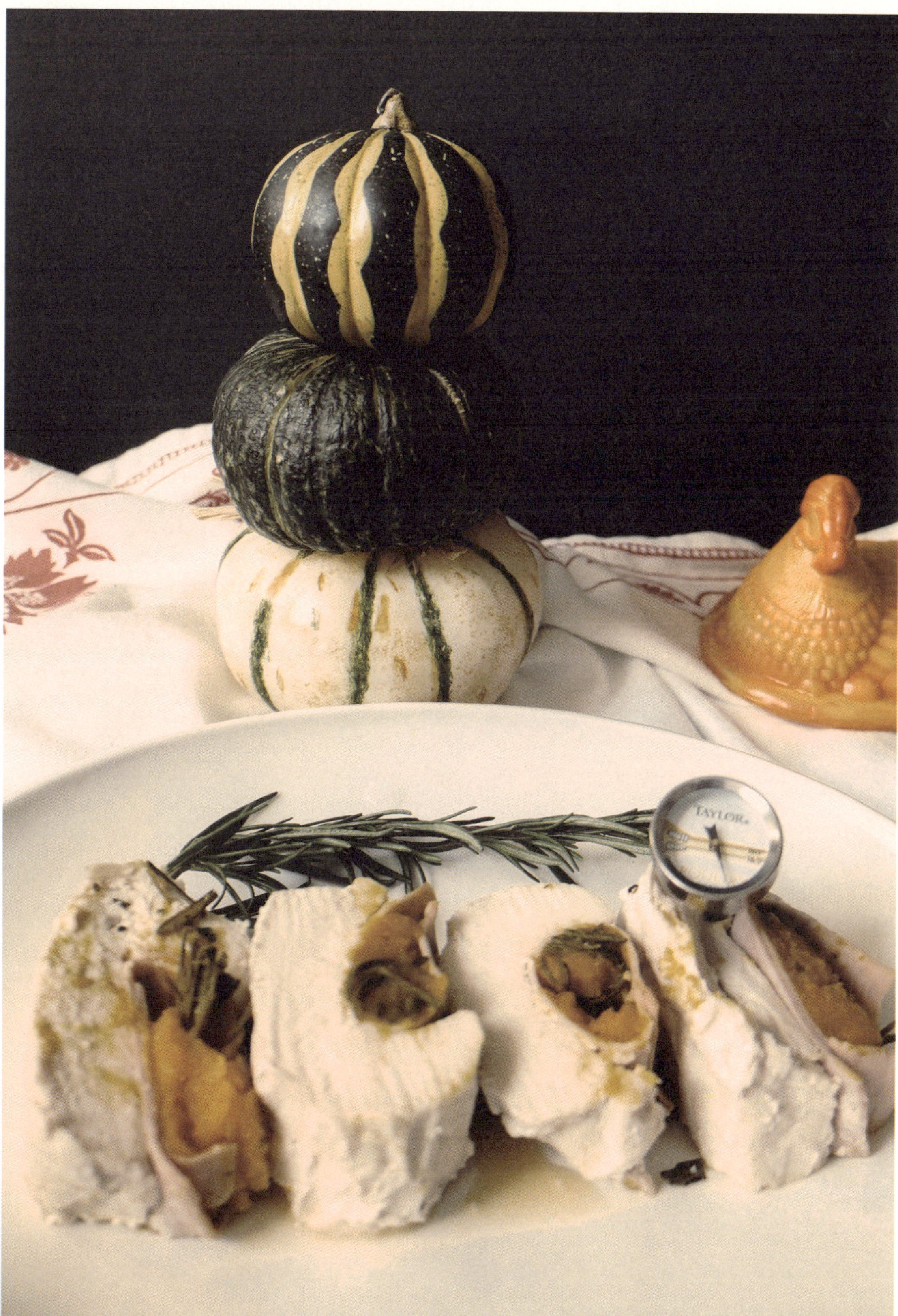

7. 캠핑 푸드 종합세트

캠핑 푸드라고 하면 생각만 해도 군침이 나는 바비큐와 어패류 등을 넣어 만든 시원한 국물이 떠오를 것이다. 굳이 캠핑을 떠나지 않더라도 캠핑 요리들은 '노 슈거 프로젝트 2090' 식단과도 찰떡궁합이다.

설프 앤 털프Surf&Turf

설프 앤 털프는 미국에 있는 친구를 방문했을 때 그녀의 남편이 직접 해준 요리인데 바다surf 식재료인 랍스터, 새우 등과 육지turf 식재료인 쇠고기 스테이크를 한 접시에 담아 먹기 때문에 이런 이름이 붙었다고 한다. 해산물과 스테이크? 언뜻 생각하면 어울리지 않는 조합이지만 한 번 먹어보면 이 맛을 잊지 못할 것이다.

쇠고기(스테이크용)	300g
랍스터	500g
통후춧가루	적당량

❶ 바비큐 틀에 숯을 피우고 통후춧가루를 뿌려서 스테이크 고기를 굽는다.

❷ 랍스터는 깨끗이 씻은 다음 자르지 않고 통째로 구워낸다. 겉이 빨갛게 변하고 속살이 하얗게 되면 먹기 적당하다.

❸ 스테이크와 랍스터를 함께 그릇에 담아 통후춧가루를 뿌리고 먹는다.

TIP

* 랍스터는 쇠고기보다 익는 속도가 느리므로 시간을 잘 맞춰야 한다.

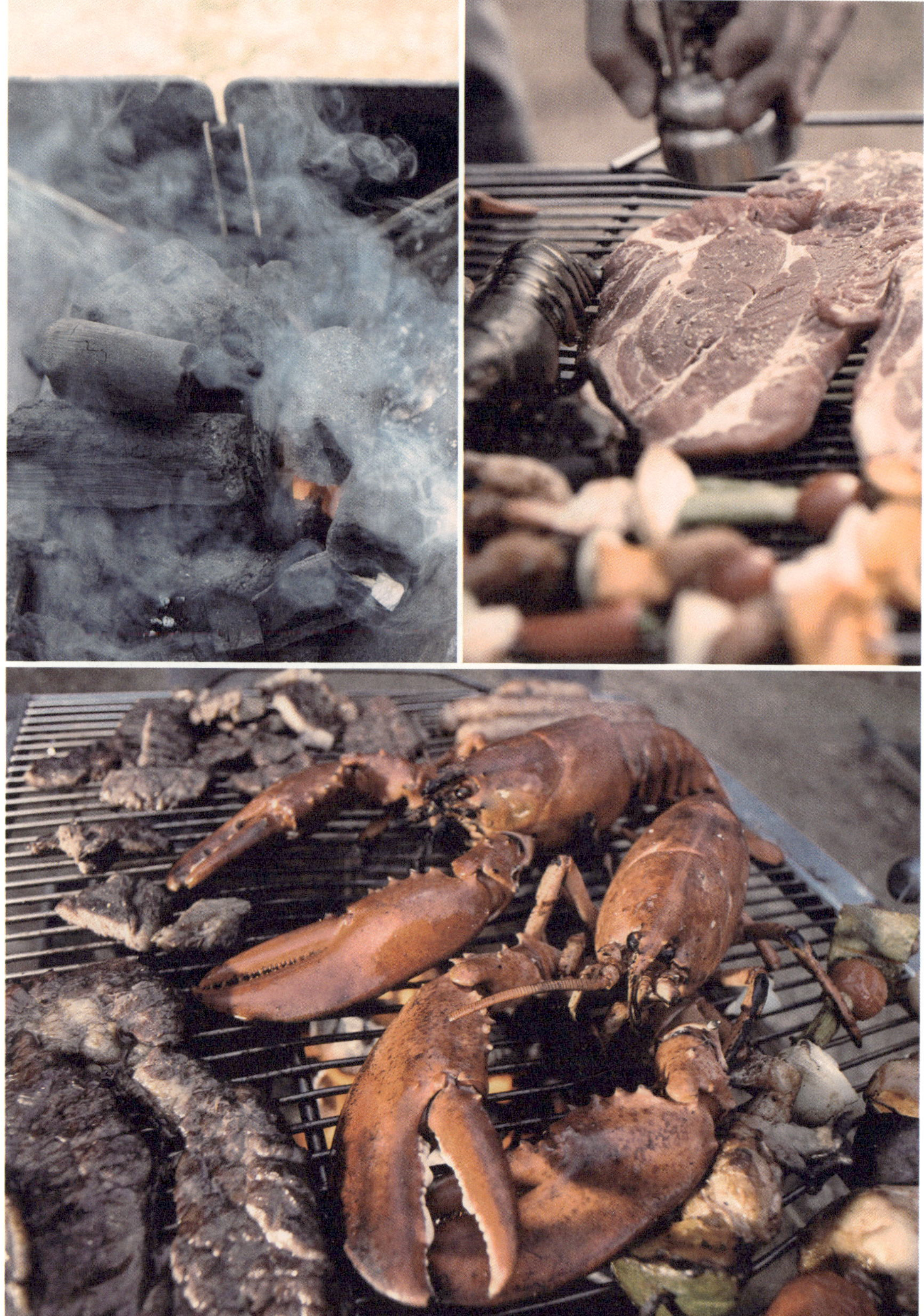

오랫동안 함께 일해온 카메라 감독님이 SNS에 올린 사진을 보고 영감을 받아 만들어본 홍합탕. 염분이 거의 없는 시원한 국물이 일품이다.

홍합·······················20개
대파·····················2~3줄기
청양고추················2~3개
미역·······················적당량
팽이버섯·················1봉지
무 다시마 국물···········5컵
굵은 소금(해감용)·········적당량

❶ 홍합은 소금물에 담가 하룻밤 정도 해감한 후 깨끗이 씻어 손질해둔다.

❷ 대파는 굵게, 청양고추는 어슷하게 썰어놓는다.

❸ 미역은 미리 물에 불린 후 여러번 씻은 다음 알맞은 크기로 썰어놓는다.

❹ 팽이버섯은 흐르는 물에 씻은 후 밑둥을 잘라놓는다.

❺ 무 다시마 국물(210쪽 참조)에 모든 재료를 넣고 끓인다.

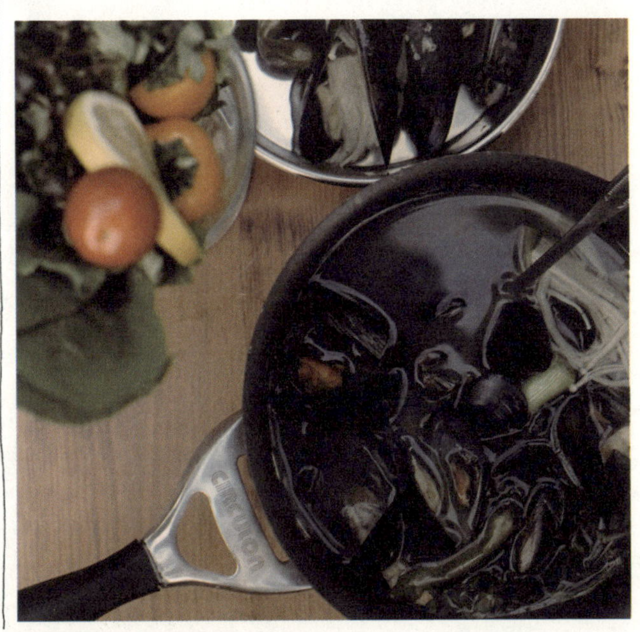

TIP

* 홍합 껍데기에 붙어 있는 해초 찌꺼기는 홍합 껍질로 긁어 문지르면 쉽게 떨어진다.
* 청양고추는 원하는 맵기 정도에 따라 조절하고, 기호에 따라 고춧가루를 넣는다.
* 홍합을 넣고 끓일 때 떠오르는 거품 같은 찌꺼기는 숟가락으로 걷어낸다.

대표적인 명절 음식의 하나인 쇠고기 야채 산적을 비롯해 어린이들이 좋아하는 떡볶이 꼬치, 어묵 꼬치 등 꼬치는 그 종류가 다양하다. 한국인의 입맛에도 맞는 터키식 시쉬 케밥shish kebab도 꼬치 형태로 만들어져 있어 사람의 미각을 더욱 자극한다. 맛도 있지만 다른 요리를 만들고 남은 야채나 육류, 해산물을 알뜰하게 활용할 수 있는 일석이조의 음식이다.

닭가슴살····························300g

쇠고기(스테이크용)···············300g

새우·························· 10～20개

양파······························2개

가지······························1개

호박······························1개

파프리카···························1개

브로콜리···························1개

방울토마토·······················20개

액상 라칸토·······················5TSP

통후춧가루·······················적당량

커리 가루························1TSP

고춧가루························1TSP

물······························1TSP

도구

철제 꼬치, 목장갑, 요리용 붓

❶ 닭가슴살과 쇠고기는 꼬치용 크기로 적당하게 썰고 새우는 물에 씻어 소금기를 뺀다.

❷ 양파, 가지, 호박, 파프리카, 브로콜리는 씻어서 꼬치에 알맞은 크기로 사각썰기하고 방울토마토는 잘 씻어놓는다.

❸ 야채와 쇠고기, 닭고기, 새우 등을 번갈아가면서 보기 좋게 꼬치에 꽂는다.

❹ 액상 라칸토, 통후춧가루, 커리 가루, 고춧가루, 물을 잘 섞어 바비큐 소스를 만든다.

❺ 바비큐 소스를 꼬치에 골고루 잘 바른 후 숯불을 피운 바비큐 화덕에 굽는다.

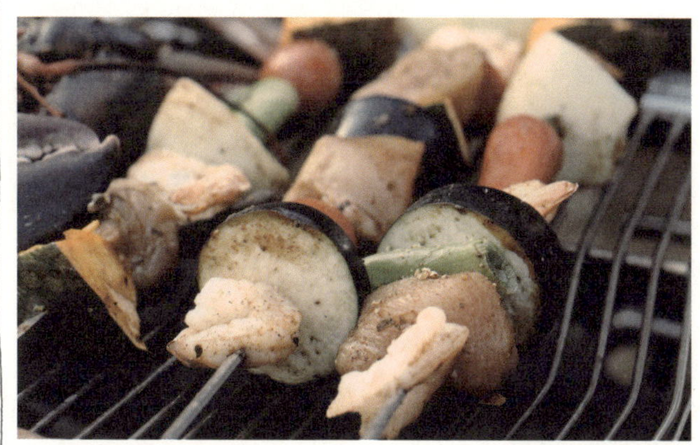

TIP

* 새우는 냉동제품을 써도 좋다.
* 소스를 바른 후 하룻밤 정도 재워두면 더 좋은 풍미를 즐길 수 있다.
* 커리 가루는 즉석 카레용 분말이 아닌 100% 향신료 커리 가루를 사용한다.

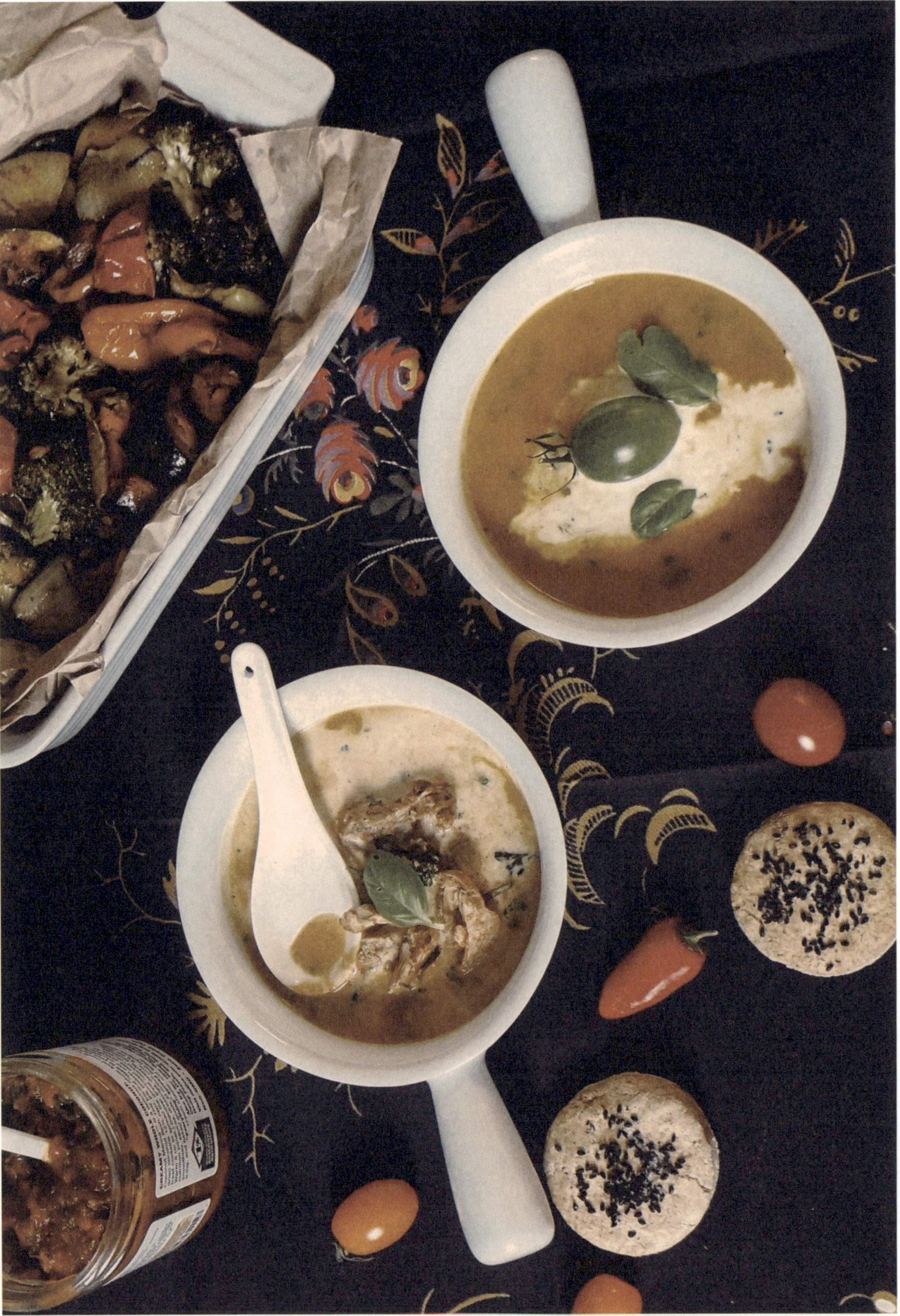

8. 단호박 수프

단호박은 난색 야채에 속하지만, 각종 디저트, 육류 요리 등에도 잘 어울리는 식재료이므로 통째로 삶아 식힌 후 껍질과 속을 따로 분리해 퓌레를 만들어놓으면 초록과 노랑 두 가지 색의 요리를 만들 수 있다. 질 감과 당도에서도 껍질과 속이 차이가 있어 그때 그때 기호에 따라 선택도 가능하다.

단호박·······························1개
생크림(또는 치즈 요구르트)·······1TSP
계핏가루······························적당량
바질 잎·····························3장(옵션)
물····································1컵

도구

블렌더

❶ 단호박을 4등분한 후 찜기에 넣고, 젓가락으로 눌러 끝까지 들어갈 정도로 찐다.

❷ 찐 단호박을 충분히 식힌 후 씨와 섬유질을 제거하고 속을 파내서 퓌레 형태로 만든다. 블렌더를 이용하면 훨씬 더 부드러운 질감의 퓌레를 만들 수 있다.

❸ 퓌레와 물을 넣고 한 번 끓어오를 때까지 중불에서 끓인다.

❹ 생크림과 계핏가루, 바질 잎을 얹으면 맛있는 단호박 수프가 완성된다.

TIP ●

* 단호박의 크기, 불의 세기에 따라 찌는 시간은 달라진다.
* 단호박 껍질의 경우 속과 함께 퓌레를 만들거나 껍질만 따로 퓌레를 만들어 아이스크림이나 간식으로 먹어도 좋다.
* 3단계 이후부터는 호박씨를 물과 함께 끓여서 차로 마시거나 말려서 간식으로 적당량 먹어도 좋다.
* 계핏가루 대신 펌킨 스파이스pumpkin spice나 넛맥을 써도 좋다.
* 물 대신 차이 티 등을 우려낸 물로 조리할 경우 자연스럽게 단맛을 더할 수 있다.

9. 주키니 호박 파스타

애호박에 비해 길고 색이 짙으며 육질이 좀더 단단한 주키니 호박은 전용 필러 등을 사용해서 돌리면 국수 형태로 변신해서 나온다. 막 뽑아낸 주키니 호박 국수에 곧바로 미트 토마토 소스(204쪽 참조)나 크림 소스 등을 얹어 먹으면 맛도 모양도 훌륭하다.

● 미트볼 토마토 소스 파스타

주키니 호박······················· 1개
쇠고기······························ 150g
파슬리······················· 2~3줄기
계란 노른자······················ 1개
올스파이스, 넛맥, 통후춧가루····· 조금
미트 토마토 소스················ 1/2컵
올리브 오일······················ 1tsp
물······························· 적당량

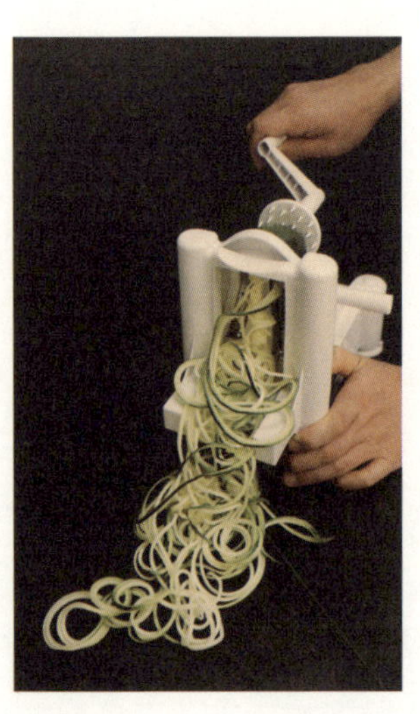

❶ 주키니 호박을 전용 필러를 사용해 파스타 형태로 준비한다.

❷ 쇠고기는 핏물을 제거한 후 잘게 다지고, 파슬리는 흐르는 물에 살짝 씻은 후 잘게 다져놓는다.

❸ 다진 쇠고기와 다진 파슬리, 계란 노른자, 올스파이스, 넛맥, 통후춧가루를 넣고 잘 섞은 후, 손으로 둥글려 미트볼을 만든다.

❹ 팬에 올리브 오일을 살짝 두르고 미트볼을 넣고 1분 정도 굽다가 미트볼이 반 정도 잠기도록 물을 붓고 중불에서 수분이 완전히 증발할 때까지 끓인다.

❺ 미트볼 표면에 약간 눌은 자국이 나면 불을 끄고, 미트 토마토 소스(206쪽 참조)에 미트볼을 넣어 살살 굴려 미트볼 토마토 소스를 만든다.

❻ 주키니 파스타를 그릇에 올리고 미트볼 토마토 소스를 얹어먹는다.

TIP

* 주키니 파스타 면은 오븐에 굽거나 건조하지 않고 바로 사용하는 것이 맛과 식감에 더 좋다.
* 미트 토마토 소스 대신 올리브 오일을 사용해도 좋다.

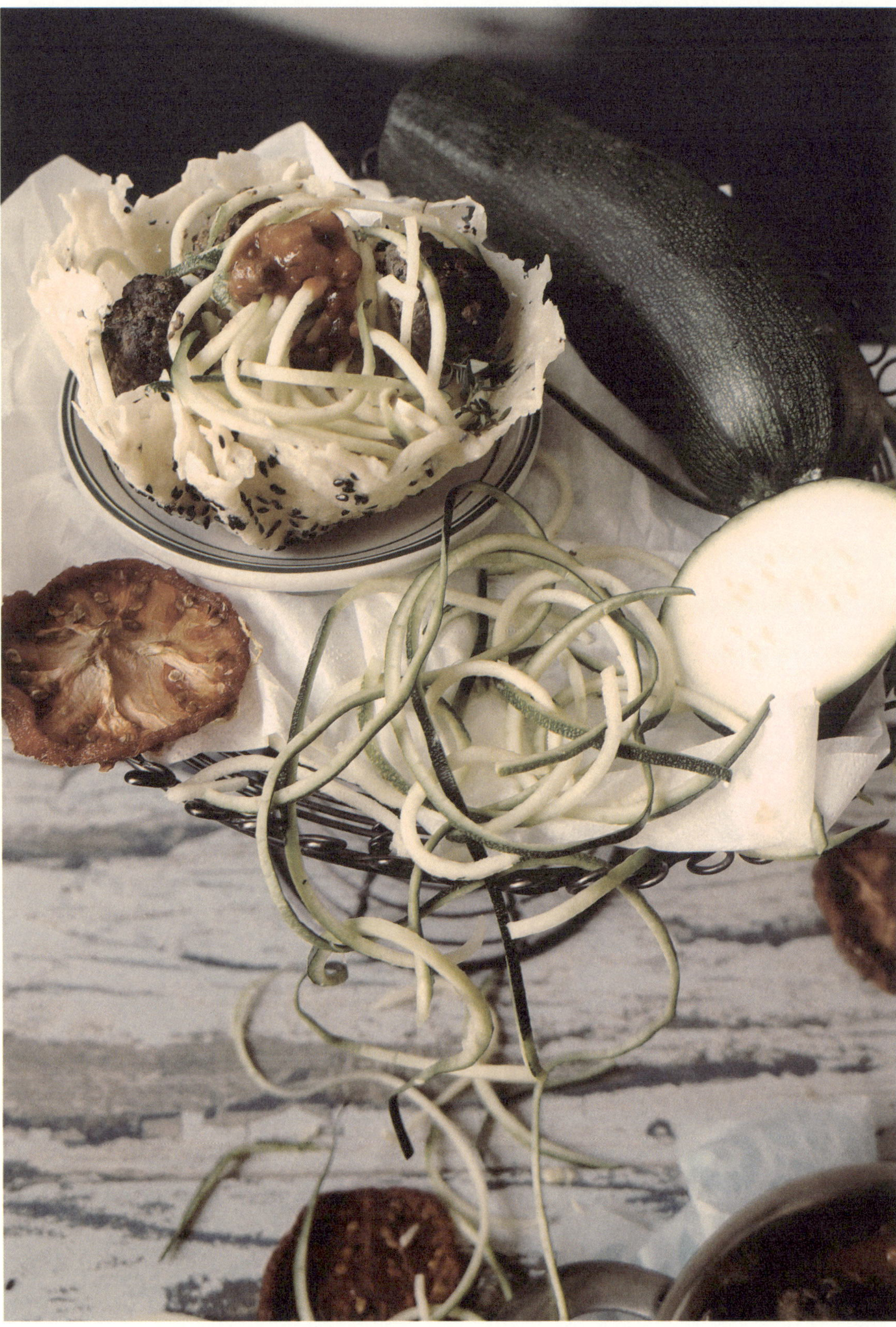

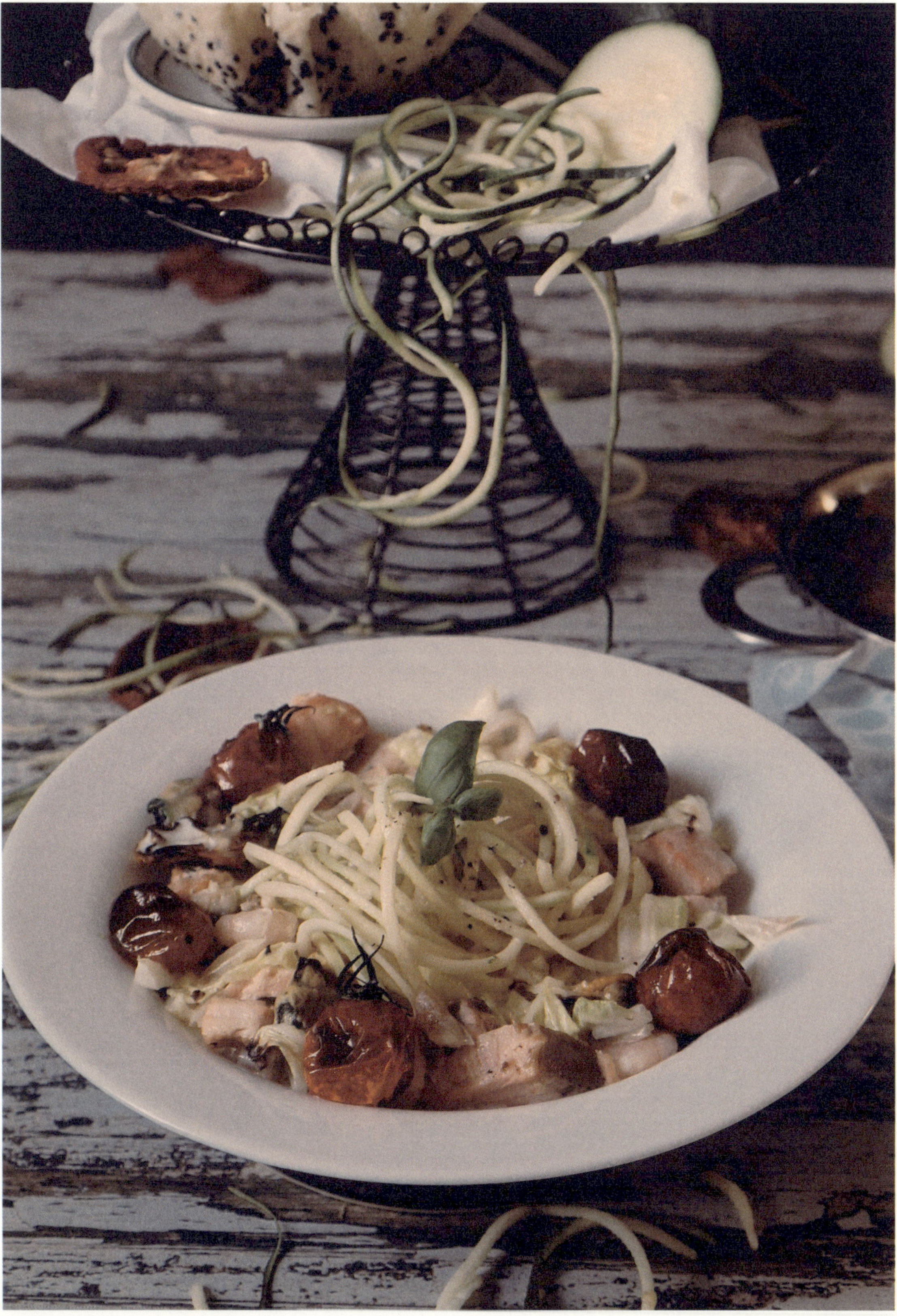

주키니 호박·························1개

냉동 해산물·························1컵

냉동 연어·························100g

무지방 우유·························1컵

생크림·························1/4컵

건조 파슬리, 넛맥, 통후춧가루···· 약간

말린 방울토마토·················5~6개

바질 잎·························2~3장

❶ 주키니 호박을 전용 필러를 사용해 파스타 형태로 준비한다.

❷ 해산물과 연어는 해동하여 한입 크기로 썰어놓는다.

❸ 무지방 우유와 생크림을 냄비에 넣고 중불에서 넘치지 않도록 잘 저어가면서 끓인다.

❹ 한소끔 끓으면 썰어놓은 해산물과 연어를 넣고 끓이다가 다시 끓어오르면 약불로 줄이고 건조 파슬리, 넛맥, 통후춧가루 등을 넣어 잘 저은 후 해산물이 익을 때까지 끓인다.

❺ 주키니 호박 파스타에 크림 소스를 얹고 말린 방울토마토와 바질 잎을 얹는다.

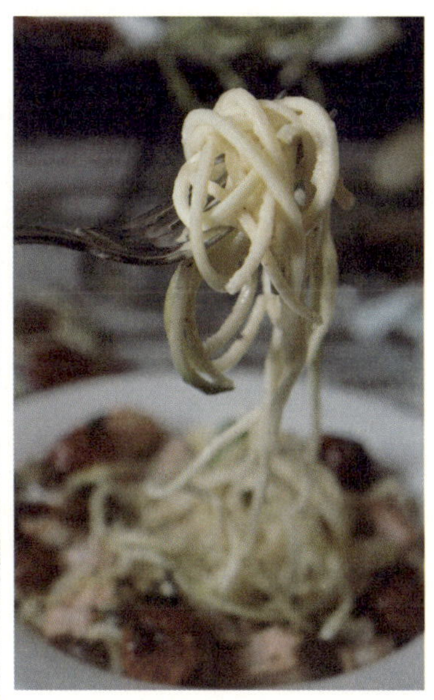

TIP ●

* 크림 소스의 경우 향신료를 넣을 때 100% 커리 가루를 2~3tsp 정도 넣으면 커리 맛의 소스를 즐길 수 있다.
* 말린 방울토마토는 깨끗이 씻은 방울토마토를 얇게 썰거나, 통으로 식품 건조기에 돌려서 만든다.
* 크림 소스 대신 참치, 연어, 닭가슴살 캔과 야채, 치즈 혹은 시판 후리카케를 조금만 뿌려도 맛있는 요리가 된다.

3. 3단계-'노 슈거 2090' 레시피

동물성 단백질, 야채와 물만으로 이루어지는 1, 2단계에서 3단계로 넘어가면 과일, 견과류, 치즈 등의 유제품 등이 섭취 허용 음식에 추가된다. 아울러 일반 자유식도 일주일에 1~2회 허용되는데, 디저트, 빵, 아이스크림, 초콜릿, 피자 등 간식도 가능하다. 하지만 곡물, 가공 정제 감미료, 소금, 전분 등이 금지되므로 재료 선택과 요리에서도 각별히 주의를 기울여야 한다.

'노 슈거 프로젝트 2090' 셀프 쿠킹의 하이라이트인 3단계 레시피는 간식과 디저트에 보다 중점을 두었다. 음식 알레르기, 아토피 등으로 고생하는 사람들에게도 매우 유용한 레시피가 될 것이다.

사전 준비 도구

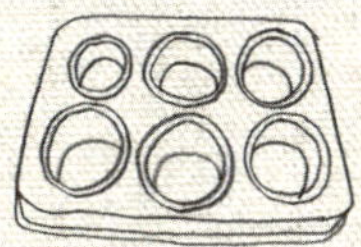

컵케이크 및 도넛 틀

낱개로 된 것과 하나의 틀 안에 같은 모양과 크기의 섹션이 여러 개 나누어진 것으로 구분된다. 10~12칸으로 나뉜 스타일이 가장 무난하다.

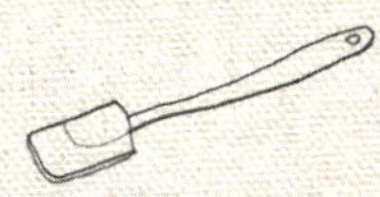

스패츌러

크게 조리용과 아이싱용이 있는데 조리용으로는 실리콘 제품이 인기다. 아이싱은 제과 제품의 토핑으로 얹어지는 크림을 말하는데 이때는 금속성의 납작한 것을 사용한다.

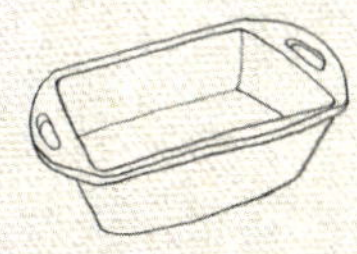

빵 틀

큰 덩어리 하나를 만들 수 있는 사이즈와 동일한 모양과 크기의 작은 섹션이 한 틀에 모여 있는 것을 구분해서 구입 가능하다.

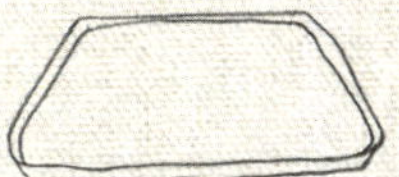

베이킹 팬

베이킹에서는 가장 기본적인 도구로 자신의 오븐에 맞는 크기를 구입한다. 방산 시장 등 제과 도구상에 가면 저렴한 가격에 다양한 사이즈로 구입 가능하다. 만들어진 제과를 식힐 수 있는 식힘 틀을 함께 구입하면 좋다.

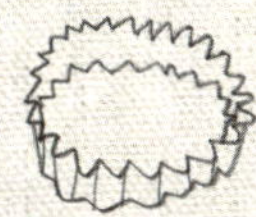

타르트 틀

타르트, 키쉬, 피자 등 높이가 낮은 요리에 유용한 도구로 바닥이 분리되는 제품이 사용하기 편하다. 사각형, 원형을 기본으로 본인의 취향에 따라 사이즈를 선택한다. 최근 실리콘 제품도 많이 나와 있지만 가급적 금속 제품을 추천한다.

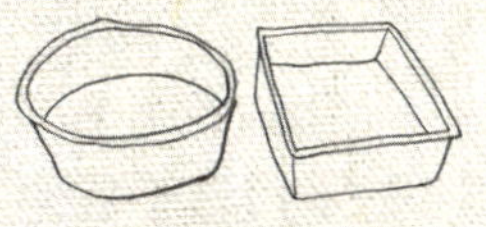

케이크 틀(원형, 사각)

한두 개 정도 기본만 갖고 있으면 케이크뿐만 아니라 서양식 계란찜인 프리타타 등도 손쉽게 만들 수 있다. 18~20cm 지름의 원형, 사각형이 가장 활용도가 높은데 가격이 비싸지 않고 제과 도구상에서 구입할 수 있다.

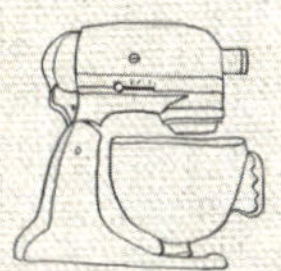

스탠드 믹서

좀더 섬세한 베이킹 요리를 하고 싶다면 매우 유용한 도구다. 반죽은 물론이고 휘핑크림을 만들거나 수제 소시지도 만들 수 있다. 크기와 값이 부담된다면 보다 실용적이고 저렴한 제품을 구입해서 사용한다.

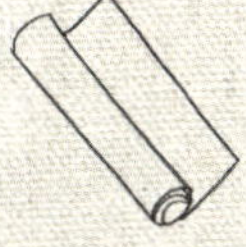

유산지, 실리콘 패드

요즘은 동네 슈퍼에 가도 어렵지 않게 구할 수 있으며 굽는 요리에 폭넓게 활용할 수 있다. 일회용 종이 스타일이 싫다면 실리콘 패드를 구입하면 반영구적으로 사용 가능하다.

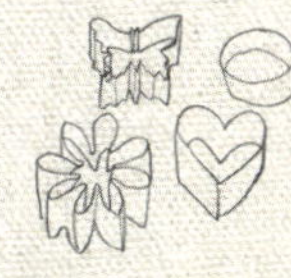

쿠키 커터, 실리콘 머핀 컵

쿠키 커터는 그 모양과 사이즈가 다양하지만 가장 기본적은 것은 원형이다. 실리콘 머핀 컵은 머핀이나 컵케이크를 만들 때 주로 사용하지만 그밖에 미니 계란찜 등에도 사용가능하다.

1. 기본 과일 소스

추가되는 식재료로 기본 소스들을 만들어놓으면 요리에 다양하게 응용할 수 있다. 특히 천연 감미료 역할을 톡톡히 하는 과일이 추가됨에 따라 잼, 커드 등을 만들어놓으면 빵에 발라 먹을 수 있을 뿐만 아니라 요구르트, 치즈 요구르트와 섞으면 스펀지케이크, 컵케이크, 도넛 등의 프로스팅frosting 재료로도 훌륭히 활용할 수 있고, 아이스크림을 만들 수도 있다. 다만 당도가 높은 열대성 과일의 섭취는 가급적 피하고 딸기, 사과, 블루베리 등 당분 함량과 당 부하 지수가 낮은 과일을 중심으로 합리적인 양을 섭취하도록 하자.

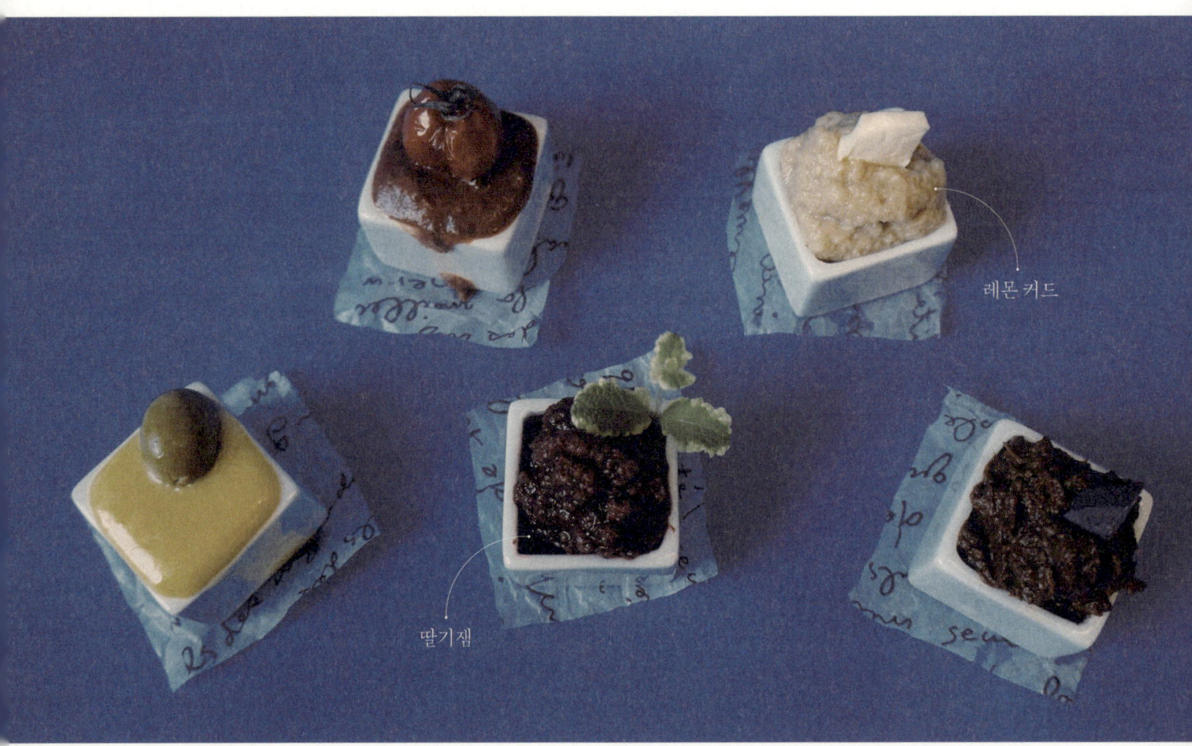

전통적인 방식으로 잼을 만들려면 팩틴 등의 재료가 필요하지만, 다음과 같은 방법으로 보다 간편하게 맛있고 오래가는 과일잼을 만들 수 있다.

딸기(냉동도 가능)	500g
레몬즙	1TSP
자일리톨(혹은 스테비아)	300g
통후춧가루	약간

❶ 딸기는 잘게 썰어놓는다.

❷ 딸기와 레몬즙을 냄비에 넣고 한 번 끓어오를 때까지 중불에서 끓인다.

❸ ❷에 자일리톨 300g을 넣고 약한 중불에서 수분이 증발하고 잼 상태의 농도가 될 때까지 1시간 이상 잘 저으며 뭉근히 끓인다.

❹ 완성되면 불에서 내리고 통후춧가루를 간 것을 뿌린 후 밀폐용기에 넣어 보관한다(약 1개월까지 보관 가능).

과일 커드curd는 과일 원액에 계란 노른자와 버터를 넣어 만드는 일종의 과일 스프레드다. 언뜻 듣기에는 과일과 계란 노른자, 버터라는 조합이 매우 생소하지만 나는 잼보다 커드를 더 즐겨 먹는 편이다. 과일잼에는 자일리톨이 사용되는 반면, 과일 커드는 스테비아나 라칸토를 사용해서 건강에 더 좋을 뿐 아니라, 과일과 감미료 위주의 다소 평면적인 맛을 내는 잼과 달리 커드 쪽이 좀더 풍미가 깊고 일단 먹었을 때 속도 더 편하다.

레몬	4개
계란	2개
계란 노른자	3개
우유	2TSP
무염 버터(기 버터)	5~6TSP
라칸토(액상, 분말)	1/3컵

❶ 레몬은 깨끗이 씻어 반을 잘라 즙을 짠다.

❷ 라칸토를 제외한 계란, 계란 노른자, 우유, 레몬즙을 모두 섞어 냄비에 넣은 후, 버터를 넣고 계속 저어가며 중불에서 끓인다. 이때 끓어 넘치면 계란이 덩어리지므로 넘치지 않도록 주의한다.

❸ 어느 정도 점도가 생겨 주걱에 붙을 정도가 되면 불에서 내린 후, 라칸토를 넣고 잘 저어 밀폐용기에 담아 냉장 보관한다(3~4주까지 보관 가능).

TIP

* 레몬을 손질할 때 껍질을 버리지 않고 레몬 제스트(179쪽 참조)로 만들어 마지막에 섞으면 풍미가 더 깊어진다.
* 레몬 외에 딸기, 자몽, 사과 등도 활용 가능하며, 잼처럼 스프레드 형태로 먹어도 좋지만 제과 제빵 시 필링으로 활용하거나 육류 요리의 소스로 이용해도 매우 훌륭하다.

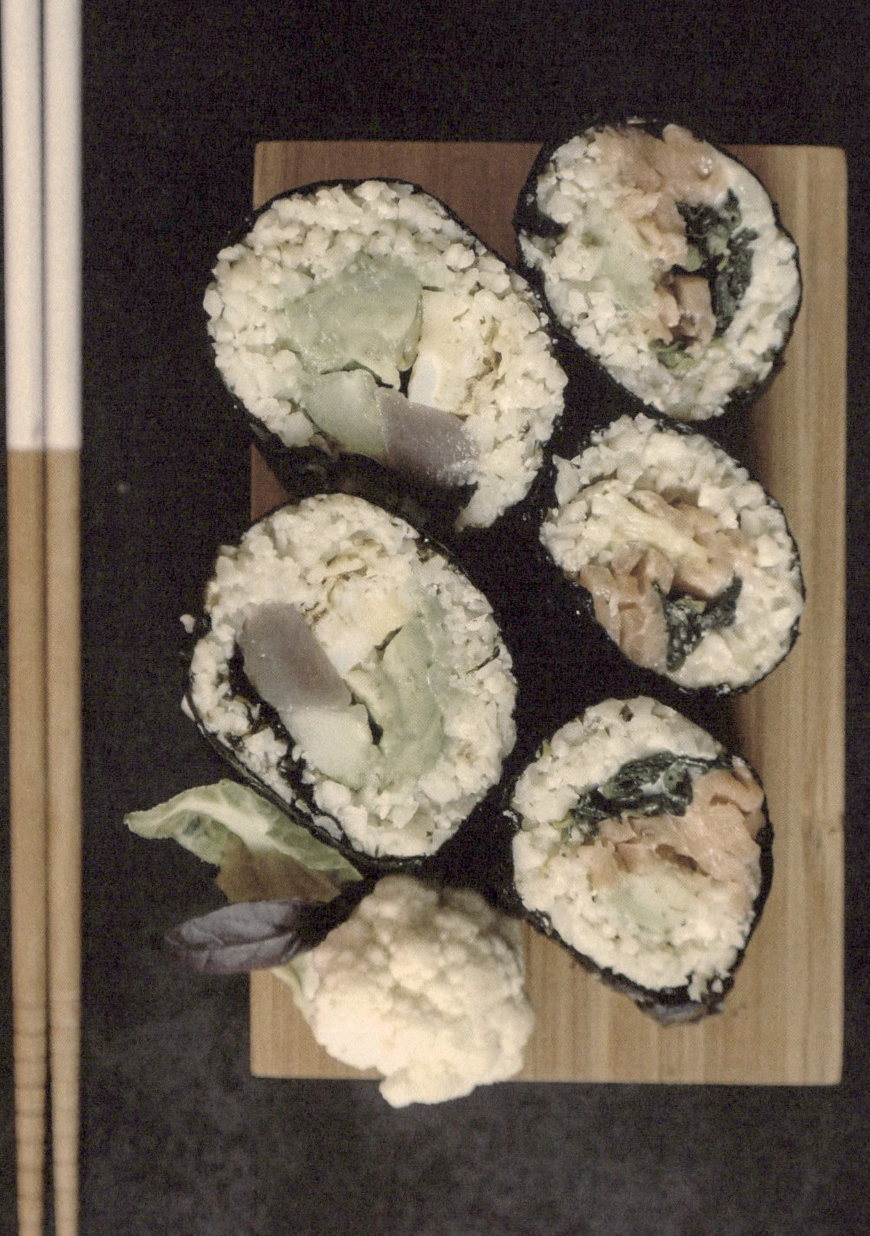

2. 콜리플라워 라이스 김밥

'노 슈거 프로젝트 2090' 시작 이후 약간 아쉬웠던 것은 초밥을 먹을 수 없다는 것이었다. 그러던 중 콜리플라워를 쌀 대신 이용해 만든 김초밥을 우연히 알게 되었다. 콜리플라워 라이스 김밥은 남편의 경우도 엄지손가락을 치켜들며 좋아하는 메뉴이고, 가장 개성이 강한 레시피라는 점에서 애착이 가는 요리다.

콜리플라워·······························2개

계란 흰자·····························2개

레몬즙(식초)·····················2tps

도구

푸드 프로세서

● 콜리플라워 라이스 만들기

❶ 콜리플라워는 흐르는 물에 살짝 씻은 후 밑둥은 잘라 버리고 몸통은 칼로 큼직하게 썬다.

❷ 자른 콜리플라워를 푸드 프로세서에 넣어 쌀알 크기로 잘게 간다. 이때 한 번에 갈지 말고 펄스pulse 기능을 이용하거나 버튼을 눌렀다 멈췄다 하는 식으로 여러 번 나누어 간다.

❸ ❷를 바닥이 넓은 냄비나 팬에 넣고 약한 중불에서 볶다가 어느 정도 수분이 없어지면 불을 조금 줄이고 계란 흰자를 골고루 뿌려 잘 섞으며 볶는다.

❺ 점도가 생기면 불을 끄고 레몬즙을 골고루 뿌린 후 밥을 비비듯이 잘 섞어준다.

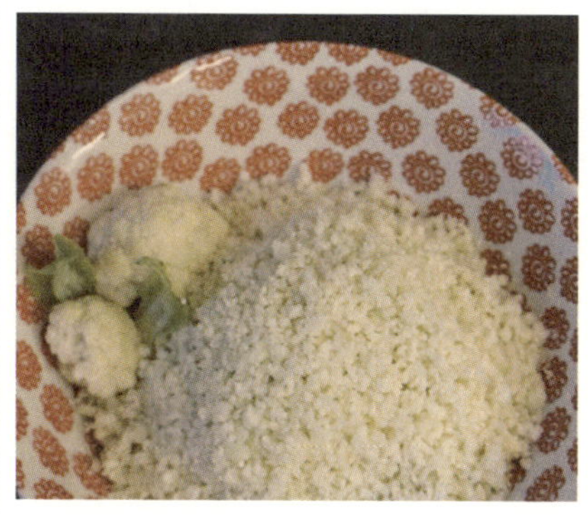

아보카도······················· 2개

오이······························ 2개

계란······························ 3개

연어·························· 100g

참치회······················ 100g

구운 김···················· 적당량

콜리플라워 라이스··············· 2인분

마요네즈······················ 적당량

액상 라칸토················· 1/2tsp

올리브 오일················· 1/2tsp

❶ 아보카도는 칼로 반을 자른 후 씨를 제거하고 껍질을 벗겨 세로로 길게, 폭은 0.7cm 정도로 썬다.

❷ 오이는 씻어 껍질을 벗긴 후 아보카도와 비슷한 두께로 길게 썰어놓는다.

❸ 계란은 올리브 오일과 액상 라칸토를 넣어 잘 섞은 후 김밥용 지단으로 부쳐내 식힌다.

❹ 연어와 참치회는 아보카도와 같은 두께로 길게 썰어놓는다. 두 가지 중 한가지 재료만 사용해도 좋다.

❺ 김말이 발 위에 구운 김을 놓고 가장자리 부분을 0.5cm 정도 남긴 후 콜리플라워 라이스를 잘 펴준다.

❻ 아보카도, 오이, 연어, 참치회, 계란 지단, 마요네즈(205쪽 참조)를 밥 위에 얹고 김밥 말듯이 말아낸 후 칼로 썰어 담는다.

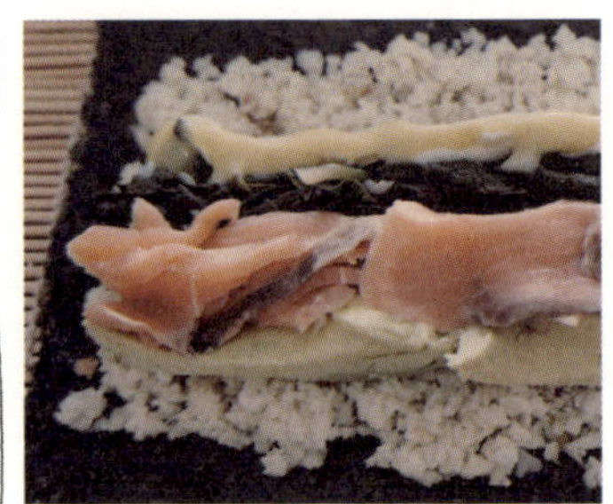

TIP

* 콜리플라워 라이스의 점도가 약할 경우 볶을 때 물에 살짝 푼 젤라틴 가루를 함께 넣어도 좋다.

* 콜리플라워 라이스의 수분이 쌀보다는 조금 더 많을 수 있으므로 김을 두 장 겹쳐 사용해도 좋다.

* 아보카도는 밝은 초록색보다 검게 익은 것을 고르고, 칼집을 넣어 세로로 반을 나눈 후 손으로 양쪽 면을 잡고 반대 방향으로 비틀면 깔끔하게 반으로 나뉜다.

* 마요네즈 대신 스리라차 등 매콤한 소스를 곁들여도 좋다.

* 콜리플라워 라이스에 볶은 고기, 다진 파, 물에 씻은 김치 등을 넣고 다시 살짝 볶아내면 훌륭한 콜리플라워 라이스 김치 볶음밥이 된다.

3. 미트 토마토 소스 피자

'노 슈거 프로젝트 2090'의 대표적인 금지 음식은 설탕, 소금, 전분 그리고 '곡물'이다. 쌀 대신 콜리플라워로 밥을 만들 수 있는 것처럼 과자와 빵을 만들 수 있는 재료도 있으니, 바로 '아몬드 가루'와 '코코넛 가루'다. 밀가루의 부풀어 오르는 성질과 점도를 100% 흉내 낼 수는 없지만 100% 글루텐 프리 제품을 만들 수 있다는 장점이 있다. 코코넛 제품 섭취 시 배에 가스가 많이 차는 이들의 경우에는 아몬드 가루의 사용을 추천한다.

● 피자 크러스트 만들기

파슬리·······················3~4줄기

아몬드 가루·····················1 1/2컵

양파 가루·························1tsp

베이킹 소다······················1/4tsp

계란······························1개

코코넛 오일·······················1TSP

소금, 통후춧가루············각 1/8tsp

도구

거품기, 제빵용 유산지, 베이킹 팬

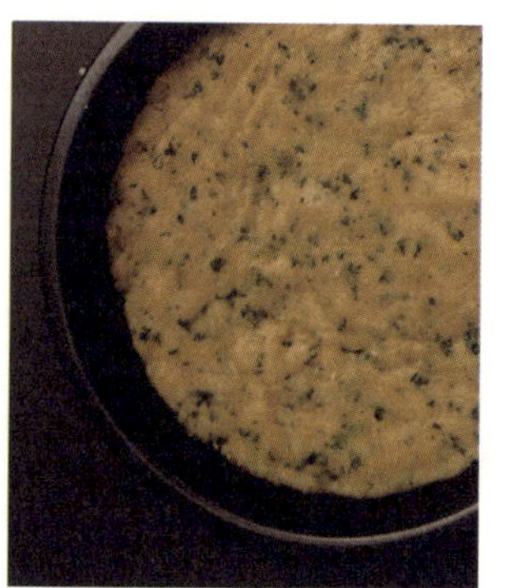

❶ 오븐은 160도 정도로 5~10분간 예열해둔다.

❷ 파슬리는 씻어서 물기를 제거한 후 잘게 다져놓는다.

❸ 큰 볼에 다진 파슬리와 아몬드 가루, 양파 가루, 베이킹 소다, 소금, 통후춧가루를 넣고 잘 섞는다.

❹ 중간 크기 볼에 계란, 코코넛 오일을 넣고 거품기로 골고루 잘 섞는다.

❺ ❸에 ❹를 넣고 잘 섞어 반죽 형태로 만든다.

❻ 유산지를 베이킹 팬보다 약간 작은 크기로 두 장을 자른 후 그 사이에 ❺를 넣고 밀대로 밀어서 지름 약 20cm, 두께 3~5mm정도의 원형으로 만든다.

❼ 윗부분 유산지를 떼어낸 후 원형 반죽을 아래쪽 유산지와 함께 베이킹 팬에 놓고 15~20분간 구워낸다.

TIP

* 원래 소금은 '노 슈거 프로젝트 2090'에서 금지하는 재료 중 하나지만 제과, 제빵 시에 한해서는 매우 적은 양의 사용을 허용한다.
* 식물성 기름은 올리브 오일, 코코넛 오일, 아마씨 기름을 사용하며, 옥수수유, 콩기름, 들기름, 참기름, 포도씨유, 카놀라유 등 기타 식물성 기름은 사용하지 않는다.

브로콜리·····························1개

파슬리···························3~4줄기

양파·····························1/2개

(말린)방울토마토·················8~10개

치즈(파머산 치즈)················1/4컵

수제 햄··························4장

피자 크러스트·····················1개

미트 토마토 소스··················1컵

통후춧가루······················적당량

올리브 오일·····················적당량

❶ 브로콜리는 밑둥을 잘라낸 후 윗부분을 끓는 물에 살짝 데친다.

❷ 파슬리는 깨끗이 씻어 물기를 제거한 후 잘게 다져놓는다.

❸ 양파는 둥근 모양을 살려 크게 채 썰고, 말린 방울토마토 혹은 방울토마토 잘게 썬 것을 준비한다.

❹ 치즈는 강판에 너무 잘지 않게 갈아놓는다.

❺ 수제 햄은 먹기 좋게 손으로 찢어놓는다.

❻ 피자 크러스트가 아직 따뜻할 때 먼저 미트 토마토 소스(204쪽 참조)를 기호에 따라 양을 맞춰 바르고 그 위에 나머지 토핑들을 야채-치즈-햄-통후춧가루-올리브 오일 순으로 얹은 뒤 160℃로 예열한 오븐에서 10~15분간 구워낸다.

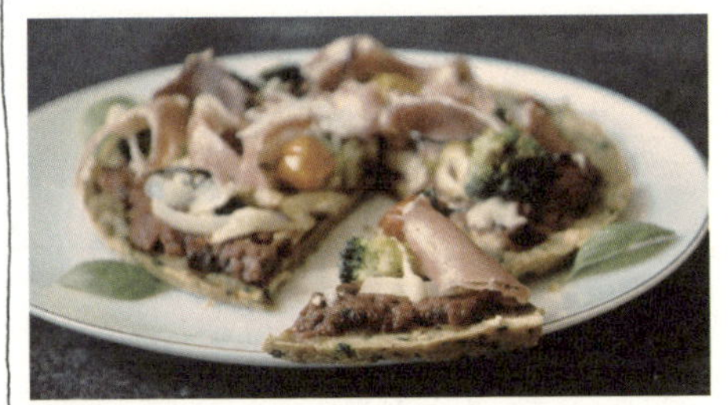

TIP

* 치즈는 시판 체다 치즈를 써도 되지만 가급적 하드 치즈를 직접 갈아 사용하는 편이 풍미 면에서 낫다.

* 파슬리와 함께 타임, 로즈마리 등을 써도 좋다.

* 햄이 없는 경우 메추리알을 5~6개 조심스럽게 깨뜨려 얹으면 맛, 시각적인 면에서 색다른 피자를 만들 수 있으며, 개인 취향에 따라 다양한 토핑을 시도해볼 수 있다.

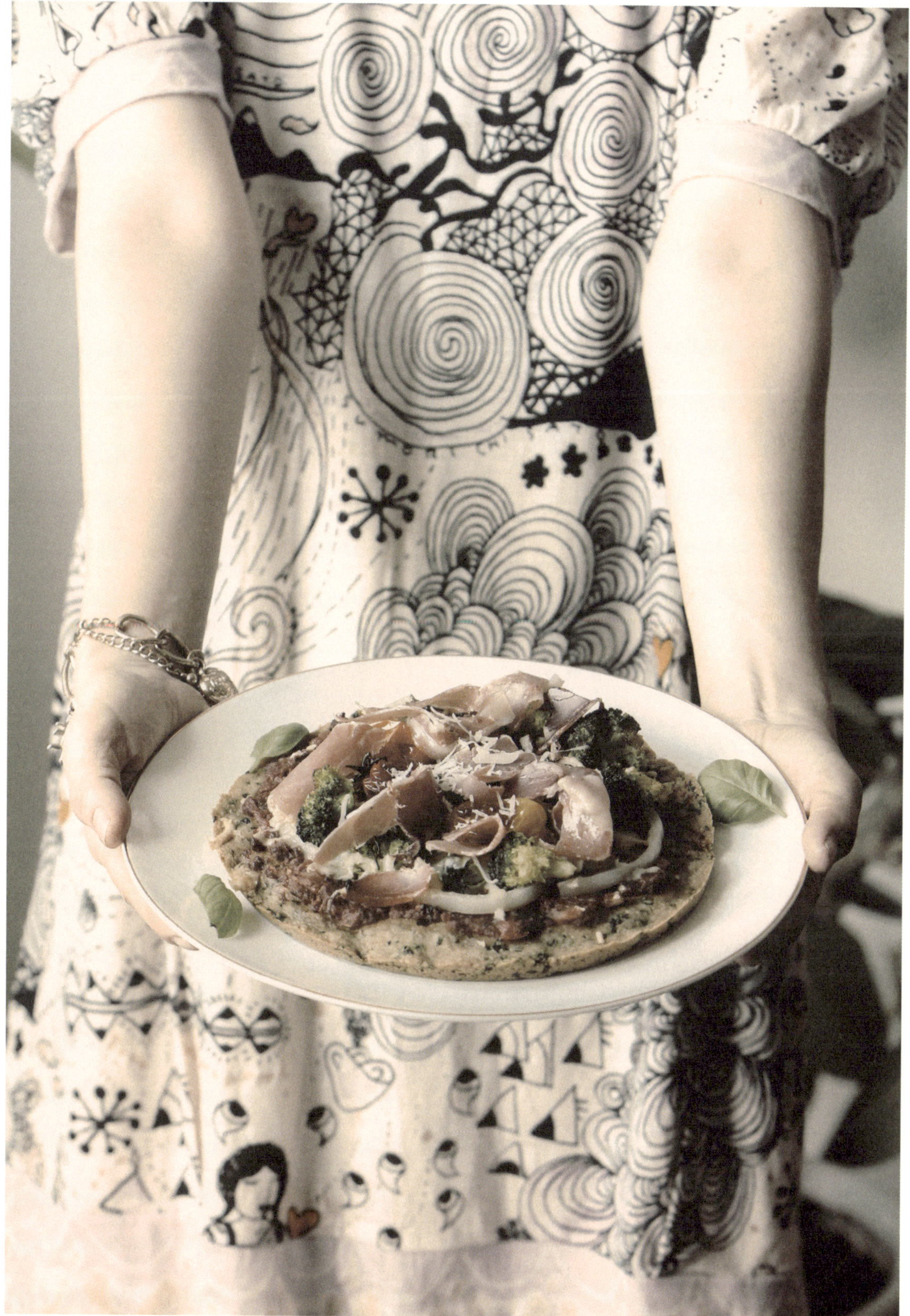

4. 아몬드 밀크

우리에게는 술안주와 디저트, 간식용으로 더 많이 알려져 있는 아몬드이지만 유럽에서는 이미 중세 시대부터 그 가루를 이용해 마카롱 같은 음식을 만들었을 정도로 활용 범위가 넓었다. 특히 아몬드 밀크는 우유의 소화 흡수가 힘든 사람들을 위한 대체음식으로 인기가 높은데 우유에 비해 담백하고 고소할 뿐만 아니라 불포화 지방산의 비율도 현저히 낮고 당분의 양과 당 부하 지수도 0이기 때문에 '노 슈거 프로젝트 2090'의 음식으로서는 더할 나위 없이 좋은 자질을 갖추고 있다. 비타민 A. D. E를 비롯해 칼슘, 식이섬유, 단백질도 풍부하다.

아몬드·······················1컵	❶ 아몬드를 그릇에 담고 두 배 가량의 물을 부어 하룻밤 정도 불린다.
물·························4컵	❷ 뿌옇게 이물질이 나온 아몬드 불린 물을 버린 후 다시 한번 흐르는 물에 헹군다(불릴 때는 여러 번 물을 갈아주는 것이 좋다).
바닐라 에센스···········2~3방울	❸ 불린 아몬드와 두 배 정도의 물을 블렌더에 넣고 충분히 갈아준다.
스테비아 가루···············적당량	❹ ❸을 체에 걸러 건더기는 따로 담아놓고 걸러진 아몬드 밀크에 바닐라 에센스를 넣는다.
계핏가루···················적당량	❺ 원하는 농도에 따라 물을 추가하고 밀폐용기에 잘 보관한다. 스테비아 가루, 계핏가루 등으로 기호에 따라 간을 맞춰도 좋다.
도구	
거름망, 블렌더	

TIP

* 아몬드 밀크를 따뜻하게 데운 후 무지방 코코아 가루나 캐롭carob 가루를 넣어 잘 젓고 스테비아로 간을 맞추면 고소하고 맛있는 핫 초코가 된다.
* 차이 티 등 시나몬 계열의 차를 따뜻한 아몬드 밀크에 우리거나, 우려낸 차를 아몬드 밀크와 섞으면 다양한 맛의 아몬드 밀크 티를 만들 수 있다.
* 보존성 첨가제가 전혀 들어가지 않아 변질의 위험이 높으므로 반드시 냉장 보관하여 3일 이내에 섭취한다.
* 아이스크림, 크림 수프 등의 레시피에서도 아몬드 밀크를 우유 대용으로 활용할 수 있다.
* 아몬드를 거르고 난 건더기, 즉 아몬드 밀almond meal은 따로 보관하여 샐러드에 뿌려 먹거나 그린 스무디(208쪽 참조)나 요구르트(181쪽 참조)에 스테비아와 함께 섞어 간식으로 먹으면 제격이다.
* 건조한 아몬드 밀은 동그랑땡을 만들 때 갈은 고기나 생선, 계란과 함께 섞어 뭉치거나 생선전 등을 만들 때 밀가루 대신 사용해도 훌륭하다.
* 캐슈넛 밀크도 외국에서는 널리 활용되고 있는 견과류 밀크 중 하나다. 캐슈넛은 육질이 부드러워 블렌더에 간 후 따로 걸러내지 않고 사용해도 무방하다.

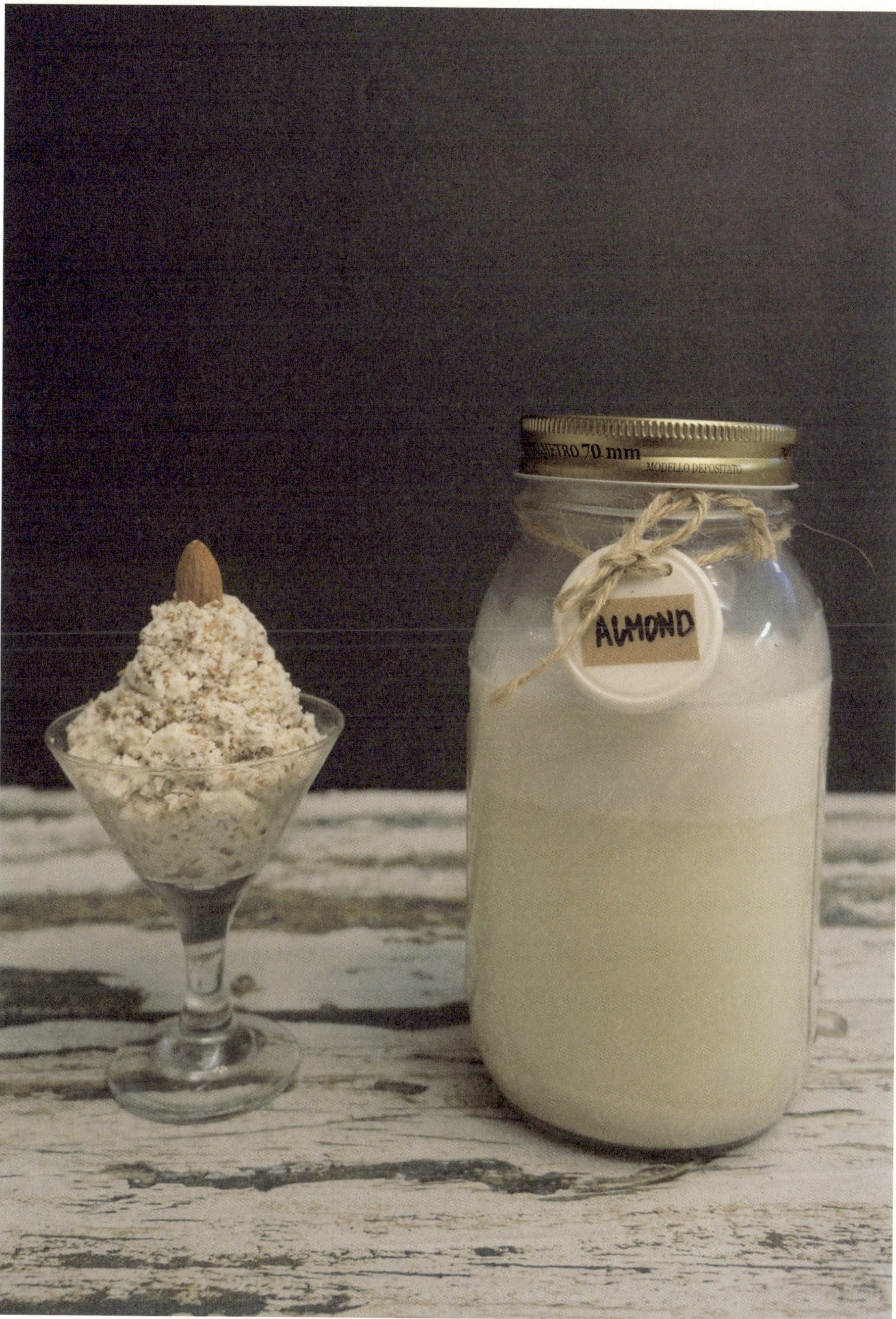
DIAMETRO 70 mm
MODELLO DEPOSITATO
ALMOND

5. 아스파라거스 키쉬

케이크를 뜻하는 독일어인 kuchen에서 유래된 것으로 알려진 키쉬Quiche는 뚜껑이 없는 타르트 형태로 계란 노른자와 우유 크림을 이용한 커스터드에 햄, 베이컨 등의 육류, 야채, 치즈 등을 섞어 오븐에서 구워내는 것이 기본이다. 최근에는 일본에서 그 인기가 높아지고 있는데, 방법과 재료 모두 단순해서 만들기 쉽다.

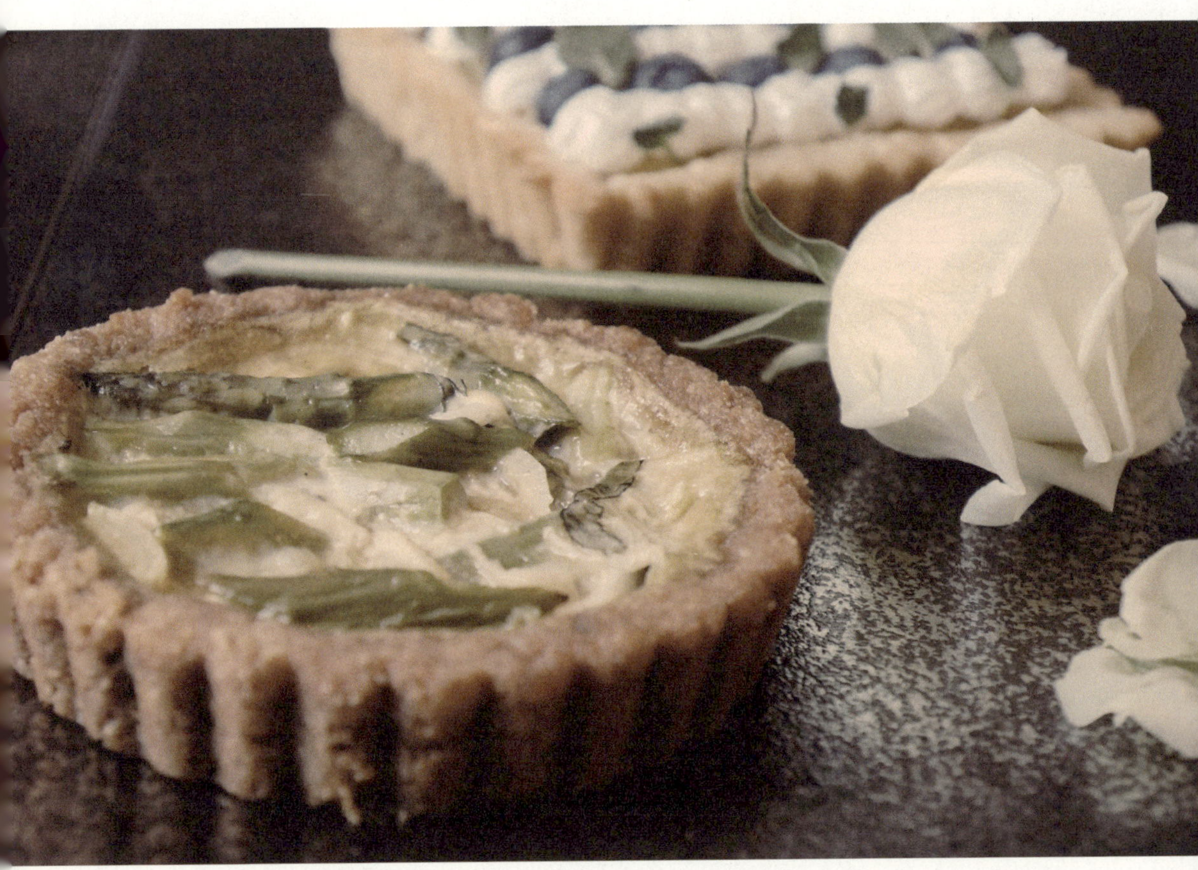

● 키쉬 크러스트 만들기

대파 ···································· 1/2줄기

아몬드 가루 ························ 1 1/2컵

베이킹 소다 ························· 1/2tsp

소금 ····································· 1/8tsp

코코넛 오일 ············· 1/4 컵+적당량

물 ·· 1TSP

도구

거품기, 지름 20cm 타르트 틀, 오븐

❶ 대파는 씻은 후 물기를 제거하고 얇게 원형으로 채 썬다(하얀 부분과 초록 부분을 골고루 사용).

❷ 아몬드 가루, 베이킹 소다, 소금, 대파 채 썬 것을 잘 섞는다.

❸ 작은 볼에 1/4컵의 코코넛 오일과 물을 넣고 거품기로 잘 섞는다.

❹ ❷에 ❸을 넣고 다시 잘 섞은 후 반죽 형태로 만든다.

❺ 타르트 틀에 코코넛 오일을 살짝 바른 후 ❹의 반죽을 손을 이용하여 균일한 두께가 되도록 잘 펴놓는다.

❻ 미리 예열한 160℃ 오븐에 넣고 12~15분간 구운 후 완전히 식힌다.

● 아스파라거스 키쉬 만들기

아스파라거스 ······················ 8줄기

양파 ······································· 2개

계란 ······································· 2개

생크림 ·································· 1tsp

우유 ····································· 1TSP

그뤼에르 치즈 간 것 ·········· 1 1/2컵

올리브 오일 ························· 1TSP

통후춧가루 ···························· 적당량

도구

오븐

❶ 아스파라거스는 씻은 후 밑둥의 딱딱한 부분을 제거하고 4~5cm 길이로 잘라 살짝 데쳐 놓고, 양파는 채 썰어 놓는다.

❷ 올리브 오일을 팬에 두르고 양파를 8~10분 정도 볶다가 데친 아스파라거스를 넣고 부드러워질 때까지 8~10분간 더 볶아 준비해둔다.

❸ 계란은 거품기로 잘 섞은 후 생크림과 우유를 넣고 다시 골고루 섞는다.

❹ ❸에 갈아놓은 그뤼에르 치즈와 통후춧가루를 넣고 잘 섞은 후 볶은 아스파라거스와 양파를 넣고 살짝 섞는다.

❺ 키쉬 크러스트에 ❹를 부은 후 160℃ 오븐에서 30~35분간 충분히 굽는다.

❻ 30분 정도 식힌 후 먹는다.

TIP

* 키쉬 크러스트 대신 피자 크러스트를 활용해도 된다.
* 20cm 타르트 틀 대신에 10cm 틀로 2개를 만들어도 좋다.
* 치즈 양은 개인 기호에 맞추며 키쉬는 차갑게 해서 먹어도 좋다.

6. 레몬 크림 타르트

예쁜 디저트를 먹고 싶은 충동이 생길 때 어김없이 만들어 먹는 것이 바로 타르트! 모양과 크기도 제 각각이고 토핑으로 얹는 과일도 다양해서 그 활용 범위는 매우 넓다. 타르트의 경우 시큼한 맛이 나는 레몬, 자몽 등 시트러스 계열의 과일을 즐기기에 가장 적합한 디저트이므로 1년 내내 즐길 수 있다.

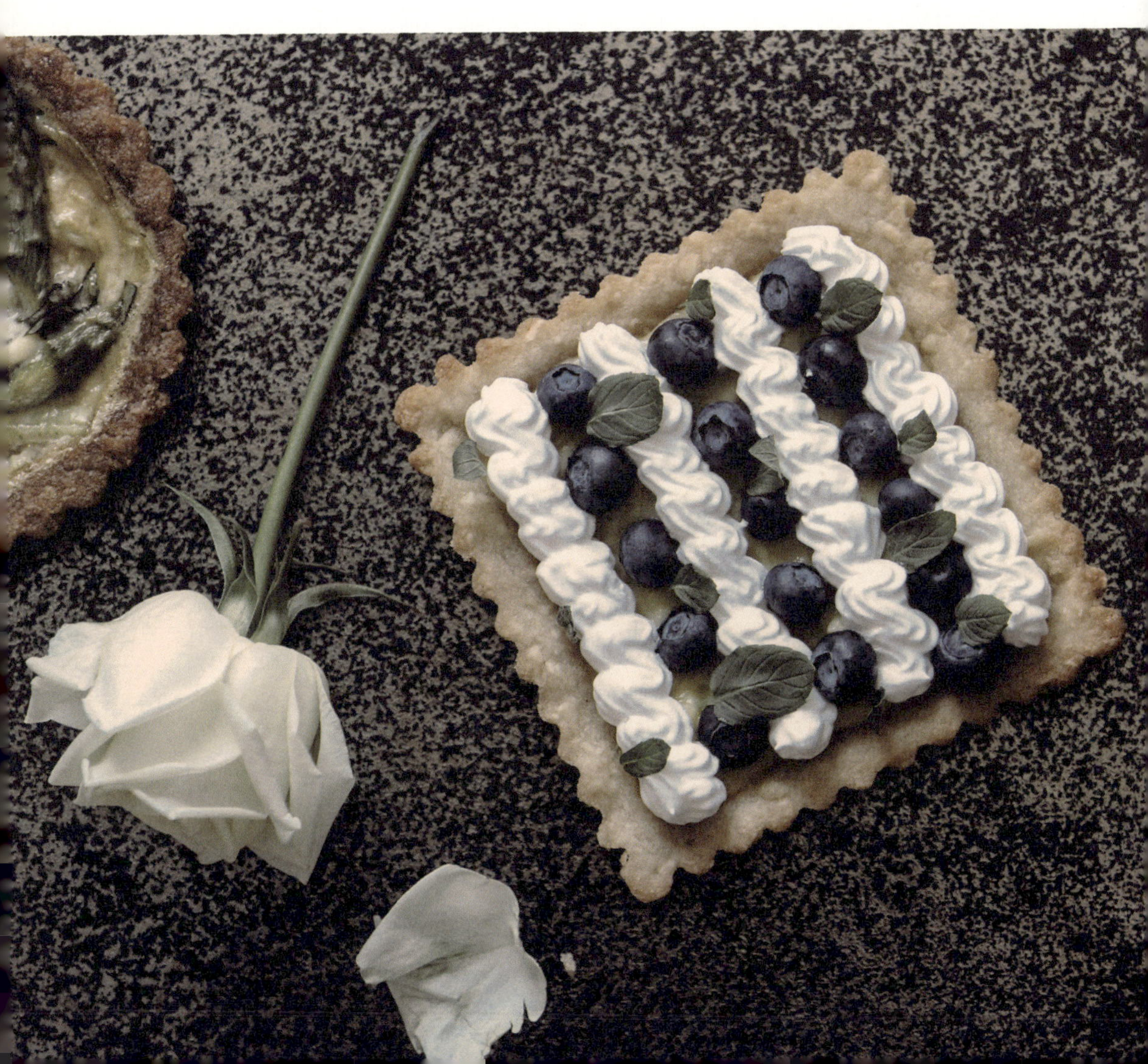

아몬드 가루	1 1/2컵
베이킹 소다	1/4tsp
젤라틴 가루	1TSP
코코넛 오일	1/4컵+적당량
액상 라칸토	2TSP
바닐라 에센스	1tsp
소금	1/4tsp

도구

지름 20cm 타르트 틀, 거품기, 오븐

❶ 오븐은 160℃로 예열한다.

❷ 큰 볼에 아몬드 가루, 베이킹 소다, 젤라틴 가루, 소금을 넣고 잘 섞는다.

❸ 작은 볼에 1/4컵의 코코넛 오일, 액상 라칸토, 바닐라 에센스를 넣고 거품기로 섞는다.

❹ ❷에 ❸을 넣고 섞어 반죽 형태로 만든다.

❺ 타르트 틀에 코코넛 오일을 조금 바르고 ❹의 반죽을 타르트 틀에 손으로 잘 펴놓는다.

❻ 오븐에 넣고 7~10분간 구운 후 틀에서 완전히 식힌 다음 분리한다.

TIP

* 반죽의 점도가 약하다 싶으면 아몬드 가루를 1TSP 정도 더 넣는다(손가락으로 눌러 자국이 남는 정도가 적당).
* 동물성 추출물인 젤라틴 대신 해조류 추출물인 한천 가루, 식물성 추출물인 애로우루트 가루를 써도 무방하다.

● **레몬 크림 타르트 만들기**

계란 흰자	2개
자일리톨	100g
주석산(크림 오브 타르타르)	1/4tsp
블루베리	1 1/2컵
민트 잎	적당량
레몬 커드	1 1/2컵

도구

거품기, 핸드 믹서, 스패츌러, 짤주머니, 별모양 깍지

❶ 계란 흰자와 주석산을 핸드 믹서에 넣고 중간 속도로 휘저어 머랭을 만든다

❷ 머랭의 본체가 생기기 시작하면 자일리톨을 조금씩 천천히 나눠 넣으며 단단한 머랭이 만들어질 때까지 계속 젓는다.

❸ 블루베리와 민트 잎은 씻어서 물기를 제거하고 민트 잎은 하나씩 분리해놓는다.

❹ 완전히 식은 타르트 크러스트에 레몬 커드(227쪽 참조)를 먼저 스패츌러로 펴서 바른다.

❺ 짤주머니에 머랭을 퍼서 담은 후 짤주머니 끝부분을 살짝 자르고 레몬 커드 위에 짜낸다.

❻ 기호에 따라 블루베리를 얹고 민트 잎으로 예쁘게 장식한다.

TIP

* 타르트 크러스트만 있으면 피칸 타르트, 초코 푸딩 타르트, 딸기 생크림 타르트 등 토핑은 개인의 기호에 따라 바꾸어가며 다양하게 즐길 수 있다.
* 구운 방울토마토, 미니 양배추 등의 야채를 토핑으로 활용해도 좋다.

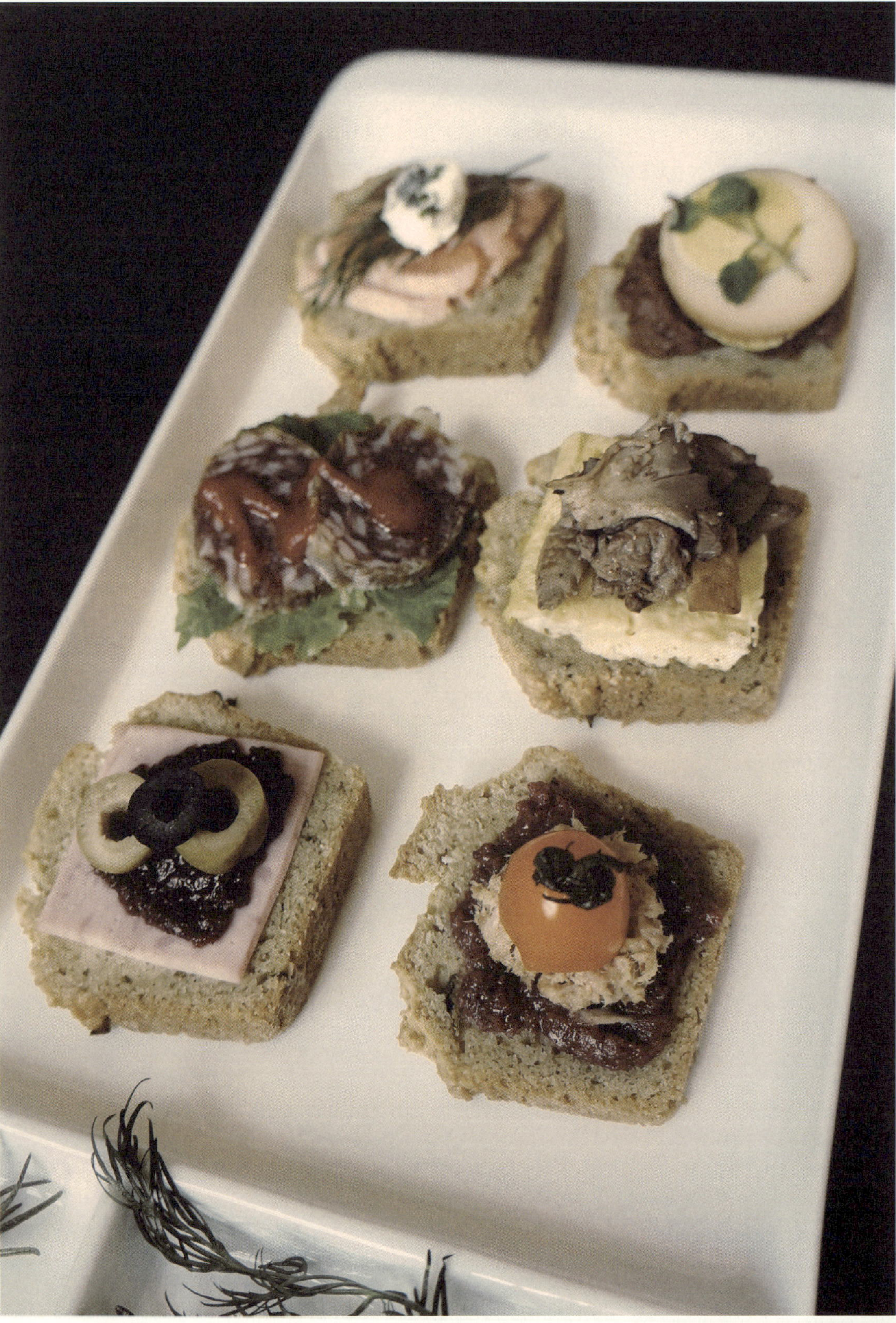

7. 샌드위치

아몬드 가루로 만든 빵은 첨가하는 재료에 따라 허브 빵, 양파 빵, 야채 빵, 견과류 빵, 초콜릿 빵 등 그 응용 범위는 실로 무한대에 가깝다. 단, 아몬드 가루 또한 견과류이므로 과식하지 않는 것이 좋다.

아몬드 가루····················· 2 1/2 컵
베이킹 소다····················· 1/2tsp
소금··························· 1/4tsp
젤라틴 가루····················· 1TSP
계란···························· 3개
액상 라칸토····················· 1TSP
레몬즙························· 1/2tsp
올리브 오일····················· 적당량

도구

빵 틀, 거품기, 오븐

❶ 오븐은 300℃로 예열해놓는다.

❷ 큰 볼에 아몬드 가루, 베이킹 소다, 소금, 젤라틴 가루를 넣고 잘 섞는다.

❸ 작은 볼에 계란을 넣어 거품기로 섞은 후 액상 라칸토, 레몬즙을 넣고 다시 한번 섞는다.

❹ ❸을 ❷에 넣어 반죽 상태로 만든다.

❺ 빵 틀에 올리브 오일 적당량을 바르고 ❹의 반죽을 부은 후 45∼55분 정도 굽는다.

❻ 빵틀에서 빵을 완전히 식힌 다음 꺼내 원하는 크기로 자른다.

❼ 개인 취향에 따라 여러 가지 토핑을 올려 오픈 샌드위치 형태로 먹는다.

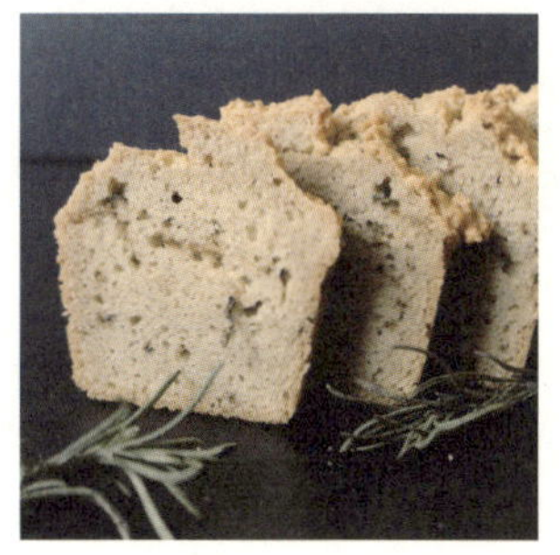

TIP

* 토핑으로 사용할 수 있는 것에는 수제 햄, 연어, 삶은 계란, 참치 캔, 계란 프라이, 올리브, 양파, 상추, 허브(딜, 바질 등), 치즈, 잼, 마요네즈(205쪽 참조), 치즈 요구르트(182쪽 참조) 등이 있다.
* 잘 씻은 로즈마리를 잘게 다져 반죽에 넣고 섞은 뒤 구우면 풍미 깊은 로즈마리 빵이 탄생한다.
* 오븐의 종류에 따라 굽는 시간이 달라질 수 있으므로 융통성 있게 조리한다.

8. 냉면과 해물전

겉이 노란 국수호박은 파스타 면으로도 활용되는데, 크기가 커서 좀 부담스러운 재료다. 최근에는 1/2사이즈의 초록색 국수호박도 출시되고 있다. 찌고 난 국수호박의 속은 매우 부드러워 포크나 숟가락으로 살살 긁기만 해도 금방 속을 파낼 수 있다. 영양 만점에 당분도 높지 않은 국수호박은 주키니 호박과 함께 면 요리를 만들어 먹을 수 있는 최고의 식재료다.

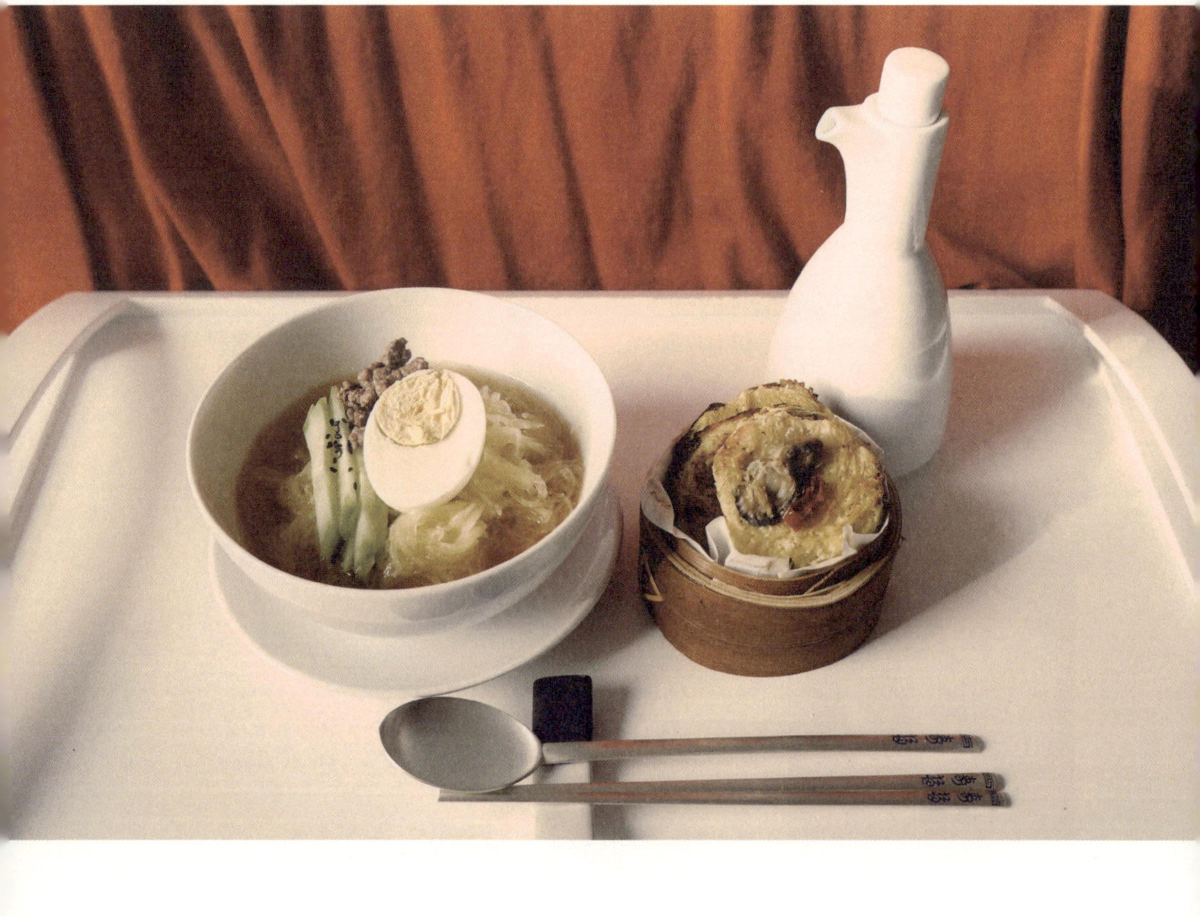

국수호박 냉면

국수호박	1개
쇠고기	100g
오이	1개
계란	2개
무 다시마 국물	8컵
사과 식초, 겨자, 검은 깨, 고춧가루	적당량

❶ 껍질째 씻은 국수호박을 1/2 혹은 1/4등분하여 찜기에 넣고, 강한 중불에서 15~20분 정도 쪄낸 후 식힌다.

❷ 충분히 식은 국수호박 속을 포크나 숟가락 등으로 긁어내어 면발을 만든다.

❸ 쇠고기는 고명용으로 채 썰어서 팬에 볶아놓고, 오이는 씻은 후 채 썬다. 계란은 삶아서 반으로 자른다.

❹ 무 다시마 국물(210쪽 참조)에 국수호박 면과 오이, 쇠고기, 계란을 얹고 사과 식초, 겨자, 검은 깨, 고춧가루를 뿌려 먹는다.

TIP

* 국수호박 면은 호박의 크기에 따라 차이가 많으므로 적당량을 사용한다.

국수호박 해물전

국수호박 면발을 뽑은 후 코코넛 가루를 조금 섞고 굴, 새우 등 해물을 얹거나 야채를 얹으면 우리의 전통 전이나 일본식 오코노미야키가 된다.

국수호박	1개
계란 노른자	2개
대파	1개
굴	1봉지
새우	적당량
홍고추	3~4개
코코넛 가루	3TSP
통후춧가루	적당량
올리브 오일	적당량

❶ 껍질째 씻은 국수호박을 1/2 혹은 1/4등분하여 찜기에 넣고, 강한 중불에서 15~20분 정도 쪄낸 후 식힌 다음 속을 포크나 숟가락으로 긁어내어 면발을 만든다.

❸ 계란 노른자는 잘 섞어놓고 대파는 뿌리 부분을 위주로 잘게 다져놓는다.

❹ 굴은 껍질이 완전히 제거되도록 잘 손질하고, 새우도 내장을 제거하여 다진다. 홍고추는 씻어서 채 썰어놓는다.

❺ 국수호박 면발과 계란 노른자, 코코넛 가루, 다진 파, 통후춧가루를 잘 섞는다.

❻ 올리브 오일을 충분히 두른 후 약한 중불에서 ❺를 덜어 팬에 놓고 굴과 새우, 홍고추를 얹어 전으로 지져낸다.

TIP

* 크게 한 판을 지져도 되고 한 입 크기로 지져내도 무방하다.
* 다진 파 대신 양배추, 굴 대신 베이컨이나 돼지고기를 넣고 마지막에 가다랑이포와 마요네즈를 적당량 얹으면 오코노미야키로 즐길 수 있다.

9. 허브 쿠키

단백질, 식이섬유, 무기질이 풍부한 아몬드 가루로 만든 디저트는 적당량 섭취할 경우 훌륭한 영양 공급원이 된다. 화이트 초콜릿 또는 73% 다크 초콜릿으로 코팅하거나 천연 색소로 모양을 꾸며 먹을 수도 있다.

로즈마리·······················1~2TSP

아몬드 가루·····················2 1/2 컵

젤라틴 가루······················1TSP

코코넛 오일······················1/2컵

액상 라칸토······················1/4컵

바닐라 에센스·····················1TSP

소금···························1/4tsp

도구

쿠키 커터, 베이킹 팬, 유산지, 비닐 랩

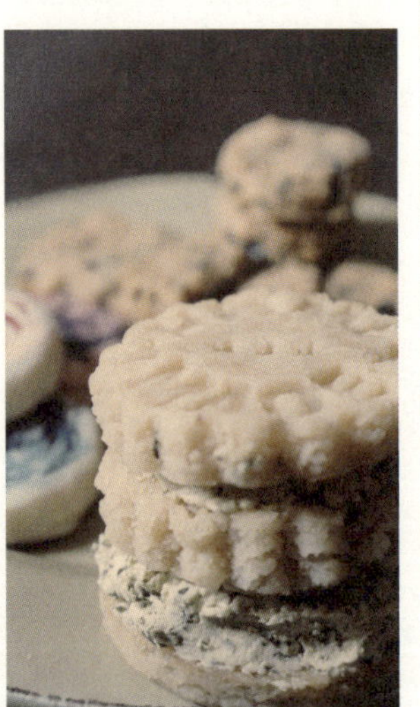

❶ 오븐은 160℃로 예열한다.

❷ 로즈마리는 씻은 후 물기를 제거하고 잘 다져놓는다.

❸ 큰 볼에 아몬드 가루, 젤라틴 가루, 다진 로즈마리, 소금을 넣고 잘 섞는다.

❹ 작은 볼에 코코넛 오일, 액상 라칸토, 바닐라 에센스를 넣고 잘 섞는다.

❺ ❹를 ❸에 넣고 잘 섞어 반죽 형태로 만든 후 랩을 씌우고 냉장고에 1시간 정도 둔다.

❻ 반죽을 손이나 밀대로 1cm 두께로 민 다음 쿠키 커터로 모양을 찍어낸다.

❼ 베이킹 팬에 유산지를 깔고 자른 반죽들을 5cm 간격으로 놓은 후 8~10분간 구워낸다.

TIP

* 로즈마리 양은 개인 기호에 따라 조절한다.
* 반죽이 약간 무를 경우, 아몬드 가루를 추가하여 다시 반죽하면 점도 조절이 가능하다.

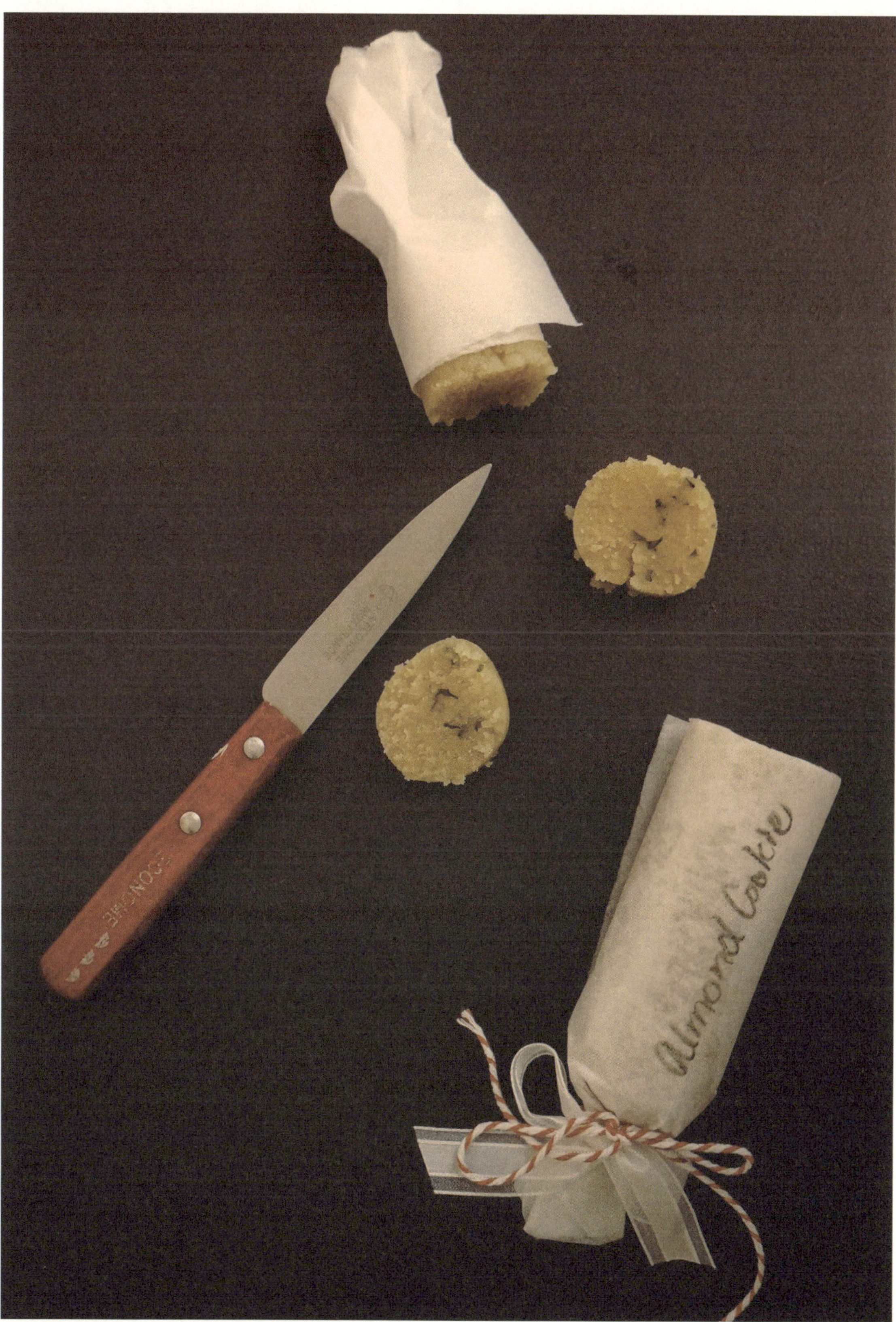
Almond Cookie

10. 코코넛 레드 벨벳 도넛

미국 남부에서 만들기 시작했다는 레드 벨벳red velvet이라는 이름의 붉은색 컵케이크는 레이어드 케이크 layered cake로 더 많이 알려져 있지만 강렬한 시각 효과 덕분에 컵케이크에도 많이 활용된다. 2090 제과의 가장 중요한 재료는 아몬드 가루와 코코넛 가루인데, 도넛 레시피에는 부드러운 식감을 낼 수 있는 코코 넛 가루가 더 적합하다.

코코넛 가루·······················1/2컵

코코아 가루·······················2TSP

베이킹 소다·······················1/4tsp

젤라틴 가루·······················1TSP

소금·······························1/4tsp

계란·······························4개

코코넛 오일·······················2TSP

액상 라칸토·······················1/2컵

식용 색소(레드, 천연 식물성)·····1TSP

스테비아 가루·····················1컵

우유·······························1/8컵

레몬·······························1개

베이컨·····························2장

다진 아몬드·······················2TSP

도구

도넛 틀, 핸드 믹서, 거품기

❶ 오븐은 160℃로 예열하고 도넛 틀에 코코넛 오일을 조금씩 발라둔다.

❷ 큰 볼에 코코넛 가루, 코코아 가루, 베이킹 소다, 젤라틴 가루, 소금을 넣고 골고루 잘 섞는다.

❸ 작은 볼에 계란, 코코넛 오일, 액상 라칸토, 식용 색소를 넣고 거품기 로 잘 섞는다.

❹ ❷에 ❸을 넣고 잘 섞는다. 핸드 믹서로 섞어도 좋다.

❺ 도넛 틀에 반죽을 80% 정도 채워서 오븐에서 20~22분 정도 굽고, 1시 간 정도 완전히 식힌 후 분리한다.

❻ 스테비아 가루와 우유를 잘 저으면서 섞어 스테비아 글레이즈를 만든다.

❼ 레몬은 씻은 후 껍질을 갈아 제스트를 만들고, 베이컨은 잘게 다진 후 팬에 볶아 기름을 빼고 준비한다.

❽ 다진 아몬드는 약한 중불에서 색깔을 봐가면서 살짝 굽는다.

❾ 식힌 도넛 윗면에 붓으로 스테비아 글레이즈를 살짝 바른 후 어느 정도 마르면 베이컨, 제스트, 다진 아몬드 등 원하는 토핑을 얹어낸다.

TIP

* 코코아 가루는 지방 0%인 미국 라푼젤Rapunzel 사의 오가닉 제품만 사용한다.

* 스테비아 글레이즈는 특유의 씁쓸한 맛이 남을 수 있으므로 토핑을 붙이는 접착 용도로만 활용한다.

* 일반 자유식의 일환으로 도넛을 활용하고 싶다면 설탕 가루를 살짝 뿌리거나 백설탕을 이용한 글레이즈 혹은 시 판용 스프링클을 뿌려 만들 수 있다.

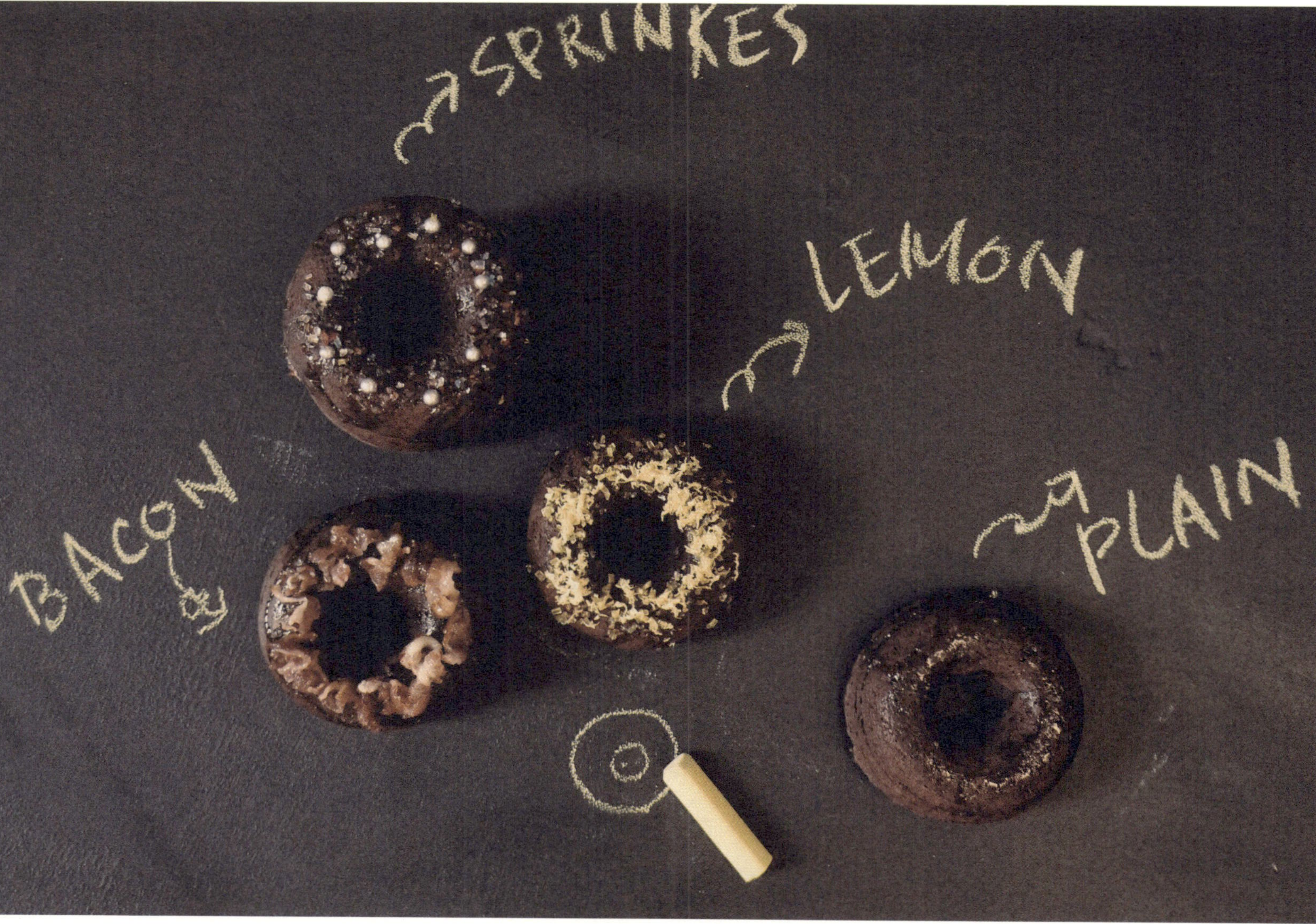
SPRINKES
LEMON
PLAIN
BACON

11. 아보카도 흑임자 베링

베링verrine은 원래 프랑스어로 둥근 호롱 모양의 디저트 유리컵을 뜻하는데 지금은 그런 모양을 한 디저트를 지칭하는 말로 일반화되었다. 레시피는 소박하지만 모양이 훌륭한 베링은 아담 사이즈의 유리컵만 있으면 손쉽게 만들 수 있다. 아보카도는 베링용 푸딩으로 만들기 쉬운 재료인데 치즈 요구르트(182쪽 참조)를 활용하여 맛, 영양, 모양의 삼박자를 갖춘 베링을 만들어볼 수도 있다.

아보카도 무스 재료

아보카도······················1개

치즈 요구르트··················1/4컵

액상 라칸토····················2TSP

생크림························1TSP

흑임자 무스 재료

흑임자 가루····················5TSP

치즈 요구르트··················1/2컵

액상 라칸토····················1TSP

과립 라칸토····················1tsp

생크림························1TSP

도구

핸드 믹서, 베링용 유리컵

❶ 아보카도는 반으로 잘라 껍질과 씨를 제거하고 속을 파낸다.

❷ 아보카도, 치즈 요구르트, 액상 라칸토, 생크림을 핸드 믹서로 잘 섞는다. 너무 많이 돌리면 생크림이 분리되므로 육안으로 봤을 때 부드럽게 잘 섞이는 것이 확인되면 멈춘다.

❸ 흑임자 무스 재료도 핸드 믹서로 부드럽게 섞어놓는다.

❹ 베링용 유리컵에 아보카도 무스와 흑임자 무스를 번갈아 가며 보기 좋게 담는다. 중간 중간 개인의 기호에 따라 잘게 부순 아몬드 쿠키나 아몬드, 블루베리 등을 넣어도 좋다.

❺ 유리컵에 랩을 씌우고 냉장실에서 1시간 정도 굳힌 후 먹는다.

TIP

* 계란 흰자, 자일리톨, 주석산을 휘핑해 만든 머랭과 카카오 닙스를 얹으면 더 예쁜 모양의 베링을 즐길 수 있다.
* 과일 커드와 잼, 다크 초콜릿과 스테비아 등을 이용한 초코 푸딩 등으로 베링을 만들면 훌륭한 기분 전환용 디저트가 된다.

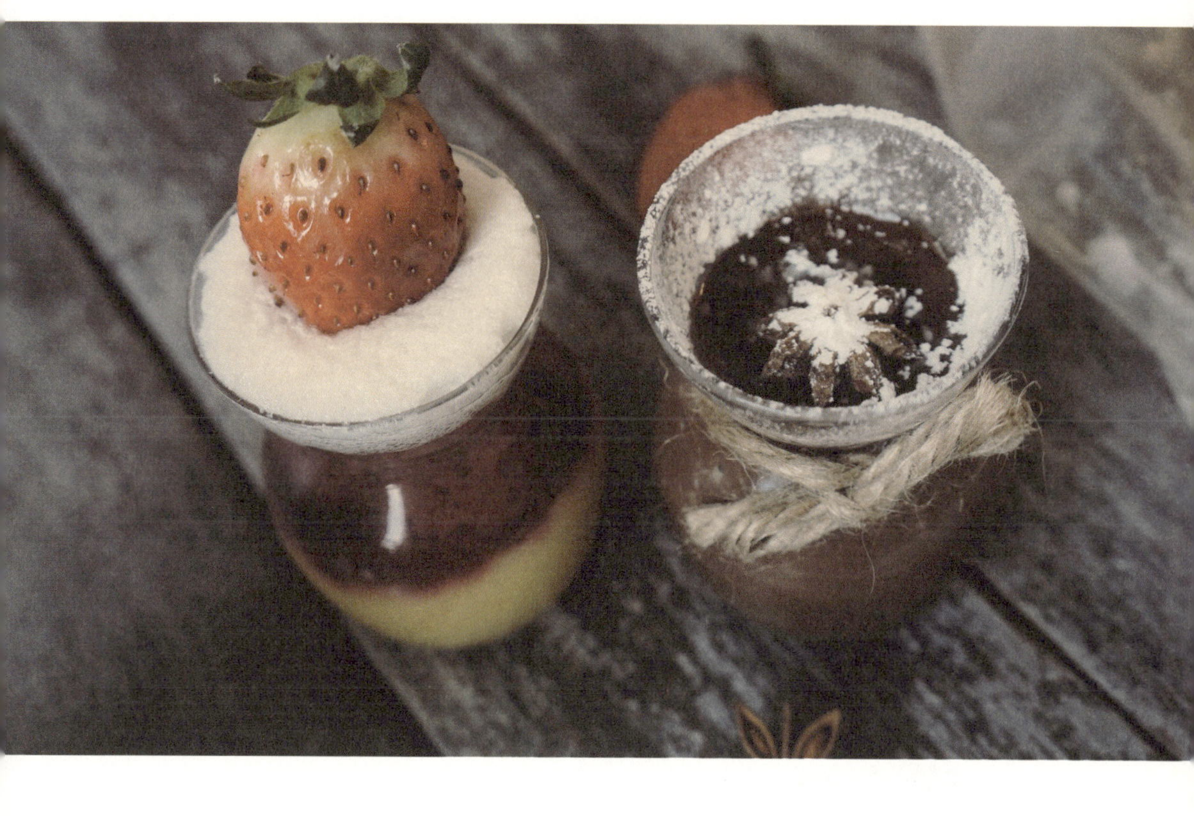

12. 빙과류

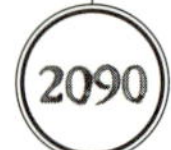

어릴 때나 지금이나 내가 변함없이 좋아하는 것은 아이스크림 같은 빙과류다. 우유뿐 아니라 아몬드 밀크, 레몬 워터, 코코넛 밀크 등으로도 다양한 빙과를 만들어 즐길 수 있는데, 여유가 있다면 아이스크림 메이커를 하나 구입하는 것도 실용적인 면에서 좋다.

● 레몬 아이스

레몬·····························8~10개

자일리톨······························1컵

계란 흰자·························3개분

물·································1컵

도구

핸드 믹서, 실리콘 스패츌러

❶ 레몬 하나는 깨끗이 씻어 1cm 두께로 껍질째 썰어 놓고, 나머지 레몬들은 즙을 짜놓는다.

❷ 자일리톨 2/3컵과 물 1/4컵을 섞어 중불에서 자일리톨을 녹인다.

❸ ❶을 ❷에 넣어 섞고 30분 정도 완전히 식힌다.

❹ 핸드 믹서를 이용해 계란 흰자를 1~2분간 빠르게 휘젓는다.

❺ 핸드 믹서의 속도를 조금 늦춰서 ❹에 1/3컵의 자일리톨을 천천히 붓고 다시 속도를 올려 5분 정도 돌려 탱탱한 머랭을 만든다.

❻ 실리콘 스패츌러를 이용해서 머랭을 ❸에 넣어 부드럽게 섞은 후 유리 밀폐용기에 넣고 2시간 정도 얼린다.

❼ 2시간 후 꺼내면 머랭과 레몬액이 분리되어 있으므로 숟가락 등을 이용해 위층에 있는 굳은 머랭을 긁은 후 썰어놓은 레몬 한 개를 넣고 다시 잘 섞는다.

❽ 냉동실에서 4시간 이상 굳힌 후 먹는다.

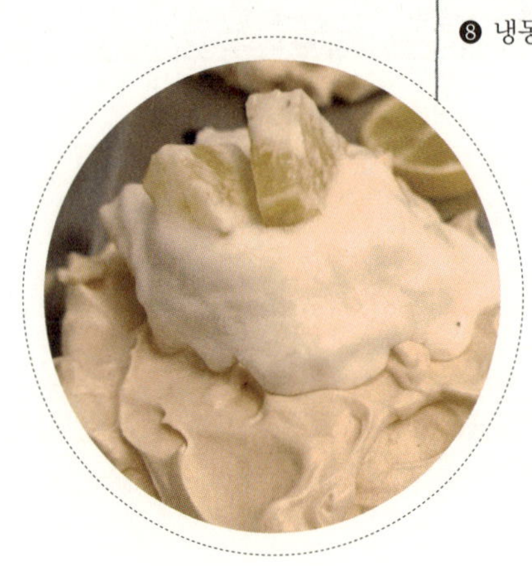

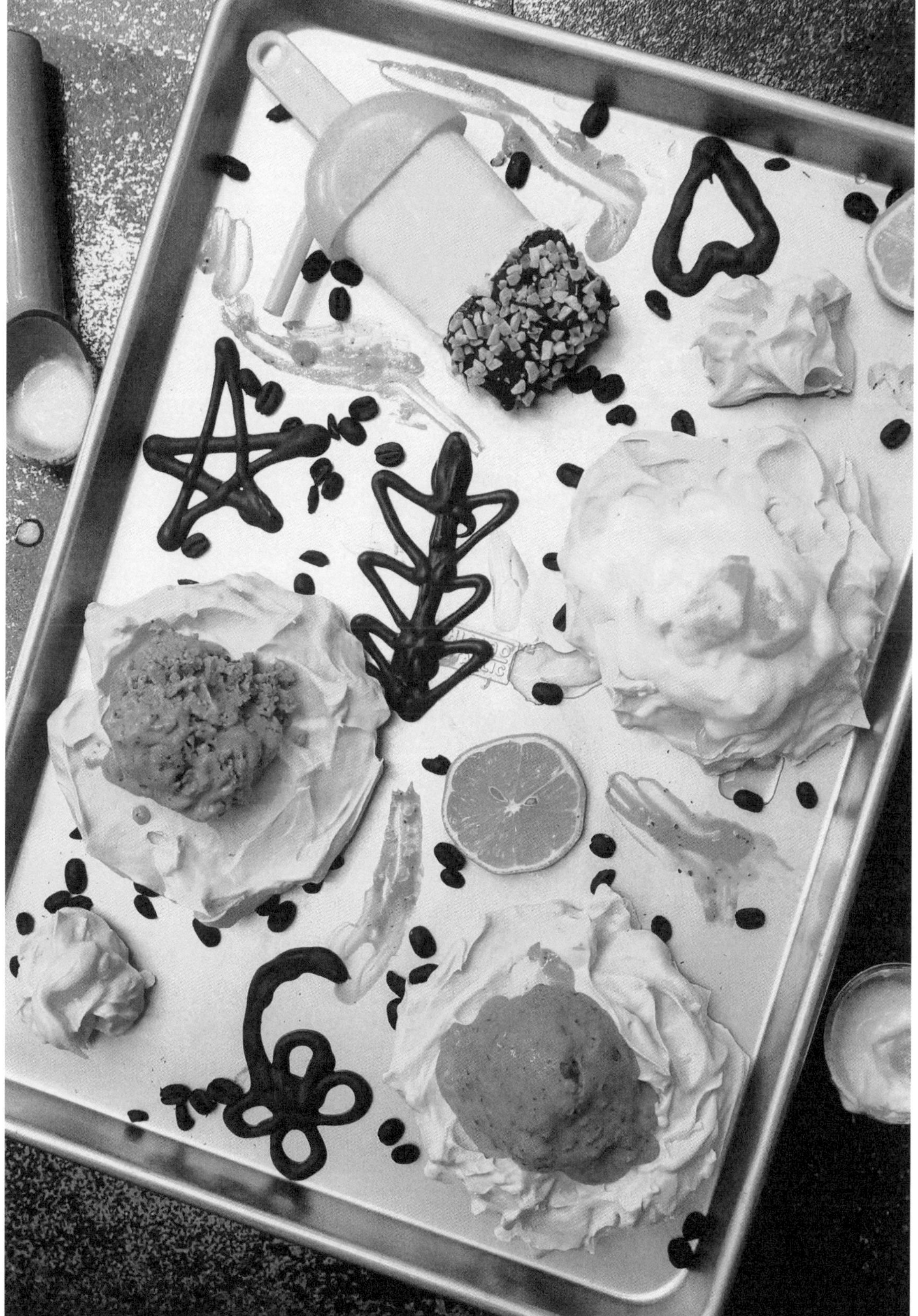

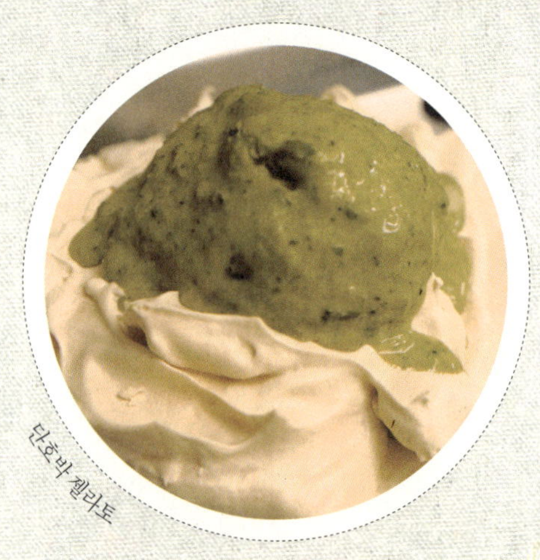

단호박 젤라토

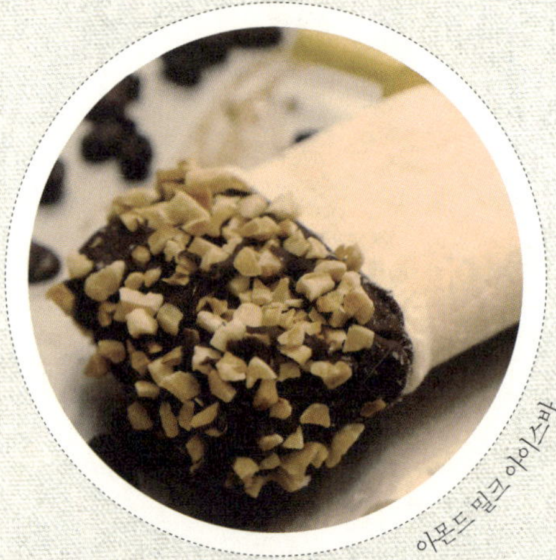

아몬드 밀크 아이스바

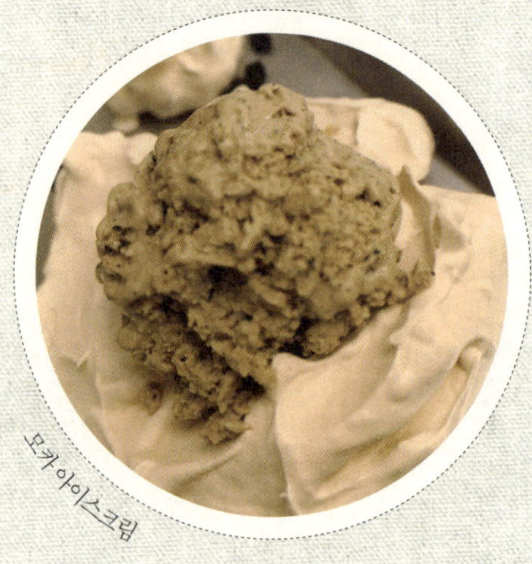

모카 아이스크림

단호박 젤라토

단호박 퓌레·······················1/3컵

우유·····························1컵

생크림····························1/3컵

라칸토(과립형)····················1/4컵

도구

아이스크림 메이커

❶ 단호박 퓌레(212쪽 참조)와 우유를 냄비에 넣고 약한 불에서 서로 잘 섞이게 젓는다.

❷ 생크림과 라칸토를 ❶에 넣고 중불에서 저으면서 끓인다(끓어 넘치지 않도록 주의).

❸ 끓어오르기 직전에 불에서 내려 유리볼에 담고, 열을 식힌 후 랩을 씌워 냉장실에 3시간 이상 넣어둔다.

❹ 아이스크림 메이커에 돌려 아이스크림을 만든다.

아몬드 밀크 아이스바

아몬드 밀크·······················1컵

한천 가루·························1tsp

액상 라칸토·······················1/4컵

다크 초콜릿바····················1/2개

액상 스테비아····················3~4방울

구운 아몬드 다진 것··············적당량

도구

아이스크림 틀

❶ 아몬드 밀크(234쪽 참조)와 한천 가루를 잘 풀어서 냄비에 넣고 저으면서 끓인다.

❷ 끓어오르고 나면 잠시 불을 줄여 5분 정도 약하게 끓이다가 불을 끄고 액상 라칸토를 넣고 잘 젓는다.

❸ ❷를 아이스크림 틀에 넣고 2시간 이상 냉동실에서 굳힌다.

❹ 다크 초콜릿은 뜨거운 물 위에 스테인리스 볼을 놓고 녹이는 중탕법으로 묽게 녹인다.

❺ 녹인 초콜릿을 속이 깊은 머그잔에 붓고 냉동실에서 꺼낸 ❸을 원하는 깊이만큼 살짝 담갔다 뺀다.

❻ 다져 구운 아몬드를 초콜릿 위에 재빠르게 뿌린 후 바로 먹거나 비닐에 넣어서 보관한다.

모카 아이스크림

코코넛 밀크···············470~480ml

한천 가루·························1tsp

계란 노른자······················3개분

모카 커피························2tsp

액상 라칸토·······················1/2컵

도구

거품기, 아이스크림 메이커

❶ 코코넛 밀크에 한천 가루를 잘 푼 후, 계란 노른자와 모카 커피, 액상 라칸토를 넣고 잘 섞어 불에 올려 끓인다.

❷ ❶를 저으면서 끓이다가 약간 보글보글 끓으면 불에서 내린다(끓어 넘치지 않게 주의).

❸ 유리 용기에 담고 식힌 뒤 랩을 씌워 냉장고에 2시간 이상 넣어둔다.

❹ 꺼내서 아이스크림 메이커에 넣어 아이스크림을 만든다.

13. 초콜릿 퍼지

초콜릿 디저트라고 하면 대개 핫 초코, 푸딩, 마카롱, 브라우니 등을 떠올리는데, 우리에게 다소 생소하지만 퍼지fudge 형태의 디저트도 있다. 설탕, 버터, 우유가 기본 재료인 퍼지는 깊은 풍미가 있는 부드러운 디저트로 얼핏 보면 브라우니와 흡사하지만, 브라우니와 달리 밀가루가 안 들어간다.

코코넛 버터·····················1컵
코코아 가루·····················1/4컵
액상 라칸토·····················2tsp
바닐라 에센스·····················1tsp
코코넛 채, 구운 피스타치오 등 견과류
·····················1/2컵

도구

유산지, 실리콘 스패츌러

❶ 코코넛 버터는 전자레인지에 돌려 부드럽게 만들어놓는다.

❷ ❶에 코코아 가루, 액상 라칸토, 바닐라 에센스를 넣어 골고루 잘 섞은 다음 코코넛 채와 구운 피스타치오를 넣고 다시 섞는다.

❸ 넓적한 플라스틱 혹은 유리용기 바닥에 유산지를 깔고 ❷를 넣은 후 손이나 스패츌러 등으로 잘 눌러서 평평하게 편다.

❹ 냉장고에서 2~3시간 이상 굳힌 뒤 꺼내서 알맞은 크기로 잘라 먹는다.

TIP

* 100% 다크 초콜릿은 해외 사이트를 통해서 구입할 수 있는데, 반드시 100%여야 한다는 점에 유의하자.
* 라칸토 대신 스테비아를 대체 사용할 수 있다.
* 코코넛 채, 코코넛 버터, 구운 피스타치오 등은 인터넷에서 구입할 수 있다.
* 초콜릿 디저트를 먹을 때 민트 잎(생 허브)을 곁들이면 풍미가 더해진다.

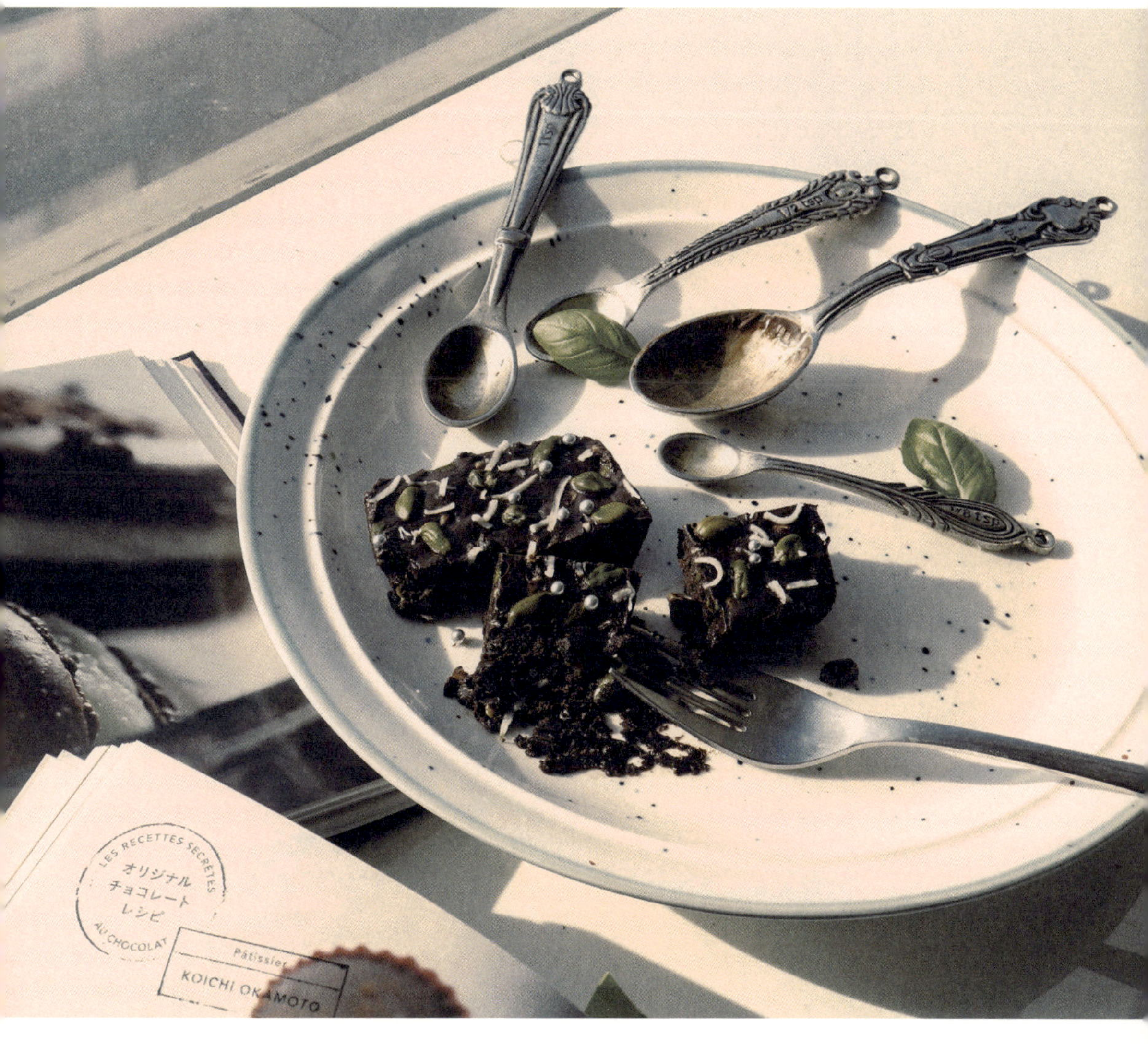
LES RECETTES SECRÈTES
オリジナル
チョコレート
レシピ
AU CHOCOLAT
Pâtissier
KOICHI OKAMOTO

14. 스푼 초콜릿

초콜릿은 생각보다 섭취가 까다로운 음식이다. 저렴한 시판 초콜릿에는 식물성 유지, 정제당, 각종 경화제 등 몸에 해로운 재료들이 다량 함유되어 있고, 고급 수제 초콜릿이라 하더라도 카페인, 백설탕 함유 등이 문제가 될 수 있기 때문이다. 베이킹용 100% 다크 초콜릿 바를 구입해 최대한 몸에 해를 끼치지 않는 맛있는 초콜릿을 직접 만들어보자.

다크 초콜릿 바············1개(약 100g)

액상 라칸토······················ 적당량

구운 견과류, 코코넛 채········· 적당량

도구

스테인리스 볼, 짤주머니(혹은 지퍼백), 스푼, 면봉

❶ 끓는 물을 담은 냄비 위에 중탕용 스테인리스 볼을 얹고 다크 초콜릿을 넣어 저어주면서 중탕법으로 녹인다.

❷ 개인 기호에 따라 적정량의 액상 라칸토를 넣고 잘 젓는다.

❸ 녹은 초콜릿을 짤주머니 혹은 지퍼백에 넣은 후 끝을 자르고 스푼에 넘치지 않게 짜낸다. 스푼 가장자리는 면봉 등으로 깔끔하게 닦아낸다.

❹ ❸을 실온에 30분 정도 두어 표면이 살짝 굳으면 구운 견과류나 코코넛 채 등을 얹어 모양을 내고 다시 쿠킹 팬 등에 가지런히 잘 놓은 후 하루 정도 햇빛이 없는 서늘하고 건조한 곳이나 밀폐용기에 담아 냉장고에서 굳힌다.

TIP

* 초콜릿은 수분에 민감하므로 중탕 시에도 물이 지나치게 끓어 너무 많은 수증기가 초콜릿에 닿지 않도록 한다.
* 라칸토나 스테비아 외에 커리 가루 등을 이용해 개성 있는 맛을 연출할 수 있다.
* 화이트 초콜릿, 밀크 초콜릿, 제과용 스프링클 등을 장식용 재료로 사용해도 좋다.
* 100% 코코아 가루와 코코넛 오일, 코코아 버터를 이용해 직접 초콜릿을 만들 수도 있지만 콩 레시틴 등 유화제를 첨가하지 않은 100% 수제 초콜릿인 경우 식감이 딱딱할 수 있다.
* 초콜릿에 생크림, 우유 등을 섞어 가나슈ganache 형태로 만들 수도 있지만 이 경우 포화지방 양도 더 늘고 소화도 힘들어진다는 단점이 있다.

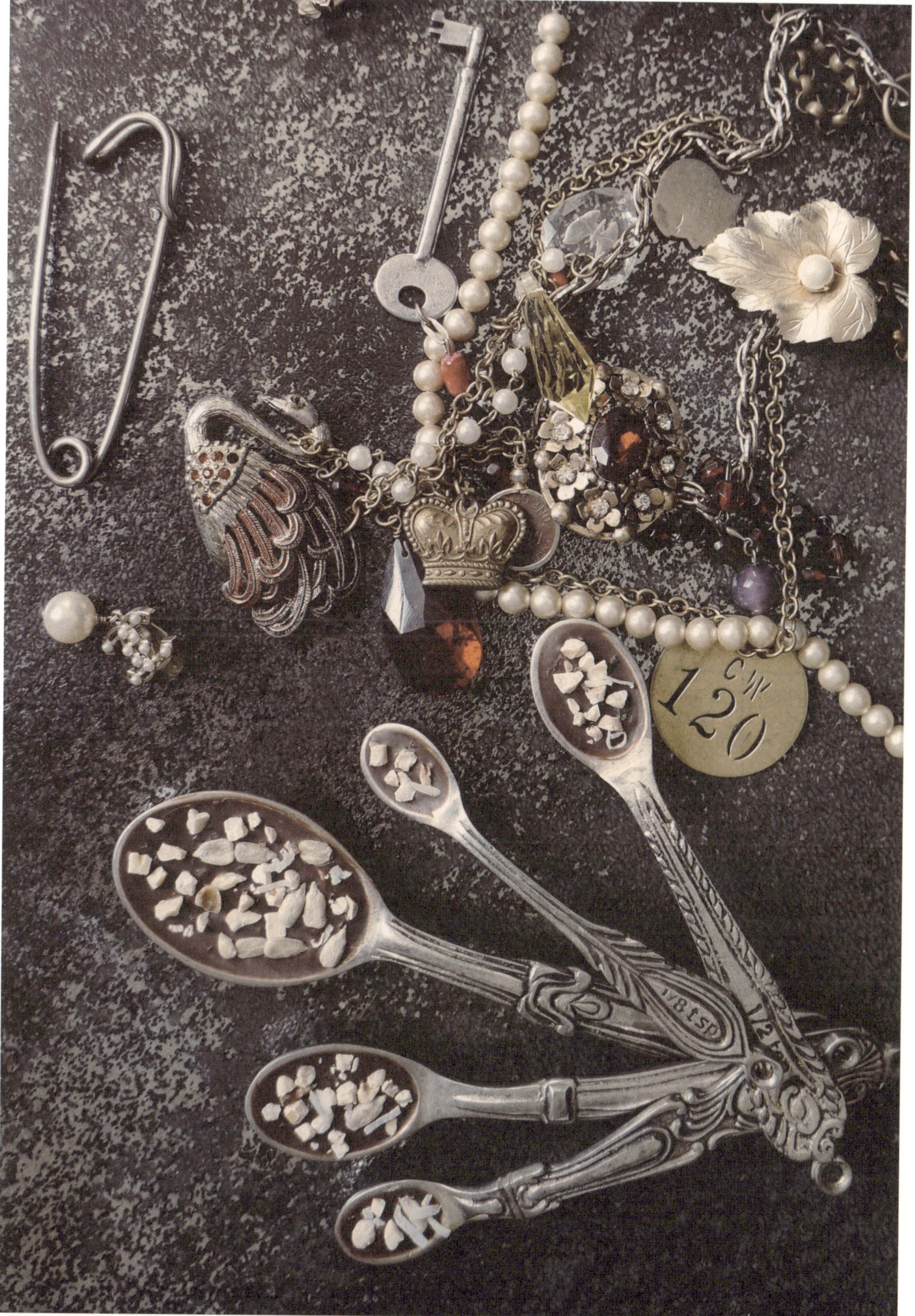

15. 베르사유 장미 케이크

최근 일본 식품업체들은 같은 재료라도 식감이 부드러워 씹기가 좋은 음식 또는 보기에도 일반 음식과 전혀 구별이 안 가게 예쁘게 만들어진 개호식품介護食品을 개발하는 데에 너도나도 경쟁을 벌이고 있다. 셀프 쿠킹을 실천하면서 영양, 재료 선택과 더불어 가장 심혈을 기울이는 부분이 바로 최대한 보기 좋은 음식을 만드는 것이다. 이 요리는 내가 가장 좋아하는 미국의 푸드 블로거의 레시피를 참고해서 개발한 것인데, 어릴적 좋아했던 만화 시리즈 『베르사유의 장미』를 떠올리며 평소 좋아하는 장미꽃으로 장식, 재구성해보 았다.

● 코코아 파우더 케이크 만들기

아몬드 가루·······························6컵

코코아 가루·······················1 1/2컵

젤라틴 가루···························1TSP

베이킹 소다···························1TSP

소금···1tsp

계란···6개

액상 라칸토·····························3컵

바닐라 에센스·······················3TSP

코코넛 오일·························적당량

도구

지름 25cm 케이크 틀, 지름 22cm 케이크 틀, 요리용 붓

❶ 오븐은 160℃로 예열해둔다.

❷ 지름 25cm 케이크 틀에 요리용 붓으로 코코넛 오일을 살짝 발라둔다.

❸ 큰 볼에 아몬드 가루, 코코아 가루, 젤라틴 가루, 베이킹 소다, 소금을 넣고 골고루 섞는다.

❹ 작은 볼에 계란, 액상 라칸토, 바닐라 에센스를 넣고 잘 섞는다.

❺ ❸에 ❹를 넣고 골고루 잘 섞은 후 케이크 틀에 붓고 오븐에서 40~42분 정도 굽는다.

❻ 오븐에서 꺼낸 후 1시간 이상 완전히 식힌 다음 틀에서 케이크를 분리한다. 같은 방법으로 지름 22cm짜리 케이크도 만든다. 보통 사이즈의 케이크를 만들 경우 1/3정도의 분량으로 만들면 된다.

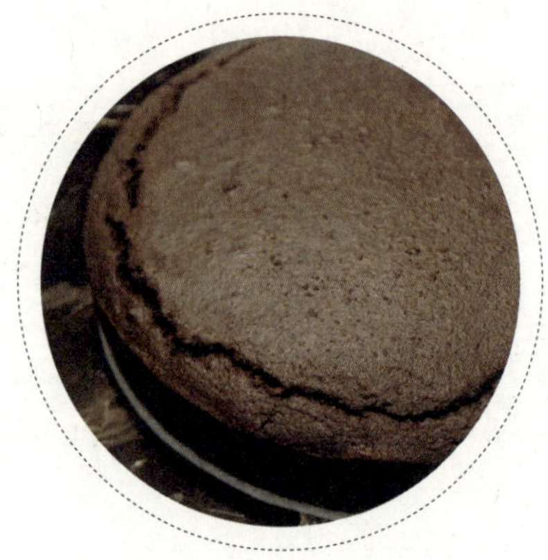

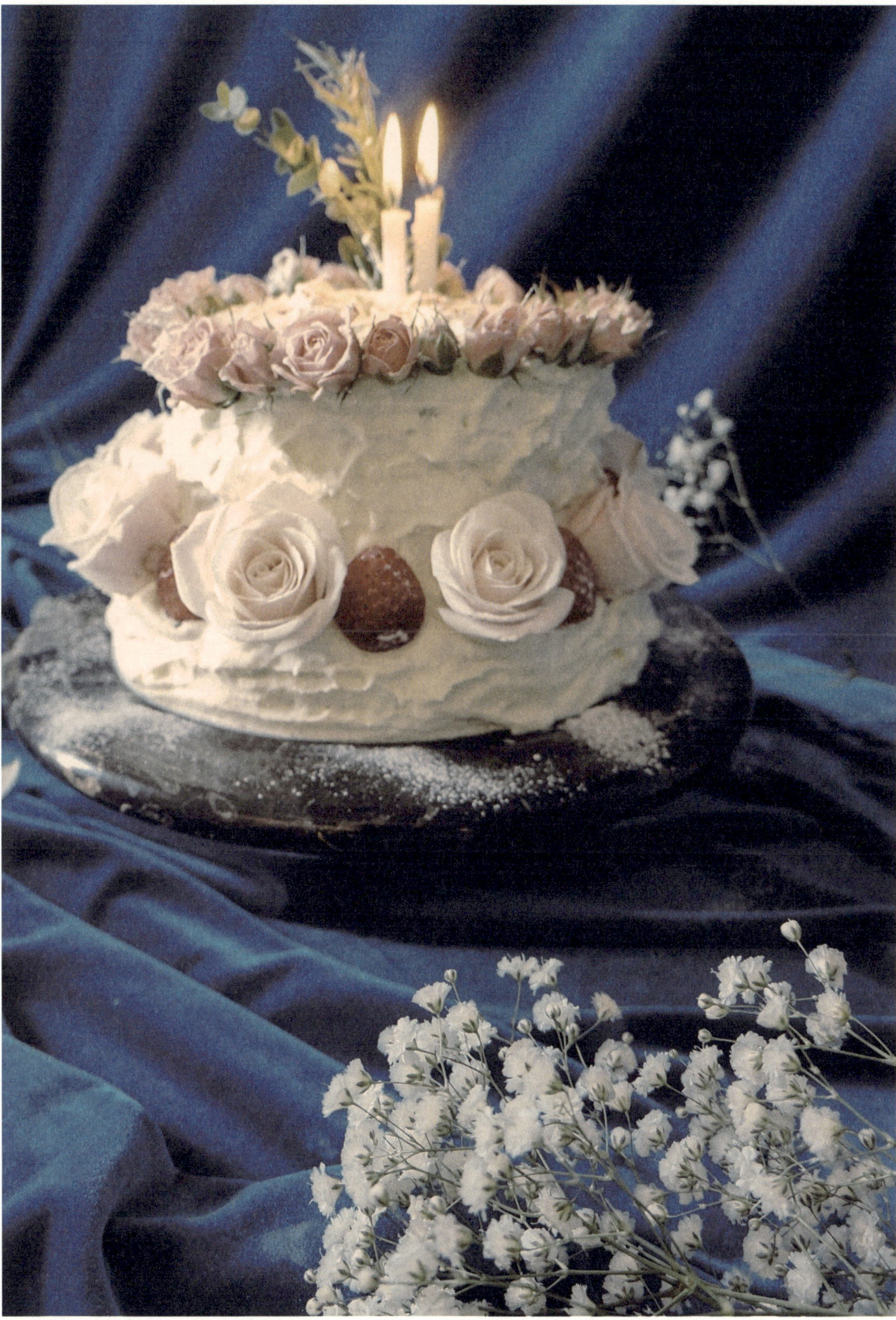

● 크림치즈 프로스팅 만들기(4컵 분량)

생크림·······················1/2컵
크림치즈·················2개(400g)
주석산······················1/2tsp
액상 라칸토···············1/2컵

도구

핸드 믹서

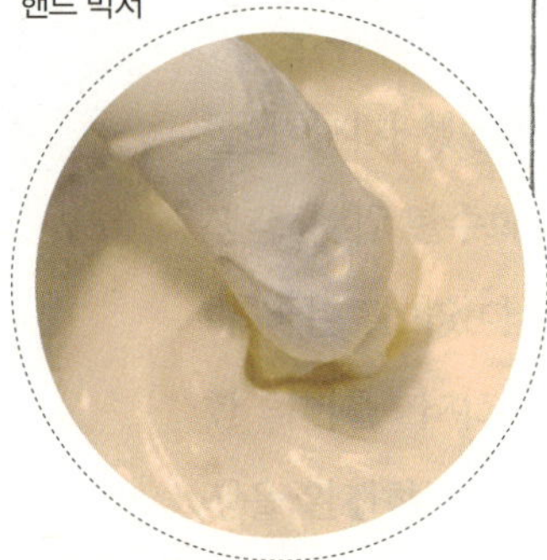

❶ 생크림은 단단한 크림 상태가 될 때까지 핸드 믹서로 돌려 작은 볼에 준비해둔다.

❷ 실온에 두었던 크림치즈와 주석산, 액상 라칸토를 넣고 핸드 믹서로 휘젓는다.

❸ ❷에 ❶을 넣고 부드럽게 잘 섞어준다.

❹ 유리 밀폐용기에 넣어 냉장보관한다(2~3일 내 사용).

TIP

* 특유의 쌉쌀한 맛이 남는 스테비아 대신 라칸토나 자일리톨 등을 사용하는 것이 좋다. 보다 고운 결의 입자를 내고 싶다면 핸드 믹서에 감미료 가루를 넣고 갈아준다.

● 딸기 크림치즈 필링 만들기(3컵 분량)

생딸기······················10개
크림치즈(시판)·············1컵
바닐라 에센스··············1tsp
무염 버터···················1/2컵
　　(실온에서 포마드 상태로 사용)
스테비아 가루···············1/2컵

도구

핸드 믹서

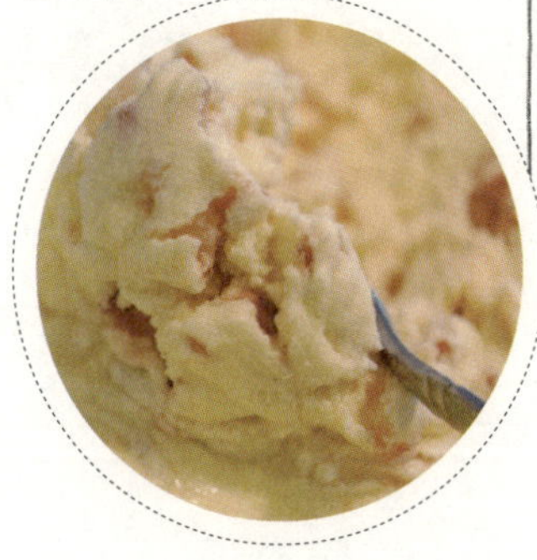

❶ 딸기는 흐르는 물에 깨끗이 씻은 뒤 꼭지를 제거하고 잘게 썰어 키친 타월로 물기를 빼둔다.

❷ 크림치즈와 바닐라 에센스를 넣고 핸드 믹서를 중간 속도로 돌려 부드러운 크림 상태로 만든 후 버터를 넣고 다시 잘 섞는다.

❸ 휘핑 속도를 살짝 늦추고 스테비아 가루를 반 정도씩 나눠 넣으면서 핸드 믹서로 계속 섞는다.

❹ 완성되고 나면 다진 딸기를 넣고 부드럽게 잘 섞는다.

❺ 유리 밀폐용기에 넣어 냉장보관한다(3일 이내 사용).

TIP

* 과일을 자몽으로 바꾸고 심플하게 로즈마리, 레몬 제스트 등으로 장식해도 맛과 모양 모두 멋진 케이크가 탄생한다.

코코아 파우더 케이크

·············· 지름 25cm, 22cm, 각 1개

크림치즈 프로스팅 ················ 4컵

딸기 크림치즈 필링 ··············· 3컵

생딸기 ························· 10개

로즈마리 ······················ 2줄기

슈거 파우더 ···················· 적당량

도구

케이크 커팅용 칼, 유산지, 위생 장갑,
스패츌러

❶ 완성된 25cm 크기의 코코아 케이크를 베이킹 팬에 놓고 칼로 깨끗이 잘라 두 개로 분리한다(분리하지 않고 사용해도 무방). 기호에 따라 같은 방식으로 지름 22cm 케이크도 두 개로 나눠놓는다.

❷ 케이크의 층과 층 사이에 스패츌러를 이용해 딸기 크림치즈 필링을 바른다.

❸ 지름 22cm 케이크에도 ❷와 같은 방식으로 딸기 크림치즈 필링을 바른다.

❹ 접시 위에 지름 25cm의 원형으로 자른 유산지를 깐 후 큰 케이크부터 차례로 올린다.

❺ 케이크 전체에 스패츌러를 이용해 크림치즈 프로스팅을 바르면서 모양을 낸다.

❻ 케이크 아랫단의 가장자리를 딸기로 장식한다. 로즈마리를 사용해도 좋다.

❼ 딸기에 슈거 파우더를 뿌려 생생한 느낌을 살린다(유리 뚜껑을 덮어 냉장 보관 시 최대 일주일까지 보관 가능).

❽ 장미꽃과 양초 등으로 장식한다.

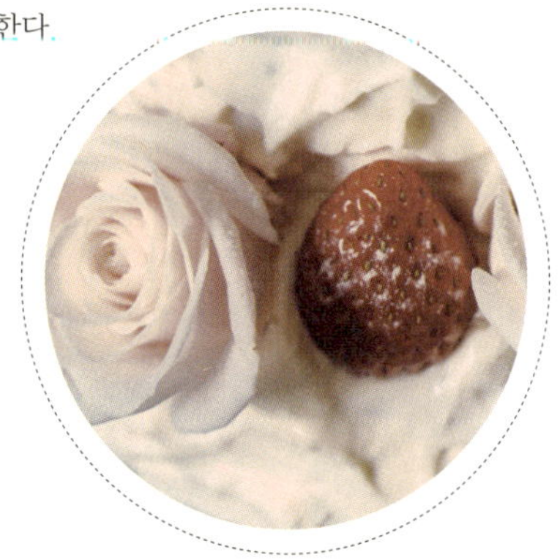

16. 플라워 컵케이크

식용 꽃은 차로도 우려먹고 디저트에 장식과 풍미를 돋우는 목적으로도 활용할 수 있다. 냉장고에서 잘 보관하면 2주 정도까지 사용할 수 있지만, 꽃가루 알레르기가 있는 사람의 경우 섭취하지 않는 것이 좋다.

아몬드 가루·····················3컵

소금··························· 1/4tsp

베이킹 소다····················· 1/2tsp

코코넛 오일············· 1/4컵+적당량

라칸토························· 1/2컵

계란·························· 2개

바닐라 에센스····················1TSP

레몬즙························· 1/2tsp

레몬 제스트·····················1TSP

크림치즈 프로스팅···················2컵

식용 꽃························· 10개

(크기, 종류에 따라 조절)

타임, 바질 등 허브·········· 적당량

퍼피 시드(양귀비 씨)············ 적당량

도구

컵케이크 틀, 짤주머니, 제과용 별깍지

❶ 오븐을 160℃로 예열해놓는다.

❷ 컵케이크 틀 안쪽에 붓으로 코코넛 오일을 가볍게 발라놓는다.

❸ 큰 볼에 아몬드 가루, 소금, 베이킹 소다를 넣고 잘 섞는다.

❹ 작은 볼에 코코넛 오일, 라칸토, 계란, 바닐라 에센스, 레몬즙, 레몬 제스트(179쪽 참조)를 넣고 잘 섞는다.

❺ ❸에 ❹를 넣고 섞어 반죽을 만든다.

❻ 틀에 반죽을 넣고 15~18분 정도 구운 후 오븐에서 꺼내 30분 이상 충분히 식힌다.

❼ 별깍지를 끼운 짤주머니에 크림치즈 프로스팅을 넣고 컵케이크 위에 적당하게 짜놓는다.

❽ 식용 꽃과 허브, 퍼피 시드(양귀비 씨) 등으로 예쁘게 장식한다.

TIP

* 식용 꽃이나 허브 대신 방울토마토, 치즈 가루, 딸기, 초콜릿, 마카롱 등 좋아하는 토핑을 얹어 즐길 수 있다.

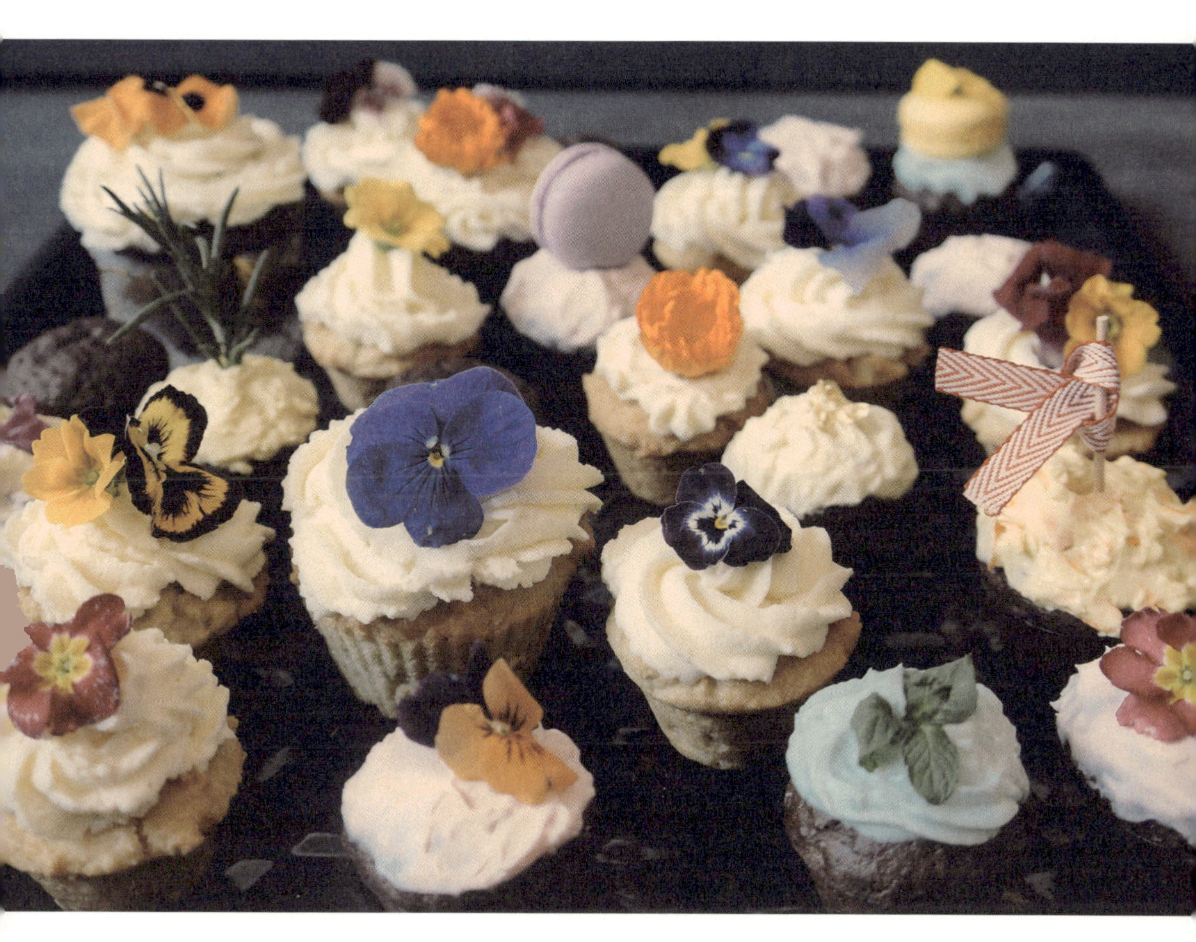

2013년 2월, 회사 동료인 김범도 아나운서의 소개로 출판사분들을
만났을 때만 해도 이 책이 진짜 세상에 나오리라고는 꿈도 꾸지 못
했다. 하지만 많은 분들의 애정과 도움 덕분에 드디어 1년 만에 방
송사 PD가 식이요법과 요리에 대한 책을 출간하게 되었으니 진정
가문의 영광이 아닐 수 없다. 가장 기뻐할 사람은 어쩌면 뉴욕에 있
는 밀튼 할아버지와 하늘나라에서 나를 지켜보고 계실 친할머니가
아닐까 싶다. 집필중에도 계속 식이요법과 요리를 공부해온 나는 여
전히 새롭게 할 이야기가 많고 소개할 요리법이 많다. 아마도 이에
대한 공부는 평생 해야 되지 않을까 싶다. 이 책을 만드는 데 큰 도
움을 주신 분들과 물심양면으로 지원을 아끼지 않은 남편, 그리고
친구 박성기 기자를 비롯해 협찬해주신 윤현상재와 사라야 코리아
이원자 과장님에게 다시 한번 감사의 인사를 드리고 싶다.

'Possunt quia posse videntur(할 수 있다고 믿기에 할 수 있다)'는
로마의 시인 베르길리우스의 말처럼 너와 나, 그리고 우리는 반드시
'할 수 있다'는 믿음으로 살아가길 바라며.

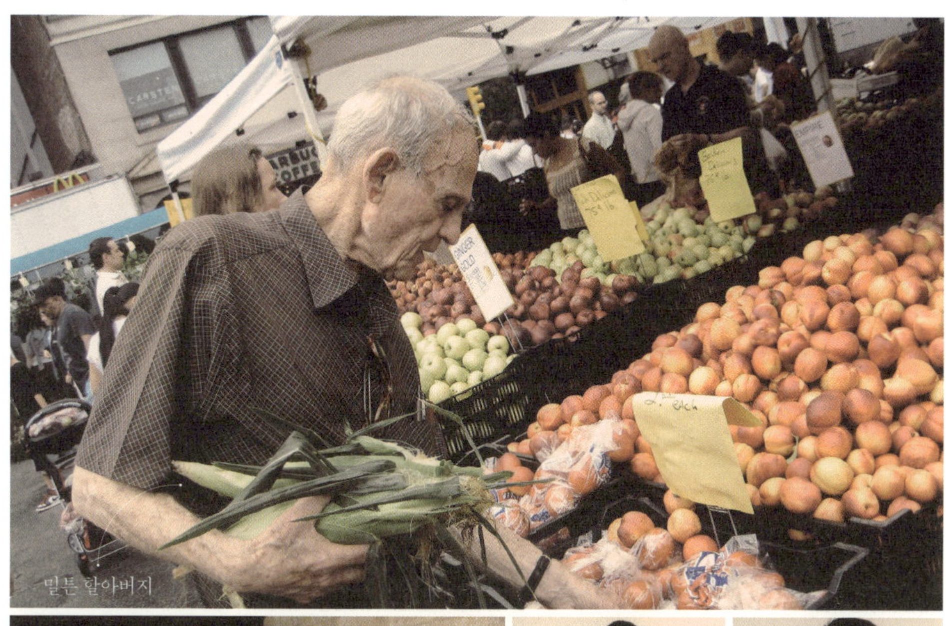

밀튼 할아버지

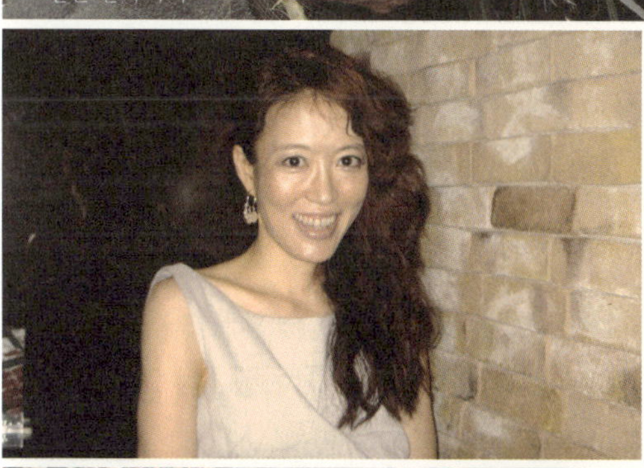

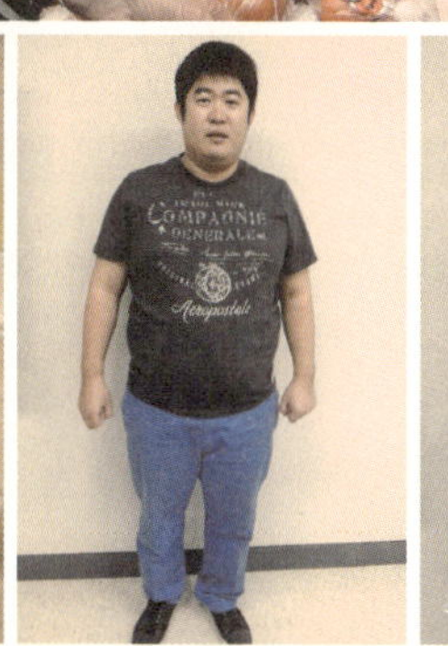

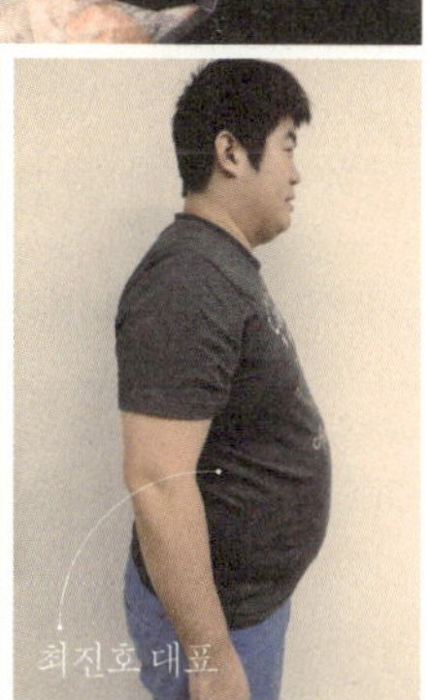

최진호 대표

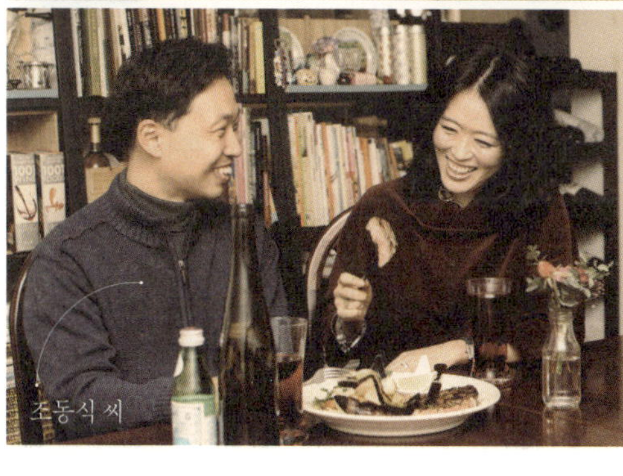

조동식 씨

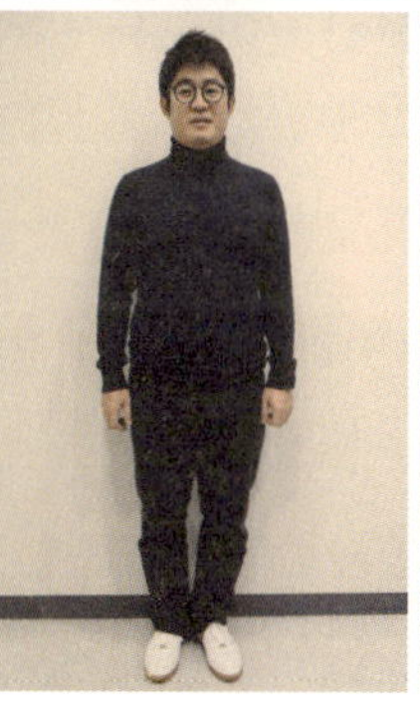

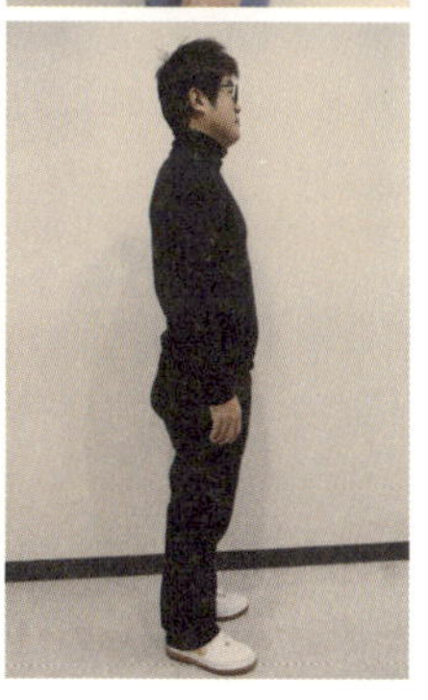

하루 당분 20g의 기적
ⓒ 조희진 2014

초판 인쇄 2014년 5월 27일
초판 발행 2014년 6월 10일

지은이 조희진 | 펴낸이 강병선

기획 김소영 형소진 | 책임편집 김소영 | 편집 장윤정 | 독자모니터 행운바다
디자인 이효진 | 마케팅 정민호 이연실 정현민 지문희 김주원
온라인 마케팅 김희숙 김상만 한수진
제작 서동관 김동욱 임현식 | 제작처 미광원색사(인쇄) 정우PUR(제본)

펴낸곳 (주)문학동네
출판등록 1993년 10월 22일 제406-2003-000045호
임프린트 아우름
주소 413-756 경기도 파주시 문발동 파주출판도시 513-8
전자우편 editor@munhak.com | 대표전화 031)955-8888 | 팩스 031)955-8855
문의전화 031)955-1933(마케팅) 031)955-8870(편집)
문학동네카페 http://cafe.naver.com/mhdn | 트위터 http://twitter.com/munhakdongne

ISBN 978-89-546-2494-7 13510

* 아우름은 출판그룹 문학동네의 실용서 부문 브랜드입니다.
* 이 책의 판권은 지은이와 문학동네에 있습니다.
  이 책 내용의 전부 또는 일부를 재사용하려면 반드시 양측의 서면 동의를 얻어
  야 합니다.
* 이 책의 국립중앙도서관 서지유통정보지원시스템 홈페이지(http://seoji.nr.go.kr)
  와 국가자료공동목록 시스템(http://www.nl.go.kr/kolisnet)에서 이용하실 수 있
  습니다.
  (CIP제어번호: CIP2014016308)

www.munhak.com